Shizuto Masunaga

Zen per immagini

Esercizi dei meridiani per una vita sana

Traduzione dall'inglese
di Gianna Tomlianovich

EDIZIONI
MEDITERRANEE

Ristampa 2013

Finito di stampare nel mese di giugno 2013

ISBN 978 - 88 - 272 - 1480 - 0

Indice

Presentazione a cura del traduttore italiano

Quando mi si è offerta la possibilità di curare la traduzione di questo libro, ho accettato con entusiasmo, anche se ben consapevole dell'impegno che mi avrebbe richiesto, soprattutto perché era mia intenzione servirmi della mia pluriennale esperienza sia nel campo dello shiatsu e dell'esercizio fisico, che dello studio della psicologia e della filosofia dell'uomo, per rendere al meglio, anche nelle sfumature di pensiero e nella scelta dei termini, il suo messaggio.

E il suo messaggio, come dice Stephen Brown, è semplice e chiaro: il potere della guarigione è all'interno del nostro stesso corpo e questo potere si chiama vita. Essa scorre in noi incessantemente al di sotto della superficie e, come un fiume sotterraneo, è acqua di vita pura e luminosa. È energia che unisce e riunisce le parti malate, che sono tali perché staccate dalla fonte. Potremmo chiamarla energia d'Amore.

Ogni pagina del libro di Shizuto Masunaga è un inno alla vita e all'Amore, al loro significato e al loro potere, sia laddove parla del rapporto tra micro e macrocosmo (Vita e Amore cosmico), sia negli esercizi dei meridiani (Amore e rispetto per se stessi), sia nel settore dedicato allo shiatsu (Amore e rispetto per l'altro).

Ora questi termini sono sulla bocca di tutti, usati ed abusati soprattutto in Occidente; si fa un gran parlare di New Age, ma al tempo in cui Masunaga visse fu un andare contro corrente rispetto a una cultura, quella giapponese, che velocemente si stava riorganizzando intorno ai valori occidentali del consumismo, della ricerca scientifica e della tecnologia, tutte direzioni che privilegiano l'analisi sulla sintesi, la differenziazione sulla somiglianza, l'esteriorità sull'interiorità.

Lì, Masunaga dimostra la sua forza di libero e lungimirante pensatore, che nei metodi del passato trova il rimedio per quei mali del futuro che il presente sta preparando e che la sua lucida analisi rende già evidenti. E lì diventa un grande Maestro, che però non si accontenta di mostrare gli obiettivi teorici, ma, con rigore di ricercatore e ricca ideazione pratica, propone una strada alla portata di tutti e dal sicuro risultato per riconquistare la propria salute, fisica e psichica insieme, oltre che spirituale, e che quindi rappresenta un profondo benessere vitale. Propone tutto questo con la semplicità e l'immensa umiltà che solo un grande può avere.

Come molto spesso succede, i grandi pensatori non sono subito riconosciuti come tali nel loro paese, né nel loro tempo. Chi propone cose nuove e valide può trovarsi osteggiato nel proprio ambiente, per quel suo creare movimento in situazioni consolidate e tranquille.

Così il destino del Maestro Masunaga fu ben difficile e duro, forse pari alla sua caparbia forza e coerenza interna, grazie alla quale regalò al mondo una trasmutazione dello shiatsu, da semplice massaggio sicuramente rilassante, forse anche curativo, a «via» di crescita, ad arte di pari dignità delle antiche arti orientali. Chiamò questo shiatsu «Keiraku Shiatsu». «Keiraku» sono quei canali d'energia che scorrono dentro di noi, ma anche il collegamento diretto con la Vita e l'Amore del Cosmo, da cui proviene il potere di cura e di guarigione.

Per ottenere quest'alchimia studiò certo gli antichi testi orientali, adattando il loro antico sapere alla mentalità moderna, ma si applicò anche alla psicologia occidentale, collegando direttamente la psiche al corpo fisico e all'energia che tutto anima e sulla base di questo «intero» sperimentò e sistematizzò il suo metodo. Così, dopo aver unito passato e presente del Giappone, si aprì all'Occidente e alla sua realtà, offrendogli la perla preziosa di una modalità orientale di ottenere salute e benessere in modo che – analogamente a quanto più volte dice, parlando della coppia che applica e riceve il trattamento shiatsu – anche Oriente ed Occidente «possano vivere l'esperienza di andare al di là delle proprie essenze individuali... come se fossero un essere unico».

Non c'è da stupirsi perciò se non ebbe troppa fortuna in patria; in compenso il suo metodo, più che il suo pensiero, si diffuse in Occidente, dove la fonte della sua grande creatività dette origine a moltissime modalità di operare nello shiatsu, che in tutto o in parte a lui si richiamano.

Ora io credo sia tempo che anche il suo pensiero venga conosciuto e possa portare nutrimento spirituale a chi è pronto ad accoglierlo, anche perché, senza la comprensione del suo pensiero, il suo metodo rimane come una scatola da cui sia stato tolto il contenuto originario e che può essere riempita di altro, pur mantenendo intatta l'etichetta.

La mia speranza, quindi, sia come professionista shiatsu sia come responsabile di una scuola di formazione che s'ispira agli stessi principi, è che anche gli altri suoi numerosi libri possano giungere in Occidente.

Sono grata all'Editore che mi permette di fare la seguente precisazione. Per esigenze editoriali il frontespizio e la traduzione del testo sono fedeli all'edizione inglese, ma nella pubblicazione originale giapponese che Masunaga stesso curò, il titolo è *Esercizi per la salute*. In essa il termine Zen non compare né nel titolo, né nelle pagine del testo, se non come citazione della disciplina buddhista, insieme ad altre tipo Yoga o Tai Chi. Nella lettura si noterà invece quanto numerosi siano i riferimenti agli esercizi per la Salute del Do-In antico e quanto sia chiara la volontà dell'Autore di riportarli alla luce nel loro esatto senso e modalità, ma in veste moderna.

Analogamente, il nome che definiva lo shiatsu di Masunaga, come già detto, era Keiraku Shiatsu, dicitura che si trova anche sui diplomi che egli firmava e nella Carta dei Meridiani che egli ideò, mentre nell'edizione in inglese fu chiamato Zen shiatsu, forse per esigenze editoriali.

Nel lavoro di traduzione ho usato certo la penna e il dizionario, ma ho usato soprattutto il cuore e la «sua» intelligenza. Per facilitare la comprensione e mantenere più aderenza possibile al testo della traduzione inglese, ho preferito uno stile semplice e scorrevole, evitando interpretazioni personali. Talvolta, per penetrare meglio il pensiero dell'Autore, già mediato da un primo processo di traduzione, e dove la mia formazione, pur idonea a comprendere i vari argomenti del libro, mi lasciava qualche dubbio, mi sono affidata alla sensibilità interiore, laddove tutti i rami convergono nel tronco.

Spero che questo mio contributo servirà a far conoscere meglio la grandezza del Maestro Masunaga, cui personalmente molto devo della mia crescita, e mi auguro che alla sua figura sia dato nel tempo il giusto valore, per tutto ciò che con la tensione di una vita intera e al prezzo di molta sofferenza umana, egli ha saputo indicare e insegnare.

GIANNA TOMLIANOVICH

GIANNA TOMLIANOVICH, diplomata con lode presso l'ISEF, nel 1986 fonda a Roma la scuola di formazione professionale «Keiraku Shiatsu» (tel. 06-8718910) che tutt'ora dirige, e in cui insegna. Si laurea in seguito in Psicologia, e nel 1998 mette a punto un sistema di esercizi per lavorare da sé sui propri meridiani energetici, chiamato «Stretching dei Meridiani»®, che propone in corsi settimanali presso la scuola di Roma.

Prefazione all'edizione inglese

Shizuto Masunaga fu per me un amico stimato come studioso e fu il mio insegnante come professionista shiatsu. È davvero un piacere aver l'opportunità di scrivere la prefazione all'edizione inglese di questo libro veramente unico: *Zen per immagini.*

Masunaga fu colui che pose particolare impegno nell'incorporare i meridiani – che costituiscono la base della medicina orientale – nella pratica dello shiatsu. Il libro entra nei dettagli riguardo ai meridiani e leggerlo ne migliorerà senza dubbio la comprensione. Nel suo sistema di shiatsu, Masunaga applica i principi della medicina orientale, specialmente per ciò che riguarda i meridiani, basandosi sull'intuizione che le antiche pratiche cinesi, il Do-In e l'Ankio, avevano giocato un ruolo fondamentale nello sviluppo di tali principi.

Partendo da ciò, Masunaga sviluppò lo shiatsu basato sui meridiani (Zen shiatsu) e fondò lo «Iokai Shiatsu Center», che diresse personalmente. La ragione del suo creare gli «esercizi Zen per immagini» può essere trovata nel nome che egli scelse per il suo Centro di shiatsu: «Iokai». *Io* significa «re», o «maestro» della medicina. Il termine compare in una delle scritture buddhiste più antiche che testimoniano l'insegnamento di Shakyamuni Buddha. Tradotta da Masunaga il passo dice: «Il maestro di medicina conosce la reale natura delle malattie. Egli conosce come s'instaurano e sa come prevenirle. Egli conosce come trattare le malattie ed è abile nel non fare ammalare le persone». Perciò Masunaga scelse il nome «Iokai» (*kai* significa «gruppo» o «associazione») per la sua scuola. Grazie a questa nobile aspirazione di diventare maestri di medicina, lo Zen shiatsu è stato studiato a fondo da molti appassionati studenti e professionisti sia giapponesi che stranieri.

Lo Zen shiatsu non è solo un metodo potente per curare chi è sofferente a causa di qualche malattia, ma è anche un modo per tenere lontane le malattie: lo shiatsu basato sulla meditazione (Zen shiatsu) è la strada per sostenere il potere curativo naturale che risiede in ogni uomo. Ognuno, infatti, possiede la capacità innata di autocurarsi.

Se questo è l'ideale, occorre mostrare alle persone una strada per trattare i meridiani e curarsi da sé senza l'aiuto dei professionisti dello shiatsu. Masunaga, in effetti, in molti dei suoi libri ha spiegato come praticare da sé lo shiatsu sui meridiani. Era sicuro che ci dovesse essere però una maniera più semplice e più accessibile dell'autoshiatsu sui meridiani. Fu così spinto ad escogitare un metodo migliore che avrebbe permesso alle persone di prevenire la perdita della salute.

Ecco perché creò il suo originale sistema di esercizi sui meridiani. Attraverso la loro pratica, io stesso sono stato capace non soltanto di mantenermi in salute, ma anche di sperimentare la profonda verità di ciò che Masunaga insegnava.

In questo libro gli esercizi originari sui meridiani sono rappresentati dalle lettere «A», «B», «C», «D», «E», «F». Questi sei esercizi, legati a semplici lettere dell'alfabeto, sono il minimo necessario per portare in allungamento tutti i meridiani. Ma Masunaga andò oltre nella ricerca: volle trovare le modalità con le quali lavorare sui meridiani in maniera più specifica e ciò portò alla nascita degli esercizi Zen per immagini.

La vita, per sua natura, è incerta. Non c'è alcuna garanzia che una malattia non attacchi mai una persona, anche qualora essa pratichi gli esercizi di Masunaga e, prima o poi, tutti dobbiamo morire; tuttavia coloro che leggeranno questo libro impareranno che essere «sano» non significa soltanto essere senza malattie. Il Dottor Rene Dubas, un batteriologo conosciuto a livello mondiale, afferma nel suo famoso libro *Il miraggio della salute* che: «È solo un'illusione pensare di poterci liberare totalmente delle malattie». Preso atto di ciò, la cosa più importante che possiamo fare è provare a sperimentare la «salute» da soli, percependola con il nostro stesso corpo. L'ideale sarebbe vivere una simile esperienza con piacere e divertimento. Questo libro mostra un modo per raggiungere tale scopo.

In *Zen per immagini* l'importanza della respirazione è messa in luce fin dall'inizio. La respirazione è veramente un punto essenziale e cruciale in questo sistema, insieme con l'applicazione del principio Yin-Yang della filosofia cinese. Anche nello Yoga, nato in India, viene messa in evidenza l'importanza della respirazione. Pur attribuendo un valore alla somma dell'esperienza umana, non c'è paragone tra l'approccio indiano e cinese, che conta più di due millenni d'esperienza, e la medicina occidentale, basata sulle scienze naturali, sviluppatasi in appena due secoli. Perciò invito a praticare gli esercizi per immagini ponendo particolare attenzione al respiro nel mantenere le posture rappresentate dalle lettere dell'alfabeto.

Raccomando calorosamente di praticare questi esercizi per sperimentare la meravigliosa sensazione di allungamento e di rilassamento, una sensazione che può essere avvertita non solo a livello intellettivo ma, più profondamente, con l'intero essere, se si rinuncia ad usare la mente per controllare i movimenti e si lascia che il corpo assuma le posture in accordo con le immagini mentali. Attraverso quest'esperienza personale si diventa consapevoli che tutti siamo uniti da un legame comune. Io ho sperimentato questa straordinaria percezione già ad un certo livello e, con grande ammirazione per il lavoro di Masunaga, invito tutti a provare i suoi esercizi e a sperimentare da sé tale meravigliosa sensazione.

Dottor YOSHINARU FUJIOKA

Premessa

Quando tornai in Giappone, otto anni fa, per studiare lo shiatsu, *Shiatsu Ryoho* (La terapia dello shiatsu) di Shizuto Masunaga fu il primo libro che lessi sull'argomento. Era evidente che il suo approccio era solidamente fondato sui principi della Medicina Cinese e decisi quindi di studiare con il Maestro Masunaga. Il centro shiatsu dove svolgeva attività clinica e d'insegnamento, lo «Iokai Shiatsu Center», era aperto a tutti, giapponesi e non. Molti dei suoi studenti giapponesi erano venuti lì pur essendo già in possesso di un diploma di shiatsu, perché erano alla ricerca di una nuova dimensione da dare alla loro pratica.

Anch'io decisi di imparare shiatsu e agopuntura in un'altra scuola riconosciuta, prima d'intraprendere gli studi di shiatsu allo «Iokai Shiatsu Center». Non avrei mai immaginato che, dopo il conseguimento del diploma, il mio insegnante non sarebbe stato il Maestro Masunaga, allora un uomo robusto sulla cinquantina. La prematura scomparsa per tumore nel 1981 di questa figura guida nel campo dello shiatsu, fu uno shock per me e per tutti coloro che si occupavano di shiatsu e di medicina orientale.

La morte del Maestro Masunaga non m'impedì però, dopo il diploma, di andare allo «Iokai Shiatsu Center» per studiare lo Zen shiatsu. Compresi realmente l'enorme importanza che aveva il lavoro fatto dal Maestro Masunaga solo dopo aver studiato il suo approccio in profondità. Mi fu chiaro che egli aveva portato lo shiatsu – in Giappone talvolta ancora confuso con il massaggio – al livello delle arti curative orientali, consolidandone saldamente la posizione. Il Maestro Masunaga non era soltanto un professionista di talento, ma anche uno studioso di vasta erudizione e un teorico audace. Le sue intuizioni straordinarie sui meridiani e sullo shiatsu non erano il prodotto di vuote teorie, ma il frutto di una lunga pratica clinica portata avanti con successo. Le sue idee non convenzionali furono contrastate specialmente nel mondo dello shiatsu che era totalmente non-intellettuale, ma egli trovò ampio sostegno negli ambienti della medicina orientale. I suoi libri hanno avuto un'ampia diffusione e sono stati fonte d'ispirazione per molte persone, appartenenti o meno a professioni in campo curativo.

L'ultimo impegno del Maestro Masunaga prima della scomparsa fu quello di creare un sistema di esercizi sui meridiani. I suoi studi sui classici cinesi l'avevano portato a concludere che esercizi e manipolazioni furono la chiave che portò alla scoperta dei meridiani. Cominciò così ad indagare sugli antichi esercizi cinesi per la salute dopo avere realizzato che, sebbene lo shiatsu sia un metodo di cura potente, occorre la partecipazione della persona anche ad un altro livello per ottenere la salute perfetta.

Basandosi sulla conoscenza di tali esercizi e sulla loro sperimentazione come strumenti di lavoro sui meridiani, egli formulò un nuovo sistema di esercizi sui meridiani che integrasse lo shiatsu come metodo ideale in funzione della salute e del benessere. Fu, quindi, il successivo passo logico di uno shiatsu che egli aveva elevato a «via» o sentiero spirituale. Gli esercizi per immagini trasformano gli esercizi di stretching in una pratica che coinvolge l'intero essere. Grazie alla rinuncia al controllo, la mente è reintegrata con il corpo e diviene tutt'una con esso nello sperimentare la primaria consapevolezza vitale.

Quando lessi il testo giapponese *Esercizi per immagini* fui certo che esso rappresentava il culmine del lavoro dell'intera vita del Maestro Masunaga, e che la sua traduzione sarebbe stata nel tempo molto utile sia ai profani che ai professionisti della salute. Non sapevo ancora che ciò sarebbe diventato un progetto quinquennale, ma fu una grandiosa esperienza d'apprendimento e la prospettiva del Maestro Masunaga servì da riferimento prezioso quando continuai i miei studi in medicina orientale.

Mai sarei stato in grado di completare questo libro senza l'incoraggiamento e il sostegno della signora Masunaga e dei professionisti che con dedizione lavorano allo «Iokai Shiatsu Center»: ad essi sono molto debitore.

Devo però la mia più alta ispirazione al Maestro Masunaga e al suo messaggio di accettazione e di cura. Il suo messaggio è semplice e chiaro. Tutti noi possiamo ricomporre i nostri squilibri mentali e fisici e trovare un significato più profondo alla nostra vita. Che tale confortante e profonda intuizione possa essere raggiunta semplicemente attraverso garbati esercizi di stretching, questo può sorprendere. Ma chi potrebbe mettere in dubbio il potere curativo che viene dal lasciar andare di tanto in tanto i nostri abituali schemi fisici e mentali e permettere alla sensibilità interiore di ricondurci al nostro originario stato d'interezza? Questa consapevolezza profonda è la più potente forza curativa che abbiamo a disposizione, ed è sempre pronta ad operare al nostro servizio non appena gliene diamo la possibilità.

STEPHEN S. BROWN

Introduzione

La salute viene dalla gioia nella vita

Generalmente parlando, il rassegnarsi a sopportare dolori e sofferenze eccessive va in direzione contraria al senso della vita. È ovvio quindi che un approccio alla salute che non sia piacevole e non riesca a mantenere vivo l'interesse in chi lo pratica, non porta molto appagamento e gioia di vivere. È il caso dei sistemi moderni di miglioramento della salute attualmente in voga, che stimolano l'interesse, per lo più, grazie alle loro caratteristiche superficiali, ma spesso non riescono a sostenere a lungo l'interesse delle persone, le quali, quindi, tendono ad abbandonarli. Il problema è che ci deve essere in ogni metodo una qualche modalità speciale che mantenga vivo l'interesse della gente o questa comincerà a stancarsi non appena subentrerà l'abitudine. Ciò che nella vita soddisfa realmente non annoia mai, indipendentemente da quante volte viene ripetuto. Invece di diventare vittima dell'abitudine, la persona impara ad assaporare l'esperienza ogni volta di più, perché ogni volta essa ha qualcosa di nuovo da offrire.

Il principale obiettivo degli esercizi di questo libro, perciò, è quello di permettere alle persone di provare gioia. Ognuno, ad ogni stadio di sviluppo, può sperimentare come il movimento a un livello profondo sia qualcosa di soddisfacente e gioioso in sé. L'approccio qui offerto è adatto a chi desidera vedere chiari segni di progresso in termini di aumento di agilità e flessibilità, ma anche chi vuole semplicemente aumentare il proprio livello di salute, troverà in questo libro un approccio originale spiegato con un linguaggio chiaro e semplice. Chi si preoccupa delle proprie condizioni fisiche o abitudini personali, così come chi cerca un maggiore significato nella vita, scoprirà in queste pagine qualcosa di valido per sé.

Principi universali

La maggior parte dei metodi per la salute e la bellezza propagandati oggi sono stati sviluppati partendo dall'esperienza personale di chi li ha inventati e successivamente sono stati sistematizzati. Più un metodo è originale, sorprendente e rivoluzionario, più si dimostra efficace e più è in gioco la personalità dell'insegnante. Non è inusuale che un gruppo di persone venga fortemente attratto da certi metodi e sistemi da rimanerne profondamente coinvolto. È vero che, se ci si lascia conquistare dal richiamo di massa o dallo spirito di corpo, si lavora più facilmente per raggiungere l'obiettivo desiderato. Questo è spesso il caso di molte religioni e culti nei quali il gruppo viene tenuto insieme da un capo carismatico. In tali gruppi, l'atteggiamento critico è quasi inesistente e i non-membri percepiscono immediatamente l'atmosfera oppressiva in cui una persona è obbligata a «credere». Non è solo il potere personale del leader che stimola il culto dei credenti zelanti. Sembra che il fanatismo sia anche alimentato da una certa risonanza ed empatia tra gli individui del gruppo. La forza della maggior parte delle religioni è una credenza incrollabile, una fede totale nella convinzione che il leader e l'oggetto della venerazione siano supremamente potenti. Tale cieca credenza è tanto pericolosa quanto potente. È ovvio che tali gruppi controllino una grossa quantità di potere e d'influenza sulle persone. Sfortunatamente tra i credenti c'è anche la tendenza a perdere di vista la forza di base che giace entro ogni uomo.

Forse avete scelto questo libro perché avete sentito che non si può più andare avanti con metodi che prevedono un elemento fideistico. Forse questo libro rispecchia il vostro anticonformismo o un carattere pragmatico. Se così non fosse, sembrerebbe strana la scelta di studiare questo metodo che non è né ben conosciuto, né semplice. È una fortuna che abbiate scelto questo libro, perché gli approcci alla salute diffusi attraverso la pubblicità sono di solito semplicistici e nutrono soltanto interessi generali; spesso rivendicano effetti stupefacenti ed enfatizzano caratteristiche superficiali dando un'impressione di novità e di originalità. Dal punto di vista del buon senso, queste «mode salutistiche» non sembrano né naturali né benefiche. Ciò detto, desidero spiegarvi, nelle pagine che seguono, la ragione per cui ho creato gli esercizi per immagini.

Il metodo presentato in questo libro non si basa sul rifiuto degli altri approcci alla salute e alla bellezza. Non è mia intenzione presentare questo metodo come l'unica via possibile. Gli esercizi per immagini sono fondati sulla comprensione e l'accettazione che ogni altro metodo ha i propri meriti, sebbene sia basato su principi differenti che, da una prospettiva superficiale, sembrano incompatibili. Questo è un problema fondamentale per chi manca di tolleranza nei riguardi degli altri metodi e insiste che la propria è l'unica via giusta. Ognuno sa che nel mondo ci sono molte religioni differenti e che alcune di queste sono costantemente in contrasto tra di loro. Molte affermano che la propria è l'unica via di salvezza e proclamano che tutte le altre sono o superstizioni o opera del demonio. Se il voto dei Bodhisattva (nel Buddhismo Mahayana) di voler salvare tutte le anime prima di ricevere la loro stessa salvezza è vero, per quale motivo ci sono così tante differenti religioni? Qualcuno potrebbe pensare che il mondo sarebbe migliore se ci fosse solo una religione, ma la religione può essere paragonata al cibo, che ciascuno deve mangiare per sopravvivere. Ci sono innumerevoli modi per preparare il cibo, ma prima che esso sia consumato e utilizzato da ogni individuo sotto forma di energia, bisogna scegliere il modo in cui prepararlo. È follia ignorare questo principio di base delle diversità della vita e non accettare modi diversi di fare le stesse cose.

Alla stessa maniera, ciascun approccio alla salute ha i propri meriti, sia per quanto riguarda la forma esteriore, sia per quei principi fondamentali non scritti. Non si può sperare di avere successo solo imitando ciò che si vede esteriormente. Il metodo che operi al meglio può venire solo dall'acquisizione della comprensione dei principi sottesi. La cosa fondamentale e più importante è comprendere i principi universali che costituiscono i fili comuni dei diversi approcci.

La natura della vita

Se non è facile trovare una definizione scientifica per «vita» e definirla in termini filosofici, non è così difficile elencare una serie di caratteristiche comuni a tutte le forme di vita. Prima di tutto le cose viventi non esistono fino a che non sono nate e quando esse muoiono cessano di esistere. Ciò che è inorganico, naturalmente, non vive, né muore. In fisica esiste la legge della «conservazione della massa» (indistruttibilità della materia) e ciò significa che l'esistenza della materia fisica è permanente, sebbene essa possa cambiare forma. La vita, d'altro canto, è sempre contenuta nel tempo e nello spazio, e non esiste fino a che non nasce. Non ci sono due cose viventi esattamente uguali. Inoltre la vita arriva all'esistenza grazie ad altre vite e la sua esistenza dipende totalmente dalla presenza di altre vite.

Ogni cosa vivente è un'unità organica integrata contenuta in un involucro che separa l'ambiente interno da quello esterno. Altre proprietà di base della vita riguardano l'autoconservazione e l'autoriproduzione. Queste caratteristiche vitali specifiche devono trovarsi in tutte le forme di vita, dalle più primitive alle più complesse. In altri termini tutti questi principi di base, che governano la vita, sono universalmente presenti in tutto ciò che è vivente e operano sia all'interno dell'essere umano, che nella biosfera vista come un intero. È essenziale dare maggior rilievo alle condizioni di base indispensabili per la vita.

Uno dei più importanti principi della vita è che le cose viventi esistono sempre come un intero, e costituiscono un'unità completa piuttosto che un insieme di parti. Può essere scientificamente corretto dire che un essere umano è composto da milioni e milioni di cellule, ma un uomo non nasce con lo scopo di collegare milioni e milioni di cellule dentro un organismo. È invece vero che una singola cellula si suddivide innumerevoli volte e forma i milioni e milioni di cellule che si sviluppano entro un organismo umano.

Molti organismi, inclusi gli esseri umani, vivono come membri di una comunità e, a parte la loro identità individuale, in quanto organismi fanno parte di un altro più ampio organismo o unità di vita. Sebbene ogni essere umano abbia un'esistenza individuale, noi tutti siamo membri di una società da cui dipendiamo per la nostra sopravvivenza. Gli esseri umani vivono condividendo il lavoro per sostenere l'intera comunità. D'altro canto la comunità non è formata da individui radunati a caso, ma cresce e si sviluppa da un nucleo iniziale d'individui. Ogni organismo vivente sopravvive, come gruppo, attraverso il mutuo scambio di energia vitale di base (ki); ciò richiede una certa empatia, che metta in grado gli individui di condividere il nutrimento fornito dalla natura. Così, mentre ogni cosa vivente esiste come un intero e come entità fisica indipendente, ogni individuo nella comunità biologica sopravvive solo mantenendo una relazione d'interdipendenza con gli altri in un più grande ordine di vita.

Analizzare qualcosa nelle sue parti, per arrivare alla comprensione dell'intero come combinazione di queste parti, è il lavoro della mente cosciente. Essa isola alcune parti e le separa dal resto per studiarne le reciproche relazioni e comprendere l'intero disegno. Questo metodo di concettualizzazione si sviluppò nella storia dell'uomo insieme con la sua crescita intellettiva e la specializzazione del lavoro. Tale sviluppo rese più facile definire il preciso ruolo di ciascun individuo nella comunità e ciò creò una maggiore identificazione con il «Sé» individuale. Particolarmente in Occidente, lo sviluppo della scienza che tende accuratamente a differenziare anche le più piccole parti dell'intero, ha portato il «Sé» o «Io» a rappresentare la struttura base di riferimento.

Nella struttura concettuale oggi dominante si pensa che alla base di ogni cosa che esiste, inclusa la vita stessa, ci siano elementi tangibili e facilmente distinguibili. Insieme con questa prospettiva è stata imposta agli esseri umani anche una dicotomia tra mente e corpo. Così, per comprendere il fenomeno della vita, il corpo è stato suddiviso in strutture anatomiche o cellule, che compongono i vari tessuti. La salute ha cominciato ad essere considerata in funzione dello stato delle nostre componenti fisiche, cioè ossa, muscoli, nervi e vasi sanguigni.

Questa stessa struttura concettuale è stata applicata al movimento e molti pensano che, per migliorare l'intero, basti semplicemente rafforzare singolarmente le sue parti. Benché ciò sia in un certo senso vero, in realtà noi non possiamo mai isolare completamente una parte e muovere o influire singolarmente e solo su di essa. Non importa quanto noi focalizziamo la nostra mente cosciente su una determinata parte e proviamo a concentrarci su di essa: il fatto è che la parte che scegliamo di isolare esiste e funziona soltanto in quanto è in connessione con l'intero corpo. Nello stesso senso l'insieme delle parti non produce, di per sé, un intero.

Perciò è impossibile manipolare lo scheletro o qualsiasi altra parte della struttura fisica per influire solo su muscoli od organi particolari. Tali parti sono unicamente concetti della nostra mente cosciente. Concentrarci su una parte apparentemente ci permette di dare enfasi o di agire su di essa. L'intero sbiadisce sullo sfondo quando noi focalizziamo solo una parte, ma l'intero continua comunque ad esistere. Ciò che succede è che l'intero diventa invisibile alla mente conscia. Spesso un problema fisico appare in una parte del corpo e si può aver l'impressione che quella sia l'unica a soffrirne: il problema in realtà esiste nel corpo come intero. Quando il corpo come intero ha qualche scompenso, appare un sintomo in una zona particolare del corpo. Normalmente si può dire che non è quella zona particolare che ha un problema, ma che esso risiede nel processo vitale dell'intero corpo.

Il problema diventa manifesto in una singola parte in funzione di un meccanismo vitale che porta rapidamente attenzione agli squilibri dell'intero. La nostra mente cosciente arriva alla comprensione dell'intero grazie alla capacità di distinguerne le parti e definirne il ruolo. Essa può anche essere usata per creare un più alto ordine d'integrazione. Il problema sorge quando alla parte è data esagerata importanza, isolandola dall'intero e si cerca di prendere in considerazione soltanto essa. Come una persona più si concentra su se stessa più si isola dalla società, così più una singola parte o aspetto è enfatizzata sulle altre, più viene tagliata fuori dall'intero e diventa un oggetto fisico sconnesso. Un simile approccio applicato al movimento fisico porta alla perdita della mobilità, della fluidità e dell'armonia dell'intero e la parte mossa è ridotta a un oggetto fisico separato, che si muove non in sintonia con l'intero.

In un certo senso un individuo malato può essere considerato come una persona che ha in sé delle parti sconnesse, come quelli che, isolandosi dalla società, diventano alienati. Ma l'obiettivo della mente cosciente non è creare entità totalmente indipendenti e separate. Le parti che singolarmente richiamano l'attenzione della mente conscia dovrebbero idealmente servire da guida per acquisire consapevolezza sugli squilibri dell'insieme, e riportare le parti separate all'armonia dell'intero.

Il principio Yin-Yang*, originario dell'antica Cina, tiene conto di queste caratteristiche della vita. C'è una fondamentale differenza tra il concetto di Yin e di Yang e quello di dualismo dell'Occidente. Nella filosofia occidentale il monismo e il dualismo nacquero dall'osservazione dei fenomeni fisici e costituiscono il fondamento di ogni approccio scientifico. Mentre il principio Yin-Yang abbraccia la totalità dell'esistenza, la scienza analizza solo, pezzo per pezzo, il meccanismo della vita. In Oriente la prospettiva dal punto di vista degli organismi viventi fu usata come modello per l'osservazione di tutti i fenomeni.

Così, sebbene la scienza sia molto più abile ed esatta nel manipolare gli oggetti fisici, quando arriva finalmente ad occuparsi della vita stessa, inevitabilmente sorgono grandi differenze nell'applicazione dello stesso metodo. Un esempio ovvio di ciò è nella varietà dei metodi usati dalla medicina occidentale in ambito clinico. Nella medicina orientale è l'intuito personale che viene impegnato nel cercar di cogliere gli aspetti intangibili e profondi della vita che vanno oltre il campo d'azione della scienza ufficiale. In breve, l'approccio orientale è più utile per afferrare la totalità della vita. Questa è una delle ragioni principali per cui l'approccio e la filosofia orientali esercitano come un'attrazione sugli occidentali.

Mode salutistiche

I bambini sono fedeli alla loro natura essenziale e, se vengono lasciati liberi di seguire le proprie inclinazioni, di solito attraverso il gioco libero sviluppano diverse abilità. Essi tendono ad imparare solo ciò che sentono importante per la propria esperienza personale. L'apprendimento per i bambini non è basato tanto sulle capacità intellettive, ma sugli atteggiamenti generali e sulle relazioni personali che hanno avuto durante la crescita. È più un processo intuitivo e naturale. Anche quando, più tardi, l'intelletto diviene dominante, tutto l'apprendimento tende a seguire il modello consolidato nella prima infanzia.

C'è un detto giapponese che dice: «L'anima di un bambino di tre anni rimane uguale fino a cento anni». Questo proverbio non fa altro che mettere in evidenza che il modello di sviluppo instillato in età molto giovane diviene il fondamento su cui una persona poggia il suo sviluppo e che la natura essenziale di ciascuno rimane la stessa per tutta la vita. Comunque sia, una delle principali direzioni di crescita è verso il conformismo. Nel processo di socializzazione s'impara presto che è più sicuro modellare il proprio comportamento sull'imitazione di quello dei coetanei.

Ecco perché una tendenza di sviluppo in conflitto con la natura essenziale comincia a manifestarsi solo quando uno diventa adulto. Inoltre, nell'odierna società sono molto valorizzati spiegazioni e criteri logici e scientifici, che talvolta prendono il sopravvento sul sentire individuale. La gente è pronta ad accettare prodotti e approcci in

*Il principio Yin-Yang è un concetto fondamentale della filosofia cinese che assegna due aspetti opposti, ma complementari, ad ogni fenomeno della natura. Questo principio universale di cambiamento trova il suo miglior esempio nell'alternarsi del giorno e della notte nel ciclo di un giorno.

linea con gli standard generali accettati da tutti, ma raramente prende in considerazione ciò che è buono per sé in base al proprio punto di vista.

Per esempio, se il footing è raccomandato per la salute, molte persone, immediatamente, si mettono a correre per le strade o comprano l'attrezzo per allenarsi a casa. Anche se non c'è nulla di sbagliato di per sé in tali approcci alla salute, sarebbe meglio che una persona decidesse cosa è effettivamente più benefico per sé dal proprio punto di vista. Quando una persona va dietro freneticamente ad ogni regime salutistico in voga, comprese diete ed esercizi fisici programmati, essa probabilmente sta agendo sulla base del conformismo che le è stato impresso nella prima infanzia.

Ciò che è veramente importante nella vita non sono certo queste nuove ginnastiche che si avvicendano una dopo l'altra. La natura essenziale della vita è rimasta invariata per milioni e milioni di anni e le regole fondamentali della natura sono in effetti le stesse fin da quando il primo uomo apparve sulla terra più di un milione di anni fa. Si dice che l'età media dell'uomo si sia allungata con l'avvento della scienza, ma ciò non significa che la durata della vita dell'individuo sia raddoppiata.

Nel *Testo classico di Medicina Interna dell'Imperatore Giallo*, il trattato sulla medicina cinese di 2000 anni fa, così è scritto:

> L'Imperatore Giallo chiese: «Le persone dei tempi antichi erano abituate a lavorare attivamente fino all'età di 100 anni. C'è qualcosa di sbagliato nella società odierna, in cui la maggior parte della gente sembra diventi decrepita a 50 anni? Oppure le persone fanno cose che fiaccano la loro vitalità?». Il medico del re rispose: «L'approccio alla vita delle persone è cambiato: esse seguono le proprie vie egoistiche, avendo scordato le vie della natura».

Questo dialogo può essere applicato al giorno d'oggi. La cosa importante è sviluppare una sana abitudine di vita che si adegui alla natura. Il problema sta precisamente nel come ciascuno di noi percepisce cosa significhi «essere vivi». Il tema centrale della medicina orientale è l'armonia con la natura che fa nascere e nutre la vita.

Il recente boom nel campo dei cibi sani e dei rimedi naturali sembrerebbe essere in contrasto con l'avanzamento della medicina. Il crescente interesse per gli approcci alternativi alla salute è in realtà il risultato di un movimento che parte dalla base, e riflette una diminuzione della fiducia nella medicina moderna. Un crescente numero di persone è arrivato alla conclusione che la medicina moderna da sola non riesce a proteggere la loro vita e che una malattia può aggravarsi troppo prima che arrivino le cure mediche del caso. Sempre di più la gente sta cominciando a realizzare che non può fare totale affidamento sulla medicina moderna e che, alla fine, è essa stessa responsabile della propria salute.

È naturale che la corrente principale degli approcci alternativi alla salute debba nascere da sorgenti al di fuori del regno della medicina moderna. La medicina orientale o, più recentemente, le conoscenze acquisite empiricamente circa la salute e la condizione umana, offrono un confortante nuovo approccio per colmare le lacune della medicina occidentale. È interessante notare, tuttavia, che la maggioranza dei numerosi, odierni approcci alternativi alla salute tenti di spiegare i propri sistemi e benefici usando termini medici. È vero che, da quando la medicina occidentale è basata sul metodo scientifico, la conoscenza del reale funzionamento del corpo è più accurata che nella medicina orientale. Non c'è dubbio che la gente trovi molto più facile comprendere la medicina moderna piuttosto che gli spesso oscuri concetti e terminologie di yoga, buddhismo e medicina orientale. Sul versante opposto ci sono quelli che trovano esotico e affascinante il misticismo dell'Est e questo può avere facilmente un certo effetto psicologico. Malgrado ciò, molte discipline orientali rimangono misteriose e difficili da comprendere per la maggioranza degli occidentali.

Unione di conoscenza e azione

Fra coloro che ammettono che ci sono manchevolezze nella medicina occidentale, c'è chi afferma che queste deficienze sono dovute largamente al sistema di cura e che la colpa non è della scienza medica. Fondamentalmente tale asserzione sembra voler dire che conoscenza e pratica sono sostanzialmente due cose differenti, e che, sebbene il metodo scientifico sia senza colpe, ci sono molti ostacoli nel tradurre i risultati in qualcosa di utile e funzionale in una situazione di vita reale. La distinzione tra conoscenza pura e ciò che da essa può essere tradotto in pratica reale è particolarmente evidente nell'approccio scientifico. Si dice che pregiudizi che riguardino l'esito di esperimenti scientifici possano minare e produrre risultati inaffidabili, tali da rendere l'esperimento inutile. Per questa ragione, molti sostengono che la ricerca scientifica debba essere condotta unicamente per scopi di conoscenza e che la sua applicazione debba essere considerata in modo completamente separato.

La ricerca scientifica pura è condotta su problemi di persone definiti in modo molto preciso, isolati dal loro contesto e ciò rende il loro valore difficile da valutare. Nella scienza applicata i risultati sperimentali, apparentemente frammentati, vengono rimessi insieme e diventano applicazioni sorprendentemente efficaci: cosicché ciò che all'inizio può sembrare di per sé una conoscenza inutile, può acquistare validità, se visto alla luce delle possibilità create da un vasto accumulo di conoscenze. Poiché la scienza è fondata sulla riduzione e sull'analisi, nel metodo scientifico è essenziale che l'analisi dei frammenti della realtà sia ulteriormente verificata.

Quando è la vita ad essere in gioco, comunque, il problema non è quanto un qualcosa possa essere in parte corretto o adatto: se esso non va a beneficio dell'intero organismo, non può essere giusto. Per esempio, se per un paziente si ritiene sia necessaria un'operazione, essa sarebbe inutile se egli, a seguito dell'intevento, rischiasse di morire. Altrimenti qualche dottore potrebbe dichiarare: «L'operazione è andata bene, ma il paziente è morto». Un appunto simile può essere fatto riguardo all'immunizzazione. Sebbene la vaccinazione sia senza dubbio efficace nel prevenire malattie, può succedere che qualcuno muoia a causa del vaccino.

La conoscenza pura può spesso essere molto utile nel regno della scienza e delle cose inanimate. Agli organismi viventi, la conoscenza astratta serve invece a ben poco. Per l'organismo dell'individuo ciò che non è funzionale alla sua sopravvivenza ha ben poca importanza. Per la maggior parte degli organismi viventi conoscere significa saper eseguire una certa azione. Sapere come si nuota significa che si è in grado di nuotare, sapere come si guida significa che si è in grado di far funzionare un veicolo a motore. In modo simile, non importa quanti metodi per la salute una persona conosca: fino a che non si ammalerà ne avrà solo una comprensione intellettuale da cui il suo corpo non trarrà alcun beneficio. La conoscenza che riguarda la salute non è utile fino a che non è messa in pratica.

Imparare con il corpo

In Oriente, dove tradizionalmente l'approccio è sempre stato basato sull'osservazione degli organismi viventi, era di primaria importanza una conoscenza olistica che tenesse in considerazione sia le facoltà fisiche che quelle mentali. Speculazioni e argomenti teorici erano secondari rispetto all'abilità dell'agire. Questo concetto compare in massime orientali quali: «L'azione viene prima della parola». È vero che un simile approccio pratico non ha favorito lo sviluppo della scienza pura come in Occidente. In cambio, attraverso i secoli, si è accumulata in Oriente una notevole conoscenza empirica riguardante problemi connessi direttamente con la vita.

Ne consegue così che, tradizionalmente, in Oriente è stata data molta importanza all'unità di conoscenza e azione dove «conoscere è agire». Nel Buddhismo Zen il provare a capire le cose intellettivamente è scoraggiato da ammonizioni del tipo: «Non fare nulla, stai solo seduto» e «L'illuminazione non arriva attraverso le parole». Quest'approccio può andare bene a chi accetta tale disciplina, ma può essere troppo chiedere ciò all'uomo comune dei nostri tempi.

Le abilità e le arti tradizionali del Giappone sono state insegnate obbedendo al detto: «Impara con il corpo, non con la testa». Nei tempi antichi esistevano ben pochi manuali particolareggiati. Per andare avanti c'erano solo alcune indicazioni, e la maggior parte delle abilità s'imparava lavorando accanto ad un maestro dell'arte e facendo pratica sulla stessa cosa più e più volte. Oggi molti troverebbero noioso un simile approccio all'apprendimento, soprattutto quando sono disponibili comodi manuali che insegnano quasi tutto in modo graduale. Questo tipo di metodo informale, però, a volte non riesce a trasmettere l'essenza dell'insegnamento. Sebbene la spiegazione di questo libro possa non sembrare tanto semplice e facile, in essa i punti essenziali che riguardano alcuni dei più profondi aspetti del movimento e della vita sono costantemente ripetuti.

La ragione per cùi io do più valore all'imparare con il corpo piuttosto che con la testa è che questo è il punto più importante, quando si tratta di movimento per la salute. Fare gli esercizi dei meridiani con l'uso d'immagini porta ad apprendere con il corpo in modo semplice e gioioso. Gli esercizi per immagini sono basati su una medicina orientale che ha tradizioni molto antiche di guarigione e di ottenimento della salute attraverso pratiche olistiche ed essi affrontano anche il problema del benessere spirituale personale. Così, con tale approccio, si potrà apprezzare anche il profondo valore delle antiche pratiche mistiche attraverso la propria stessa esperienza.

Lo scopo principale di questo libro è di mettere in grado voi, lettori, di scoprire ogni giorno, grazie ad una pratica regolare degli esercizi dei meridiani, qualcosa di nuovo. Invece di considerare un programma di esercizi come una monotona routine, potrete arrivare ad una viva comprensione del perché realmente sentiate il bisogno e desideriate fare esercizio fisico. Vi diventerà chiaro, facendo questi esercizi, quanto l'approccio di questo libro sia benefico soprattutto perché, invece di costringervi ad adeguarvi a determinati standard, l'attenzione è sempre su di voi, in quanto individui unici, e sui vostri particolari bisogni. Dopo essere arrivati ad apprezzare tale approccio, la validità di questo libro diventerà ovvia e il suo valore crescerà con voi nel corso della vita.

1. Esercizi e integrazione tra corpo e mente

Il significato di salute

È possibile che esistano metodi che riescono ad appagare il desiderio di alleviare qualsiasi sintomo e che risolvano tutti i problemi. Sarebbe un bel sogno riuscire a trovare un tale sistema e a definirlo, anche se a grandi linee. Sono consapevole che molte persone stanno leggendo questo libro per arrivare a comprenderne i punti fondamentali. Ci si potrebbe chiedere per quale motivo io introduca gli argomenti in modo indiretto, ma ho imparato nel tempo, e più volte ciò è stato confermato in lunghi anni di esperienza, che soddisfare subito i desideri di una persona non è per essa la cosa migliore.

La maggior parte delle persone malate non si preoccupa di cosa succede dopo essere riuscita a trovare sollievo alla sofferenza del momento e ciò che succede è che appena il sintomo scompare, ne sorge un altro al suo posto. Quando questo accade il problema precedente è totalmente dimenticato. Ciò che è veramente importante non è liberare la persona ammalata da tutti i sintomi, ma riportarla ad uno stato d'integrità. La salute è simile alla felicità nel senso che, quando l'abbiamo, raramente ce ne rendiamo conto, ed è solo quando la perdiamo che realizziamo quanto essa sia preziosa.

L'Organizzazione Mondiale della Sanità (OMS) ha definito la salute: «Lo stato ottimale di benessere fisico, mentale e sociale» e non semplicemente come assenza di malattia e di infermità.

La salute è stata anche definita «un surplus funzionale d'energia, fattore relativo, ma misurabile» o anche: «L'abilità di mantenere armonia nel dosaggio delle forze e ritmo equilibrato». La malattia d'altra parte è considerata come una noiosa seccatura che deve essere evitata. La capacità di rimanere liberi da malattie sembra essere inerente al termine «salute» (*health*). La parola *health* viene da *heal*, ma *heal* (guarire) ha qualcosa in comune con *hale*, che vuol dire «vigoroso e pieno di vita». Sia *heal* che *hale* sono molto vicini a *whole* (intero) e *wholesome* (sano). Queste parole sono molto spesso impiegate per intendere il recupero di integrità e forza dopo la malattia.

Perciò l'OMS ha dovuto educare il pubblico all'idea che salute non è solamente assenza di malattia. René Dubois, l'autore de *Il miraggio della salute*, afferma: «La vita senza stress e pressioni è un'illusione; è il destino dell'uomo crescere attraverso con-

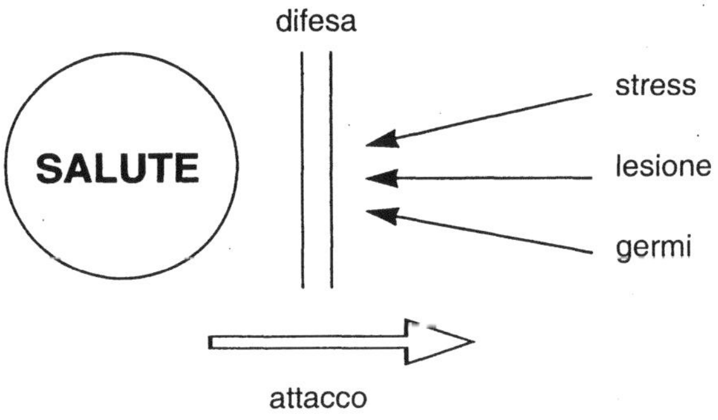

Fig. 1 Il concetto occidentale (dualistico) della salute

flitti e fatiche». Ecco perché in Occidente l'opinione prevalente è che una persona, per aver salute, debba rafforzare le difese contro le malattie e la morte irrobustendo il corpo e conservando la forza (fig. 1). Questo concetto sembra essere il fondamento su cui è basato tutto il sistema moderno per la salute.

Tanto tempo fa il filosofo Lao Tse disse: «L'uomo ottiene la salute tornando alla natura». Ancora a questo riguardo, all'inizio del *Testo classico di Medicina Interna dell'Imperatore Giallo*, è scritto quanto segue: «I saggi dei tempi antichi seguivano la legge dello Yin e dello Yang, ordinavano la loro vita in armonia con i cicli delle stagioni, praticavano la moderazione nel bere e nel mangiare e facevano attenzione a non lavorare troppo. Questo è il modo per mantenere il corpo in armonia e vivere una vita piena e lunga».

La parola per indicare il termine «salute» in cinese e giapponese è composta da due caratteri: il primo, *Ken*, indica un essere umano e qualcosa che sta dritto e in piedi, il secondo, *Ko*, significa essere rilassato e a proprio agio dopo aver lasciato andare tutto ciò che è estraneo. Nell'*I:Ching*, il libro di divinazione cinese, è scritto: «La via del Cielo è verticale». C'è anche un modello di perfezione nella tradizione orientale che parla di «corpo dritto e mente a proprio agio». Così questo secondo carattere si riferisce anche alla calma e alla tranquillità della mente. Questi due caratteri insieme implicano lo stare dritti e in posizione verticale e, nel contempo, rilassati e a proprio agio.

L'agio qui non ha proprio niente a che vedere con pigrizia e indulgenza verso se stessi. A questo proposito nel *Testo classico di Medicina Interna dell'Imperatore Giallo* è scritto: «Le persone, il giorno d'oggi, eccedono nel bere e nei piaceri, e spesso fanno all'amore in stato di ebbrezza. La loro bramosia non conosce limiti e sono sempre dediti a soddisfare le proprie passioni. In questo modo essi esauriscono la propria essenza vitale. Non rispettano i ritmi e i cicli naturali ma, al contrario, vanno cercando eccitazioni continue e non si rilassano mai. La gente di questo tipo diviene debole e fiacca in meno di cinquant'anni, perché la loro vita manca di ordine e disciplina».

Così, più di 2000 anni fa, in Cina, l'atteggiamento per il mantenimento della salute era basato sulla conoscenza del bisogno di vivere con una certa moderazione e in armonia con i cicli naturali. Non c'è niente di complicato in questo. È interessante notare che, anche 2000 anni fa, ci si lamentava che la gente conducesse una vita disordinata e non vivesse molto a lungo dopo i cinquant'anni. Siccome già qualche migliaio d'anni fa esistevano stili di vita non salutari, non c'è motivo di essere troppo pessimisti circa le recenti tendenze.

Esercizi per la salute

L'attività fisica e l'atletica sono sempre esistite, fin dai tempi degli antichi greci; essi furono tra i primi ad interessarsi attivamente all'educazione fisica, e cercarono di sviluppare la bellezza e la resistenza del fisico umano. Nella storia più recente, l'educazione fisica è stata incoraggiata dal governo per mantenere la nazione forte e in forma. La ricerca medica sull'educazione fisica, applicando le conoscenze scientifiche all'anatomia e alla fisiologia, è stata promossa come progetto nazionale soprattutto in paesi europei come Germania, Svezia e Danimarca.

In Giappone il ruolo dell'esercizio fisico per mantenere la nazione forte fu riconosciuto già prima della seconda guerra mondiale e, per lungo tempo, ci fu una promozione sotto forma di «esercizi per radio», una specie di ginnastica marziale trasmessa in un programma radiofonico giornaliero. Dopo la guerra, effettivamente, questo tipo d'esercizi per un certo periodo fu proibito in quanto espressione di un regime militaristico. Lo sport e l'atletica sono diventati estremamente popolari in Giappone fin dal dopoguerra e l'esercizio ha avuto un ruolo sempre più importante, come complemento agli sport di competizione.

Il termine «sport» nasce da *disport*, che significa «interrompere il lavoro per svaghi e attività ricreative». Gli sport, inoltre, includono non solo attività che richiedono sforzo fisico, ma anche attività con minore richiesta di attività fisica come la pesca e il tiro a segno. Malgrado ciò, lo sport è normalmente definito come attività che principalmente comporta esercizio fisico, a diffrenza di altri passatempi in cui l'attività è principalmente mentale.

Fin dalla rivoluzione industriale, il lavoro è stato inteso in termini di efficienza e produttività. Il bisogno di trovare tempo libero da impegnare in attività piacevoli è aumentato di pari passo con il crescere della specializzazione del lavoro. Tale sviluppo della società è una ragione della popolarità degli sport. Va detto però che quanto più lo sport diventa competizione, ricerca di un record, o proclamazione di una superiorità, tanto più tende verso la specificità dell'allenamento, che, sviluppando solo particolari abilità, esclude i non esperti. Oggi tutti guardano agli atleti professionisti come a modelli di forma fisica.

Al contrario dello sport, la ginnastica e gli esercizi fisici sono una serie di figure con movimenti precisi atti a migliorare la resistenza e lo sviluppo delle parti del corpo. Idealmente gli esercizi aumentano la forza, facilitano e migliorano uno sviluppo equilibrato e la salute. Una gran parte degli sforzi della medicina e dell'educazione fisica è oggi orientata verso lo sport. Ma la medicina sportiva si occupa per lo più di medie statistiche e di problemi di carattere fisico legati allo sport. Poca attenzione è stata data finora alla ricerca per lo sviluppo armonico del corpo e per il miglioramento della salute. Sebbene la popolarità dell'esercizio teso unicamente alla salute e al piacere sia cresciuta insieme con la delusione del pubblico nei confronti della medicina moderna, molti di questi sistemi di esercizi mancano di una solida base teorica. Questo perché molti di essi sono stati formulati in seguito ad un'esperienza personale, e i loro benefici sono spiegati in termini scientifici solo con quel po' di conoscenza disponibile.

Molti atleti hanno un buon fisico, una resistenza superiore alla media ed hanno migliori capacità di eseguire esercizi che richiedono potenza. Se in passato tale abilità fisica poteva essere utile nel lavoro, da quando le macchine svolgono al posto nostro la maggior parte dei compiti pesanti, in realtà sono pochi i lavori rimasti che ancora necessitino della forza. È però anche un dato di fatto che, come risultato della meccanizzazione, la condizione fisica della media delle persone ha subito un declino. Dal momento che la perdita di forma fisica sembra in qualche modo collegata alla perdita della salute, ciò ha portato alla tendenza a cimentarsi in vari sport per migliorare la propria condizione fisica.

Anche ammettendo che ciò sia uno sviluppo positivo, qualcuno va oltre i limiti e talvolta finisce per perdere la vita, esercitandosi oltre le proprie capacità. Per chi nello sport è agli inizi, infatti, c'è sempre il pericolo di un sovrallenamento. Per questo motivo è cresciuto l'interesse verso quei programmi di esercizi che ogni individuo può praticare, in accordo con le proprie capacità, per migliorare la condizione fisica. Rimane in ogni caso discutibile il fatto che migliorare solamente la forza fisica e la resistenza alla fatica in un individuo porti giovamento alla sua salute e alla longevità. Forza fisica significa saper eseguire un certo numero di lavori fisici e, sebbene ad una maggiore forza possa essere collegata una maggior resistenza alle malattie, nella realtà, essa non può essere considerata la misura di riferimento per la salute.

Al contrario della ginnastica e degli esercizi intensi di tipo occidentale, quelli orientali enfatizzano lo sviluppo equilibrato e la flessibilità. L'approccio orientale verso il benessere è sempre stato teso all'accrescimento della vitalità della persona e a tener lontana la malattia, più che a combatterla una volta contratta. L'ideale è quello di mantenere salute e vitalità ad un livello ottimale in modo che sia facile evitare la malattia. La meditazione Yoga e quella Zen raramente portano a un incremento della forza fisica, ma sono sempre più ricercate come discipline per aumentare la salute e migliorare la propria condizione fisica. Tai Chi, ballo e camminate occasionali non sviluppano tanto la forza muscolare quanto il tono e l'equilibrio dell'intero corpo. Essi sono metodi altamente efficaci per imparare a rilassarsi e lasciare andare lo stress.

Originariamente lo sport rivestiva un ruolo vitale nel liberare dal lavoro e portare più appagamento nella vita. Applicarsi a qualche sport è certamente un modo molto valido di usare il proprio tempo libero. In questo modo le energie non usate durante il lavoro vengono liberate e l'intero corpo si ristora e si rivitalizza. D'altra parte nei gruppi sportivi spesso si genera un atteggiamento competitivo e questo può essere positivo se inteso come via non pericolosa per scaricare la propria aggressività. Molti però si fanno prendere dall'agonismo, e troppo spesso se ne lasciano coinvolgere invece di godere gli effetti rilassanti e ricreativi che lo sport può dare.

Lo stato di vera salute è segno di un equilibrio fisico generale nel quale si ha la capacità di recuperare velocemente gli squilibri causati dal lavoro o da altre attività. La duttilità implica l'abilità a riconoscere e rilassare la tensione ovunque questa sia presente nel corpo. La flessibilità di una persona è indice della sua capacità di essere duttile, il che non significa che una persona debba saper flettere tutte le sue articolazioni come un acrobata. Si può essere considerati pienamente in salute solo se l'intero corpo, compresi gli organi interni e il sistema nervoso, funziona in modo duttile e, ciò che è ancora più importante, occorre possedere anche una «duttilità mentale». Solamente quegli esercizi che servono a ricomporre l'equilibrio mente-corpo in questa direzione possono veramente esser degni di essere chiamati «esercizi per la salute».

Esercizio come riflessione sulla vita

L'esercizio fisico non è necessario ai bambini e agli animali, che corrispondono alla propria natura e vivono in accordo con i loro istinti. Ecco perché bambini e neonati raramente hanno bisogno di esercizi particolari. Nell'era moderna, tuttavia, l'esercizio è diventato una necessità anche per i bambini, poiché molti di loro sono costretti a sviluppare le capacità intellettive a scapito delle predisposizioni naturali. La società in cui viviamo, altamente strutturata e specializzata nel lavoro, incoraggia restrizioni fisiche e stili di vita innaturali sia nei bambini che negli adulti. Questo crea distorsioni nel corpo umano che era, all'origine, parte della natura. Il corpo così alterato non può essere ricondotto al suo stato naturale senza aggiungere qualche elemento che porti alla salute. L'esercizio fisico è stato concepito come un'attività salutare per ristabilire nella vita un equilibrio naturale.

Contrariamente alla religione e all'educazione, che sono mezzi per raggiungere una vita migliore attraverso l'uso della mente, l'esercizio è un tentativo di trovare una vita migliore attraverso il corpo. È pertanto privo di significato imitare nell'esercizio soltanto le forme esteriori o i movimenti. L'imitazione di posture nell'esercizio è il processo mentale che rende il corpo fedele a certe forme, ma ciò inibisce il movimento naturale e l'espressione libera del corpo stesso. Se, guardando le fotografie di questo libro, si supponesse che gli esercizi per immagini siano simili ad altri tipi di esercizi, si sarebbe totalmente fuori strada. La più importante caratteristica della vita non è la forma esteriore, ma le dinamiche interne che creano e sostengono la forma. Una pratica diligente può metterci in grado di copiare perfettamente posizioni e movimenti, ma questo non significa che stiamo imparando a dare espressione alla nostra vita interiore. È possibile ottenere i risultati desiderati, come la salute o un aspetto migliore, senza sviluppare quest'abilità, ma ciò non è così differente dal prendere medicine per ottenere un sollievo dai sintomi.

C'è un significato più profondo da cercare nella realtà dei problemi fisici o estetici, proprio come c'è nella realtà di una malattia. Ci deve essere una causa profonda che si riferisce alla vita in generale, altrimenti il problema fisico sarebbe soltanto una questione di sfortuna o un'ingiustizia verso di sé che dovrebbe essere semplicemente compensata. È assai più costruttivo e creativo considerare tali handicap come un impulso per migliorare se stessi. È più impegnativo utilizzare l'esercizio come strumento per diventare più consapevoli di come la vita ci stia motivando a crescere.

Gli esercizi per immagini sono fondati sul principio dei meridiani, che proviene da una prospettiva orientale della vita. Sperimentare i meridiani come un flusso di energia vitale o come una speciale sensazione di tensione durante gli esercizi di stretching, ci rende consapevoli del nostro corpo e della condizione dei meridiani. Per avere un'esperienza reale dello squilibrio e capirne la causa sottostante, è necessario permettere al corpo di muoversi senza controllo cosciente e diventare consapevoli delle dinamiche dell'energia vitale dentro di noi. Sentire gli squilibri d'energia nel proprio corpo attraverso il movimento, porterà a sua volta ad un bilanciamento energetico. L'interazione con questo fondamentale aspetto vitale può servire come principio guida della propria vita, e gli squilibri di cui si diventa consapevoli possono essere compresi come riflesso della vita stessa. Non appena si arriverà a capire, attraverso la pratica degli esercizi, come questi squilibri siano collegati alla propria vita, si sarà in grado di applicare questa comprensione al quotidiano, per trovare il modo di prevenire tali disarmonie prima che si generino.

La cosa più importante da imparare è che la responsabilità di un dolore, o di problemi fisici localizzati in una parte del corpo come risultato finale di squilibri, non è da imputare soltanto a quella parte. Allora si potrà non preoccuparsi troppo di alleviare solo quel problema specifico.

Diventa così ovvio che forzare se stessi in qualche maniera per correggere uno squilibrio, o piegare o allungare una data parte con la forza, non è la risposta corretta. La parte o il problema di cui noi diventiamo coscientemente consapevoli è il risultato di uno squilibrio e la causa della disarmonia, di solito, passa inosservata. Il problema in una zona precisa ci avverte che è presente uno squilibrio più grande da qualche altra parte e dobbiamo imparare che darci da fare a trattare soltanto il problema apparente raramente conduce ad un miglioramento duraturo nel corpo se considerato come un intero. Spesso, quando i problemi fisici sono trattati singolarmente e non sono integrati in una visione del corpo come un intero, presto questo ritornerà alla sua condizione originaria. All'inverso, occupandosi direttamente della causa originaria per riattivare l'equilibrio complessivo, una gran varietà di problemi può trovare sollievo. La semplice regola di muoversi nella direzione più facile e di espirare completamente alla fine di ogni movimento serve a rilassare l'intero corpo e a fortificare le zone deboli. Una volta che le aree prive di energia vengono riempite, la circolazione energetica migliora nell'intero corpo e i problemi spariscono da soli.

Ascoltare il nostro corpo

Le comodità di quest'epoca moderna limitano la nostra libertà e creatività in misura pari alla loro disponibilità e alla loro utilità. Le cose nel nostro mondo sono attualmente concettualizzate come «oggetti» dal nostro linguaggio e dal punto di vista razionale. Sebbene questo renda più semplice il rapporto con il mondo circostante, ha tuttavia soffocato l'aspetto di varietà, o aspetto «vitale», esistente in ogni cosa. Le parole differenziano vari aspetti del nostro mondo e definiscono le loro caratteristiche, cosicché le cose di natura similare possono essere raggruppate insieme per creare un senso di ordine. Si può dire che il linguaggio si è sviluppato di pari passo con la «mente cosciente» o capacità dell'intelletto di fare distinzioni sottili. La società nella quale viviamo è il prodotto del linguaggio e dell'intelletto: queste sono le forze predominanti nella nostra vita.

Sebbene il corpo non lavori sempre come vorremmo, generalmente siamo in grado di ottenere un certo grado di controllo su di esso, grazie alle capacità della mente razionale. Ciononostante, è un errore considerarlo come un oggetto consistente e tangibile. La tendenza a trattare il corpo come oggetto è probabilmente originata dall'accettazione diffusa della visione offerta dalla scienza anatomo-fisiologica. L'atteggiamento razionale contemporaneo è di vedere il corpo umano da una prospettiva fisica basata sul concetto di anatomia, anche quando si tratta di problemi relativi alla vita e alla salute.

I medici giapponesi, che per primi vennero a contatto con la medicina occidentale, si meravigliarono dell'accuratezza dei testi di anatomia olandesi, quando li confrontarono con i corpi che essi dissezionavano. Questo modello anatomico era drammaticamente diverso dalla tradizionale comprensione orientale del corpo. La medicina occidentale, fondata sull'accurata rappresentazione della struttura fisica del cadavere, può essere utile per capire il corpo, ma la sua preoccupazione del dettaglio ha fatto perdere quella libertà e creatività che invece sono necessarie quando si ha a che fare con il fenomeno della vita. La medicina orientale, peraltro, non è fondata su un modello anatomico accurato, ma possiede un paradigma terapeutico eccellente che tratta il fenomeno della vita in modo più appropriato.

Sfortunatamente, la maggior parte delle pratiche odierne di medicina orientale applica ben poco quest'approccio creativo che conduce alla vita. In agopuntura la norma è diventata il trattamento dei sintomi su punti standard d'agopuntura. L'approccio tradizionale olistico alla salute, che includeva programmi di esercizi veramente eccellenti, è quasi scomparso. Recentemente in Giappone il sistema di esercizi sviluppato dal Professor Michizo Noguchi*, che suggerisce che dovremmo ascoltare quello che vuole il corpo, è stato definito una grande scoperta che va al di là della comprensione convenzionale della salute e della forma fisica. Ma c'è da dire che per migliaia d'anni la medicina orientale è stata praticata prestando attenzione alle sottili indicazioni del corpo.

Lo scopo degli esercizi tradizionali di Do-In non è semplicemente quello di imitare vari animali o di controllare i movimenti delle differenti parti del corpo. Il fine vero è quello di muovere l'intero corpo all'unisono con una figura mentale che catturi la qualità di questi movimenti. Ho sviluppato gli esercizi per immagini per far rivivere l'essenza delle pratiche orientali e fornire un metodo di esercizi di autoterapia da fare in casa. Il principio più importante negli esercizi per immagini è «muovere il corpo in accordo con ciò che il corpo vuole». Provare a tenere il corpo sotto il controllo cosciente non è efficace. Non si dovrebbero imparare questi esercizi velocemente soltanto copiandone le caratteristiche esteriori, altrimenti il senso di essi potrebbe andare totalmente perduto.

Il concetto di «unità di mente e corpo» è così familiare al giapponese che è dato per scontato, mentre in Occidente le persone sono state educate con una chiara distinzione tra mente e corpo e sono spesso del tutto sorprese quando entrano in contatto con questa idea: impazientemente chiedono come possano provare l'esperienza di questa unità in se stesse. Quando si sentono rispondere che la meditazione è il miglior modo per fare esperienza di questo, molti occidentali iniziano a meditare diligentemente. Se si convincono che, imparando un particolare aspetto della cultura orientale, arriveranno ad una più profonda consapevolezza, di solito provano a fare esperienza di ciò direttamente.

* Il Professor Michizo Noguchi è il capo del dipartimento di Educazione fisica dell'Università delle Belle Arti di Tokyo ed è il creatore di un originale sistema di esercizi conosciuto come «Noguchi Taiso» (Sistema di Esercizi Noguchi). In questo sistema il corpo è visto come una realtà soprattutto liquida e i movimenti sono fatti immaginando fenomeni naturali come una cascata. Il Professor Noguchi è l'autore di molti libri giapponesi su esercizi.

Quelli che oggi pretendono di insegnare l'«unità di mente e corpo», in qualche modo lo fanno, ma non è un compito facile. Una persona dovrebbe essere veramente illuminata per mantenere continuamente questo stato d'integrazione fisica e mentale. Così anche gli orientali accettano come normalità la discrepanza tra questo ideale e la realtà della loro vita non integrata.

Molti fanno l'errore di ritenere che conoscere intellettualmente sia la stessa cosa di comprendere e pensano che la «mente» non sia altro che la mente cosciente. Usualmente giustificano se stessi affermando di essere «solo un essere umano» quando le cose non corrispondono ai dettami della propria mente conscia, e sbagliano ad individuare le cause sottostanti. Ognuno di noi deve lavorare per sperimentare da sé ciò che i maestri hanno insegnato.

Il primo passo necessario per questo processo sarà spiegato con il metodo del respiro. Sebbene ciascuno di noi respiri sin dal giorno della nascita senza darsi molto pensiero, può essere incredibilmente difficile provare a respirare secondo delle regole. Alle volte si può pensare di controllare il corpo con la volontà cosciente, ma più si prova a controllare coscientemente il respiro, più esso diventa maldestro e scomodo. Appena un'azione che era semplice ed abituale diventa consapevole (o scomposta in parti), essa non è più così fluida e facile come prima. Questo fenomeno non si riscontra solo negli sport o nello studio delle arti, ma avviene anche nei movimenti quotidiani.

Quando parliamo di movimento, tuttavia, la tendenza è di pensare al solo aspetto fisico. Dal punto di vista orientale, l'attività della mente è insita in ogni movimento, in forza del concetto di «unità di mente e di corpo». Considerando il movimento dal punto di vista corretto, il problema centrale dovrebbe essere la dinamica della psiche. Il concetto di olismo implica che la mente e il corpo lavorino insieme come un'unità. La funzione di integrare i movimenti, per dar forma ad un'azione unitaria, è attualmente più nel dominio dell'inconscio.

È conoscenza comune che l'uomo sia un conglomerato di miliardi di unità individuali di vita chiamate «cellule». La sola ragione per cui tutte queste cellule stanno insieme per sostenere la vita di un essere umano è che esse sono, ad un qualche livello, sotto il controllo di una «mente». I nostri organi interni non si muovono sotto il controllo cosciente, ma le loro funzioni sono coordinate da una qualche intelligenza interna. Le nostre emozioni o stati mentali hanno una diretta influenza sulle funzioni del nostro corpo, e il nostro linguaggio è pieno di espressioni quali «il suo sangue ribolliva dalla rabbia». Quando siamo agitati e il cuore batte fuori controllo, per lo più sta reagendo perché siamo stati incapaci di calmare la nostra mente.

L'equilibrio del corpo fisico è condizionato dall'equilibrio mente-corpo. La duttilità del corpo si manifesta con una postura flessibile fisicamente e mentalmente. Gli esercizi fino ad oggi sono stati incentrati sul movimento fisico e il ruolo vitale della mente è stato largamente ignorato. L'approccio convenzionale all'esercizio non conduce alla salute vera, dove l'obiettivo da conquistare è l'integrità nella vita.

Fino a quando la postura di base per un essere umano – cioè quella eretta – diviene improvvisamente impossibile a causa di una qualche lesione, tipo uno «slittamento discale», raramente ci si ferma a riflettere sul valore e il significato dello stare in piedi. Anche allora molte persone danno la colpa alla loro schiena e non riescono a rendersi conto di cosa sia successo. Qualcuno è convinto che, poiché l'ossatura umana non era stata originariamente progettata per la posizione eretta, il dolore alla parte bassa della schiena non sia nient'altro che il destino dell'uomo. Questo equivale a dire che il nostro destino è la malattia. Star diritti su due gambe è una postura unica che non è propria di nessun altro animale. Se ci si pensa, ciò è veramente sorprendente e prodigioso. Tendiamo a sottovalutare questo straordinario sviluppo evolutivo che liberò le nostre mani e rese possibile la creazione della civiltà.

Secondo il Prof. Noguchi, l'uomo divenne capace di camminare diritto e di rendere libere entrambe le mani solo dopo aver imparato a camminare su due piedi, liberando alternativamente una gamba. Mantenere il corpo eretto sugli arti inferiori contro la forza di gravità produsse la postura eretta e rese possibile il libero uso delle braccia. Ciò aprì nuove straordinarie possibilità. Quando imparammo a liberare i nostri arti superiori, lo sviluppo dell'umanità fece uno straordinario salto in avanti.

L'esercizio è stato definito dal Prof. Noguchi come «un'attività per esplorare ciò che realmente siamo, attraverso gli indizi ottenuti muovendo il nostro corpo». Egli spiegò il concetto in questa maniera: «Le parole che danno significato all'esercizio devono venire dalla consapevolezza che noi stessi abbiamo del nostro corpo. L'effetto di queste parole (o immagini) sul nostro corpo può allora essere usato per fornire risposte alle domande della nostra mente. Non esiste una definizione soddisfacente per ciò che l'esercizio è in sé e non c'è bisogno di imporre prematuramente una struttura restrittiva».

Anche il Dr. Yoshinaru Fujioka, uno psicologo sociale giapponese, noto per il suo studio sulle immagini mentali, afferma quanto segue: «Non è corretto considerare l'immaginario mentale come non facente parte di un'area valida di studi scientifici solo perché non c'è alcuna precisa definizione di ciò che sono le immagini mentali. Una definizione funzionale di immagine può essere gradualmente formulata proprio nel corso dello studio delle immagini mentali».

Se consideriamo questa affermazione alla luce della natura della vita, concetto già sviluppato precedentemente, quest'approccio empirico appare ragionevole. Nel tentativo di definire la vita, l'uomo ha indagato sui molti e vari fenomeni della natura, ma noi di continuo ritorniamo a chiederci: «Che cosa è, realmente, la vita?». Ciò nonostante, ciascuno ha la consapevolezza di essere vivo. In effetti, nulla potrebbe essere vivo senza questa consapevolezza di base. Sia la salute che l'esercizio sono possibili soltanto in quanto siamo vivi. La chiave della salute e della longevità è usare l'esercizio della mente e del corpo come banco di prova per arrivare ad una maggior coscienza di ciò che vuol dire essere vivi.

Rispondere alla domanda di cosa sia la vita è stato lo scopo principale delle religioni o scuole filosofiche sin da tempi immemorabili. Ma la scienza moderna ha accantonato questa domanda vitale. La questione è troppo importante per lasciarla solo nelle mani di «esperti» e accettare le loro ipotesi. Vivere è un problema cruciale per ogni individuo e ognuno dovrebbe provare a fare esperienze di vita nel modo più pieno possibile per giungere personalmente alla presa di coscienza che «*questo* è ciò che significa essere *vivo*!». Le parole descrivono soltanto una faccia del fenomeno. La complessità della vita non può essere descritta da parole. Ecco perché gli esercizi per immagini sono offerti in modo che si possano usare non quelle parole ed immagini che s'imparano, ma quelle parole ed immagini che scaturiscono dalla profondità della propria essenza, che appartiene solo a se stessi.

Consapevolezza e movimento

Il nostro corpo riesce a mantenere un sano equilibrio di attività fisiologiche grazie al fatto che ciascun meridiano svolge il proprio ruolo o funzione e, perché ciò accada, il ki o energia vitale deve circolare incessantemente percorrendo ogni meridiano in una sequenza ordinata.

Quando c'è stagnazione di ki da qualche parte lungo il corso di questi meridiani, si manifesta una qualche malattia. Anche cercando di migliorare il flusso d'energia al punto di stagnazione, fino a che la causa principale non è rimossa, la malattia può riapparire, perché la radice, causa del problema, rimane. Trovare una soluzione rapida che rimuova i sintomi dalle zone malate può far sembrare il problema risolto, ma se ci riferiamo a uno stato di salute reale, ciò non è vero.

Gli esercizi per immagini sono presentati in una sequenza atta a facilitare il flusso d'energia nel suo giusto percorso attraverso il corpo. Il principale organo responsabile della circolazione del ki è il cuore, che nella medicina orientale è visto come il sovrano di tutti gli organi. La funzione del cuore è considerata analoga a quella della consapevolezza individuale*. La consapevolezza lavora per mettere insieme molti differenti elementi, al fine di formare un intero unificato. La consapevolezza agisce come un centro attorno al quale le varie componenti sono tenute insieme e organizzate per costruire una distinzione tra il sé e il non sé. Nel disegnare un cerchio, di solito, per prima cosa si disegna il centro e poi intorno la circonferenza. Nel caso di un organismo, invece, il centro e la periferia si formano simultaneamente.

Gli organismi unicellulari sono combinazioni di molte differenti componenti, ma un organismo pluricellulare, vale a dire composto di molte cellule, riesce a funzionare come un'unità organica grazie alla consapevolezza che le unisce in unico organismo. Ciò può essere comparato a un gran numero di persone che lavorano insieme per un unico obiettivo o alle persone che si congiungono per diventare «un solo corpo e spirito». «Istinto» è un termine usato per indicare quest'aspetto unificante della consapevolezza, che negli animali è una caratteristica innata. Jean Henry Faber (1823-1915), che studiò gli insetti dotati di comportamento istintivo complesso, osservò molte cose che sembravano perfino miracolose. Ma notò anche che l'inserimento di un qualche spiacevole ostacolo nell'ambiente, portava i loro istinti totalmente fuori strada. Faber chiamò ciò l'«ignoranza dell'istinto». Gli istinti sono «ignoranti» perché non tengono conto di ciò che in natura può accadere anche se con scarsa probabilità. Gli istinti operano solo per assicurare la sopravvivenza di una specie come un intero, in un dato ambiente e sotto specifiche condizioni.

La vita, essendo dall'origine un aspetto della natura, forse fu dotata del potere di funzionare come parte integrante di essa nella sua globalità, con il compito di mettere insieme elementi separati. Il potere speciale di distinguere una parte dall'intero crebbe con lo sviluppo della consapevolezza, e sulla terra cominciarono ad apparire organismi che potevano adeguarsi liberamente alle situazioni contingenti, perché erano in grado di modificare il loro comportamento per adattarlo alle circostanze.

* La parola «consapevolezza» è usata in questo libro al posto della parola giapponese *kokaro*, che comprende anche il concetto di mente e di emozioni. In *Zen per immagini*, *kokaro* è relativo alla caratteristica essenziale che in ogni forma di vita integra ogni organismo in un tutto e gli permette di funzionare come un individuo.

Questa è la funzione della coscienza. La presenza della consapevolezza cosciente è molto pronunciata negli animali più evoluti, ma nessuno può in realtà affermare che le forme di vita inferiore ne siano totalmente prive. Ad ogni modo, nel caso degli esseri umani, la mente cosciente – la porzione di consapevolezza al servizio dei bisogni dell'intero – si sviluppò fino ad arrivare a dominare la consapevolezza di natura istintiva. Attraverso il lavoro umano consapevole furono create cose che mai prima erano esistite in natura e socializzazione, linguaggio e specializzazione del lavoro portarono alla nascita della civiltà. Al giorno d'oggi, però, le creazioni dell'uomo, essendo andate troppo velocemente nella direzione della mente cosciente, stanno allontanandosi sempre più dall'essenza della vita.

All'origine la vita sorge da un luogo dove la vita non esiste e ad esso ritornerà di nuovo nel tempo. Tale processo completo di creazione e distruzione può essere chiamato la «funzione della vita». Il ruolo o il significato di qualcosa identificata come parte separata diventa totalmente chiaro solo quando è percepito come parte di un intero. Nel tempo la mente cosciente si è sostituita alla consapevolezza (la parte della mente che lavora per creare un intero), arrivando a considerare se stessa come maestra di consapevolezza. Le aree oltre la portata della mente cosciente sono state definite come inconscio. Ma la consapevolezza, largamente correlata all'inconscio, sembra funzionare più efficacemente nel coordinare e nell'integrare, quando non è limitata dalle costrizioni della mente cosciente.

Poiché le parole ebbero origine dal bisogno della mente cosciente di distinguere le cose, sono naturalmente più adatte per spiegare problemi di pertinenza del regno della mente cosciente. Essere logici è essere coerenti con i concetti verbalizzati, e così, attraverso le parole, prese forma il pensiero razionale. Le espressioni usate dagli occidentali sono adatte a spiegare il mondo fisico, in quanto sé e altro da sé, sono chiaramente distinti. In giapponese, invece, le espressioni tendono ad enfatizzare i significati profondi, il «cuore» delle cose, cosicché il significato, per gli stranieri, rimane talvolta vago. Ma a volte un uso meno rigido delle parole risulta più utile, quando si ha una comunicazione da cuore a cuore che trasmette cose che sono oltre le parole.

I movimenti sono sempre eseguiti come una sequenza completa di azioni e sono, in questo caso, largamente inconsapevoli. Sebbene il termine «movimenti inconsapevoli» possa far pensare a un ubriaco o a un sonnambulo, il senso è che la mente cosciente normalmente controlla solo l'inizio e la fine del movimento e non è coinvolta nell'esecuzione di ogni dettaglio del movimento. La mente cosciente funziona solo in un campo spaziale limitato e opera, per lo più, in strutture temporali definite. La maggior parte delle volte ha difficoltà a seguire tutti i piccoli dettagli dei movimenti di una sequenza che dura nel tempo.

Quando si impara una nuova serie di azioni, all'inizio l'intera sequenza è suddivisa nelle sue parti, perché ciascuna parte possa essere studiata singolarmente, ma non si può dire che quelle azioni siano state imparate, finché non si sia in grado di metterle di nuovo tutte insieme in un intero da eseguire senza l'intenzione cosciente. I movimenti ancora sotto il controllo della mente cosciente rimangono goffi, mentre quelli ai quali uno è abituato sono più fluidi e richiedono uno sforzo minimo.

La mente cosciente agisce quasi contro natura nel distinguere le parti, ma proprio questo ci ha reso possibile l'adattamento a situazioni rare, che mai potrebbero accadere in circostanze normali. Tuttavia, se un'abilità acquisita deve essere utilizzata ripetutamente, l'elemento conscio deve permettere che l'abilità possa divenire abitudinaria e inconscia. Molti pensano che i muscoli sotto il controllo volontario siano mossi dalla nostra volontà, ma nel fare movimenti delicati, dal momento che non è possibile tenere sotto controllo ogni muscolo momento per momento, per molti muscoli è richiesta una partecipazione inconscia. Un gruppo di movimenti è perfetto solo dopo che ogni singolo movimento è integrato, cosicché sia parte integrante dell'intero processo.

Quando si dice che un esercizio deve essere fatto con ritmo, o con equilibrio, o con un moto fluido e regolare, tutto questo vuol dire che l'esercizio deve essere fatto meno consapevolmente. La mente conscia va impiegata quando studiamo un nuovo movimento basato su uno specifico modello che è destinato ad avere uno specifico effetto. Questi esercizi, a prima vista, possono sembrare utili e efficaci, ma essi sono lontani dall'essenza vera dei movimenti. Le motivazioni dell'esercitarsi possono variare, ma ogni individuo deve sperimentare l'unità essenziale, in modo tale da poter agire spontaneamente, senza la necessità di essere consapevole di ogni minima distinzione. Idealmente, i movimenti dovrebbero essere praticati ripetutamente, fino a che i dettagli possano essere imparati in modo naturale, come a dire che uno li deve praticare fino a farli diventare parte di sé.

Questo è il punto importante, sul quale molti libri sugli esercizi hanno finora sbagliato. Gli autori di questi libri non sono da biasimare, poiché è l'elemento intellettuale nella società che accentua il bisogno di spiegazioni logiche e comprensibili. Così la spiegazione degli esercizi invariabilmente deve essere basata sui principi della medicina e della psicologia occidentale. Molti autori di libri di esercizi sicuramente si sono resi conto che alcuni aspetti di tali spiegazioni razionali non erano esattamente conformi o corrispondenti alla loro esperienza personale. Ciò nonostante, dal momento che sono così sicuri del loro metodo, lasciano al lettore questa lacuna. Ecco perché la maggior parte delle persone che legge il libro non riconoscono mai la reale causa di questa discrepanza tra la comprensione e la pratica.

Lavoro e gioco

Sebbene il lavoro non sempre sia piacevole, molti di noi lavorano per il piacere di ottenere ciò di cui abbiano bisogno per vivere. Il piacere nel lavoro viene anche dal sapere che si fa qualcosa di utile. Alcuni sostengono che il lavoro dovrebbe essere fatto per il piacere che esso dà. In accordo con la «legge dei risultati» della psicologia, anche i compiti che appaiano senza significato possono essere eseguiti con motivazione maggiore quando uno può vedere chiaramente i risultati della sua fatica. Quando invece ciò è difficile, si perde rapidamente la motivazione. Per la maggior parte delle persone è estremamente importante la soddisfazione che viene dal vedere i risultati del proprio lavoro.

Il lavoro è un'attività perseguita quando nella vita ci sia un qualche bisogno che debba essere soddisfatto. Lo scopo del lavoro è principalmente quello di soddisfare determinate necessità. La «soddisfazione» è uno stato in cui tutti i bisogni sono appagati e ci si può dedicare al rilassamento ed al piacere. Generalmente, quando una persona usa il tempo libero per divertirsi, vuol dire che molti suoi bisogni, per il momento, sono stati risolti. Questo perché lo svago, o gioco, è per sua stessa natura un'attività molto piacevole.

Gioco vuol dire anche aver una certa libertà. Il bisogno di un po' di «gioco» non esiste solo per le cose viventi, ma anche per le macchine. Quando le parti di una macchina sono legate insieme troppo saldamente senza alcun spazio tra loro, anche un piccolo sobbalzo può causare una rottura. Lo stesso principio va applicato nel lavoro e nel fare programmi, perché programmi troppo stretti non solo portano ad esaurimento, ma sono facilmente messi in difficoltà dal più piccolo ritardo o errore di calcolo. Ecco perché il tempo extra figura all'interno dei programmi lavorativi e durante il lavoro sono concessi degli intervalli. In quasi tutte le situazioni lavorative è previsto un po' di tempo libero in cui uno non debba lavorare. Questo permesso del prendersi del tempo libero, può essere chiamato «gioco».

Come è stato già accennato, gli insetti, che vivono seguendo un istinto altamente specializzato, talvolta, quando il loro ambiente cambia drasticamente, manifestano l'«ignoranza dell'istinto». Per gli animali superiori, sebbene il processo di crescita duri più a lungo, ci sono maggiori scelte comportamentali. In altre parole per l'individuo c'è una maggior quantità di «gioco», per imparare le abilità necessarie per sopravvivere. Per questo motivo, tra gli esseri umani, il gioco è il «lavoro» dei bambini. È vero che il gioco non è strettamente necessario per vivere, ma giocando i bambini imparano una stupefacente quantità di cose. Così, inconsapevolmente, preparano se stessi per i futuri ruoli di membri responsabili della società.

Il tenere da parte un ampio margine di tempo libero per il gioco anche una volta diventati adulti, quando normalmente bisogna lavorare per vivere, fornisce un margine extra per rimanere ben equilibrati. È anche possibile avere una ulteriore crescita personale, attraverso nuove ispirazioni proprie dei momenti di attività ricreativa. Ecco perché ogni società ha adottato qualche forma di attività ricreativa come parte integrante della società adulta.

Gli sport sono nati da questo bisogno di svago. Ciò nonostante, la crescita degli sport competitivi e professionali sembra aver causato una perdita notevole del loro valore ricreativo. Idealmente sport e attività di svago dovrebbero fornire un senso di soddisfazione o di gioia in se stessi. Nel gioco e nella ricreazione, uno dovrebbe sentirsi libero di fare le cose in una maniera piacevole e quella maniera rende possibili continue sperimentazioni e scoperte. È importante avere una qualche sana attività che liberi dal lavoro che spesso tende a diventare ripetitivo e meccanico. In questo modo si può ri-sperimentare cosa realmente significhi essere vivi.

Prendere parte ad attività di ricreazione nel proprio tempo libero è molto importante per la salute fisica e mentale. Esse forniscono uno sbocco per la propria creatività e tale libertà porta a un più grande progresso in altre aree. Il tempo libero aggiunge al lavoro una nuova dimensione di immaginazione e di creatività.

La nostra capacità intellettiva si sviluppò nel processo evolutivo, nel quale la vita fu liberata dai lacci dell'istinto per permettere una maggior versatilità nell'adattamento ai cambiamenti dell'ambiente. Così la natura di base del nostro intelletto è di ricercare maggiore libertà e ulteriore sviluppo evolutivo. Gli istinti, perciò, possono essere paragonati al lavoro, in cui i compiti di base della vita siano eseguiti quasi automaticamente, mentre l'intelletto può essere rapportato al gioco, perché è sempre teso a ricercare e creare nuove possibilità. La civiltà moderna è il prodotto proprio di questo tipo di «gioco» e ciò ci ha dato uno stile di vita totalmente nuovo. Tuttavia il gioco, che teoricamente avrebbe potuto aprirci nuove possibilità di vita, in molti casi ha portato in direzione opposta, cosicché gli individui sono stati invece costretti a conformarsi a determinati modelli di comportamento.

Il nostro intelletto, che ad un certo punto dello sviluppo espresse una maggior libertà e creatività nel lavoro, ha ora rimosso dal lavoro l'elemento di gioco, per rendere il lavoro efficiente e il costo contenuto. Il lavoro è stato strettamente collegato al desiderio individuale di far soldi. Per la maggior parte delle persone esso è diventato un'attività dove i compiti di routine sono eseguiti in una maniera prestabilita. Il corpo è costretto ad eseguire di continuo gli stessi compiti nello stesso modo e ciò è considerato più efficiente ed economico. Oggigiorno nella maggior parte delle attività lavorative l'intelletto delle persone è largamente al servizio dei metodi di produzione meccanica, che richiedono compiti da eseguirsi quasi con lo stesso automatismo del comportamento istintivo.

Fortunatamente la maggior parte delle persone ha ancora qualche opportunità di giocare nel tempo libero, ma tali attività di svago spesso tendono ad essere uniformi e preconfezionate, cosicché la libertà creativa in esse esercitata è veramente piccola. Inoltre gli sport sono diventati professioni, di conseguenza per molti versi gli sport dilettantistici e di svago sono stati modellati su quelli per professionisti, cosicché è diventata più importante la forma esteriore o apparenza. Ecco allora che molti sport non servono più come attività ricreativa fatta semplicemente per il piacere di farla. Essendo gli sport orientati per lo più sulle caratteristiche esteriori, molte persone hanno scordato il bisogno di scoprire nuove possibilità nella vita.

Studiando il disegno del nostro corpo appare ovvio che esso è un apparato molto versatile che supera di gran lunga i livelli delle normali prestazioni richieste nella vita. Si dice che la maggior parte degli esseri umani usi solo una frazione delle proprie potenzialità e la nostra prestazione fisica non fa eccezione. Non importa quanto sia perfetto il corpo di cui siamo stati dotati; come succede per il cervello, o lo usiamo o lo perdiamo. Sviluppando queste potenzialità fisiche in modo responsabile, possiamo far uso di un surplus di capacità disponibili per eccellere in attività diverse.

Poiché l'uso attivo delle capacità fisiche promuove il loro sviluppo e rende l'esecuzione del corpo più efficiente, l'uso del corpo secondo schemi fissi, rende difficile lo sviluppo equilibrato delle nostre potenzialità fisiche. Questo può essere paragonato al nutrirsi con una dieta non bilanciata, che, anche possedendo una grande quantità di calorie, non mette in grado il corpo di funzionare in modo appropriato. Se c'è un carico esagerato su una sola parte, ciò causerà la sofferenza dell'intero corpo. Uno dei principali problemi del vivere nell'attuale età moderna è che gli individui tendono ad irrigidirsi presto nella loro vita, grazie alle loro esecuzioni scolastiche e sportive. Gli esercizi per immagini sono una via eccellente per riguadagnare un equilibrio che è estremamente importante per gli adulti, dato che in genere tendono a far lavorare solo una porzione del loro potenziale mentale e fisico.

Come perseverare

Per ottenere benefici di maggior salute e benessere, occorre praticare gli esercizi per immagini regolarmente, ma, nell'iniziare un nuovo programma come questo, ci sono sempre degli ostacoli. Gli ostacoli che impediscono alle persone di praticare abbastanza a lungo da ottenere benefici apprezzabili, sono di solito interni piuttosto che esterni.

In Giappone una persona che non riesce a continuare un qualcosa per più di tre giorni dall'inizio, è chiamata *mikka-bozu* (quello che smette dopo il terzo giorno). Secondo la saggezza tradizionale, che uno possa continuare a praticare qualcosa dopo aver deciso di farlo, spesso dipende dal suo riuscire a continuare oltre il terzo giorno. Per una qualche ragione sembra che, intorno al quarto giorno, ci sia sempre una caduta della motivazione e questo indipendentemente da cosa si abbia deciso di iniziare. La perdita di motivazione è particolarmente forte quando si inizia qualcosa per una ragione superficiale come una semplice curiosità, o il non voler essere esclusi, o solo per raccomandazione di qualcuno, senza una piena comprensione del perché essa sia benefica e realmente necessaria.

Il modo di operare della mente umana è sempre condizionato da una intrinseca dicotomia come quelle tra il Dr. Jekyll e Mr. Hyde. Infatti, dietro ogni decisione di intraprendere qualcosa, è sempre in agguato una spinta a lasciare. Dietro tutte le ragioni per cominciare qualcosa di nuovo, ci sono scuse razionali per lasciare. Quando una persona sta per iniziare qualcosa, di questa è visto solo il lato luminoso e nessuno immagina che, nascosto dentro di sé, ci sia anche un lato oscuro. Questo lato negativo viene fuori solo quando l'interesse per quella cosa comincia a calare. Ciò non vuol dire che tutti abbiano un carattere debole, mancante di volontà e perseveranza, ma semplicemente che la mente umana ha una natura a due facce che agisce come un meccanismo di sicurezza. Se dovessimo tener fede a tutte le decisioni prese, ci potrebbe essere il pericolo di continuare, anche dopo essersi resi conto di aver commesso un errore, diventando così incapaci di riesaminare la giustezza delle proprie decisioni.

Quindi ogni volta che si prende una «ferma decisione», sono sempre presenti altre ragioni per poter tornare indietro e riesaminarla. Ecco perché, indipendentemente da quanto si sia determinati nel tener fede a una decisione e se ne parli in giro, c'è sempre una «valvola di sicurezza» pronta, perché si possa abbandonarla facilmente, una volta che diventi chiaro che quello non è ciò che realmente si desiderava. Per questo motivo, per adottare una risoluzione e poi mantenerla è richiesto un approccio diverso. L'approccio rigido di una perseveranza ferrea e «inamovibile» può funzionare per pochi; quelli che hanno successo in questo modo sono una piccola minoranza.

Allora, come si deve portare avanti un programma dopo aver deciso di iniziarlo? Prima di tutto il punto cruciale è di continuare per almeno una settimana. In questo periodo si deve cercare di infondere la consapevolezza nella mente e nel corpo del perché realmente si voglia e si abbia bisogno di farlo. Una volta che sente quanto è utile il programma, sarà il corpo stesso a richiedere di continuarlo.

È interessante notare che qualsiasi cosa sia veramente necessaria a una persona, in un modo o nell'altro, viene sempre attuata. Ciò non vuol dire che venga sempre fatto tutto ciò che sarebbe necessario. Il punto qui è semplicemente che, in senso lato, le cose realmente necessarie nella vita sono piacevoli e ci fanno sentire bene. Appena impariamo che qualcosa può essere gradevole e piacevole, troviamo il modo di aver tempo per essa. Invece di liquidare ciò come un qualcosa di ovvio, sarebbe meglio indagare più a fondo questo fondamentale ruolo della motivazione a cui ciascuno di noi è soggetto.

2. *Immagini, respirazione e rilassamento*

L'approccio opposto

Maestri di varie arti e tecniche tradizionali in Oriente hanno sempre trovato difficile spiegare a parole il loro metodo, e questo è il motivo per cui essi spesso fanno ricorso all'uso di varie analogie. Ma i nostri contemporanei tendono a considerare le questioni che non sono espresse in termini chiari e logici come pretenziose o come prese in giro. Un'enorme quantità di lavoro è già stata fatta per tradurre la cultura orientale in una maniera che risulti più comprensibile in termini di concetti occidentali, esprimendo gli argomenti in una forma più diretta e più semplice. Nondimeno, anche se le cose sembrano semplici dette a parole, esse possono sembrare impossibili da mettere in pratica. Quando si arriva all'effettivo approfondito studio di una tecnica, c'è molto poco che un maestro possa fare tranne mostrare il cammino e lasciare che lo studente impari da sé. Diversamente, la tecnica che si impara richiederà sempre uno sforzo consapevole e rimarrà estranea ed innaturale, come quando qualcosa è imparato solo superficialmente.

I progressi nel campo della psicologia degli ultimi anni hanno reso di gran lunga più facile raggiungere l'obiettivo di spiegare i concetti orientali. L'indagine scientifica della psicologia umana, che in realtà è cominciata soltanto nell'ultimo secolo, è stata enormemente fruttuosa. La psicologia ha progredito oltre lo studio della coscienza, nel dominio dell'inconscio, per far luce sull'attività degli anfratti più profondi della nostra mente. Il rapido sviluppo della psicologia, nel secolo scorso, ha avuto inizio con la psicoanalisi e la psicoterapia, e ultimamente si è allargato includendo la psicologia umanistica e la parapsicologia. Si può dire che la psicologia ha ora raggiunto un punto di svolta nella sua indagine diretta alla comprensione dell'inconscio. Il tempo è maturo per trasformare l'intero concetto. Lo stesso termine «inconscio» era derivato dalla passata enfasi verso lo studio del pensiero conscio. È stato ora abbondantemente chiarito che l'inconscio comprende uno spettro della psiche umana molto più ampio del pensiero cosciente.

Visto in questa luce, diventa comprensibile il motivo per cui così spesso in Oriente i maestri hanno tentato di comunicare i concetti autentici usando allegorie e allusioni apparentemente incomprensibili. Può essere troppo chiedere alla gente di oggi di ac-

approccio di tipo convenzionale			*approccio opposto*		
conscio	→	inconscio	biosfera	→	organismo individuale
conoscenza	→	pratica	pratica	→	comprensione
parti	→	tutto	immagine mentale	→	postura del corpo
movimenti individuali	→	forma globale	movimento del tutto	→	modificazione delle parti

Fig. 2

cettare senza obiezioni tali ambigue analogie e tali descrizioni che richiedono intuito. Mentre ciò può andare benissimo per coloro che hanno studiato discipline orientali come Yoga, Zen, Aikido, Do-In e medicina cinese, le persone non iniziate che cercano di imparare ad applicare queste idee autonomamente sono destinate ad incontrare grandi difficoltà. Per la persona comune le spiegazioni non razionali portano a fraintendere la parte più importante dell'insegnamento, e il significato reale viene così perso.

Io mi propongo un approccio che riempia questa lacuna nella comprensione tra Oriente e Occidente. È quell'«approccio opposto» che è un'attitudine verso la vita basata sul modo di pensare orientale (fig. 2).

Piuttosto che intellettualizzare questo approccio alternativo, sarà più utile sperimentare ciò che intendo, provando per conto proprio gli esercizi per immagini. Il proposito principale di tutta questa discussione preliminare è di fornire la motivazione per mettere in pratica gli esercizi di questo libro il più presto possibile. Credo che queste spiegazioni siano importanti, per portare le persone ad acquisire questo nuovo approccio con un atteggiamento positivo ed una corretta comprensione.

Come si può dedurre dal titolo di questo libro, l'elemento chiave di questo approccio è l'uso delle «immagini» o figure mentali. Nel campo della psicologia, argomenti come le immagini mentali o la visualizzazione hanno cominciato a ricevere attenzione adeguata solo recentemente. Sebbene l'applicazione della visualizzazione e della capacità immaginativa in psicologia sia ancora limitata, questo approccio è stato collaudato attraverso i secoli in Oriente e altrove come di importanza inestimabile per arrivare ad una chiara comprensione delle verità direttamente correlate con la vita.

Fino ad ora nei circoli accademici non è stata ancora raggiunta un'intesa riguardo l'esatta definizione di una immagine mentale. Tuttavia è solo l'approccio scientifico occidentale a sostenere che niente possa avere inizio fino a che tutti i termini non siano stati chiaramente definiti. Nell'approccio orientale, la gente si impegna per una tacita comprensione delle cose al di là della descrizione, allo scopo di contattare la realtà attraverso l'esperienza diretta senza far ricorso all'uso delle parole. Perciò, per usare al meglio questo libro di esercizi per immagini, si suggerisce di mettere immediatamente in pratica tutto ciò che si impara, in modo da sperimentare la reale profondità di ciò che viene insegnato. Lo sfondo teorico di questo approccio può essere aumentato nel processo di applicazione per rafforzare ciò che si è appreso attraverso l'esperienza.

Immagini nel movimento

La respirazione è normalmente un'azione inconscia ed automatica. Nondimeno, poiché essa può essere controllata volontariamente, accelerarla o rallentarla oppure renderla leggera o profonda controllandola attraverso apposite tecniche, è un modo efficace per regolare il sistema nervoso autonomo. La maggior parte delle tecniche di respirazione hanno lo scopo comune di indurre rilassamento fisico e mentale attraverso una respirazione profonda e tranquilla. Esiste una gran varietà di tecniche di controllo del respiro basate su approcci e prospettive differenti, ma pochissime di esse sembra funzionino bene nella realtà pratica. Si dice che un guru in India abbia rifiutato di insegnare la sua speciale tecnica di respirazione a chi non avesse studiato con lui per almeno un mese. Evidentemente egli era consapevole di quanto difficile possa essere padroneggiare correttamente qualcosa che sembra così semplice.

Sebbene tutte le tecniche e le discipline tradizionali possano essere copiate nella loro forma esteriore, occorrono lunghi anni di allenamento con un insegnante per padroneggiarle con abilità (raggiungendo la perfetta sincronizzazione di respirazione e movimento). In verità sarebbe magnifico se i tradizionali approcci orientali per accrescere la nostra salute ed il nostro benessere potessero essere appresi attraverso poche semplici spiegazioni. Il problema dell'espressione linguistica occidentale è che, mentre fornisce una dettagliata comprensione della forma e della struttura delle cose, non sempre ne cattura effettivamente l'essenza.

Molte persone, anche dopo essersi impadronite di una certa arte o abilità, fanno ancora l'errore di credere che uno debba controllare la propria respirazione a livello conscio per padroneggiare tale abilità. Ma la respirazione controllata coscientemente, diventa invariabilmente forzata ed innaturale. Questo è vero anche nell'apprendimento di ogni genere di abilità o movimento. Ecco il motivo per cui ho suggerito di iniziare a praticare gli esercizi di questo libro applicando l'«approccio opposto», che tiene conto di tali problemi di apprendimento. Il punto sta nel lasciarsi coinvolgere completamente nel processo preso nel suo insieme. Non bisogna cercare di capire fin dall'inizio tutto

immagine globale di movimento
↓
direzione del ki (intenzione)
↓
esecuzione del movimento
↓
correzione di parti del movimento
↓
avere una sensazione del movimento
↓
esecuzione aggraziata e senza sforzo

Fig. 3

ciò che è affermato. I concetti presentati acquisteranno maggior senso dopo un po' di pratica. L'approccio di base negli esercizi per immagini è visualizzare un'immagine che guidi il corpo nel fare un esercizio, piuttosto che controllare coscientemente la respirazione ed i movimenti (fig. 3).

Naturalmente, è del tutto possibile eseguire un certo esercizio con il controllo cosciente. Tuttavia ci sono limitazioni chiare al controllo volontario. Si paragoni, ad esempio, il respiro che si prende quando si dice semplicemente a se stessi: «Voglio fare un respiro profondo», al respiro che si fa seguendo un'immagine mentale di sollevare le braccia sulla testa allungandosi al massimo. È facile constatare come l'inalazione sia molto più profonda e più naturale quando ci si allunga. Nel caso precedente la mente si è fissata sull'idea della respirazione, così l'immagine mentale è limitata solo ai polmoni. Il pensiero cosciente è un importante sistema di collegamento per creare le immagini per un particolare movimento, ma non può comandare ogni singolo movimento. Quando tentiamo di comandare ogni movimento con la mente, questi movimenti rimangono confinati nella struttura limitata di queste immagini. È necessario abbandonare il concetto che i movimenti siano compiuti solo con quelle parti direttamente connesse al movimento e realizzare che ciascun movimento è fatto dal corpo nella sua interezza.

Noi respiriamo naturalmente con la stessa naturalezza con cui ci sentiamo vivi. Una volta che diventiamo consci del nostro respirare, esso non è più naturale e non sappiamo più dire come fosse la respirazione naturale. Se si prova a respirare profondamente, la vera respirazione naturale e profonda è impossibile. Dal momento che noi inaliamo naturalmente quando i polmoni sono vuoti, non c'è bisogno reale di attirare intenzionalmente aria nei polmoni. La respirazione in verità dovrebbe avere inizio con l'espirazione per preparare il corpo alla naturale entrata dell'aria. Invece di espirare tutto in una volta, però, è bene espirare lentamente e naturalmente, come se si emettesse un suono per lungo tempo. Forse ora ci si potrà rendere conto di come i metodi convenzionali non siano adeguati per insegnare tali tecniche di respirazione.

Immagini ed esercizio

Il professor Michizo Noguchi sostiene che «il corpo, piuttosto che muoversi sotto il controllo della mente cosciente, si muove come un intero guidato da immagini mentali». Nel suo sistema di esercizi è stato superato il problema prima menzionato riguardo gli approcci convenzionali, poiché è enfatizzato l'aspetto empirico e le persone sono portate ad aver fiducia nella propria sensibilità. Sebbene il sistema di esercizi di Noguchi costituisca un grande passo verso la diffusione di esercizi più olistici, non può essere considerato completo al 100% poiché esso è basato su una prospettiva medica occidentale. È un peccato, perché l'integrazione del principio dei meridiani che esiste in Oriente da migliaia di anni renderebbe questo metodo più completo. Questo non vuol dire che ogni approccio al movimento fisico non abbia i suoi meriti. Nondimeno, sembra che persino gli esercizi tradizionali di Do-In, nei quali il ki è guidato e bilanciato per allungare il corpo e renderlo più duttile, siano spesso praticati senza una comprensione dei meridiani. Anche lo Yoga deve aver incluso in origine qualche concetto dei meridiani, ma oggi rimangono solo le forme esteriori delle *asana* (posture) e la struttura teorica, per cui gli esercizi sono eseguiti in quella tale maniera, sembra essere stata perduta.

La ragione per cui questa comprensione basilare è andata persa è che la nostra cultura mette troppa enfasi sul pensiero conscio ed è divenuta troppo materialistica. Anche se ora comprendiamo ed utilizziamo cose materiali con la più grande confidenza e facilità, siamo del tutto incapaci di giungere ad una comprensione diretta della vita. Allo scopo di superare questo handicap, la struttura teorica degli esercizi per immagini è presentata a parole, ma questi concetti vanno integrati con la pratica degli esercizi e le idee correlate con la propria esperienza e con le proprie immagini mentali. Gli esercizi imparati attraverso le immagini sono i più vicini alla vita. Così ognuno può applicare la propria personale esperienza e comprensione per imparare esercizi che abbiano un chiaro rapporto con la vita. La struttura teorica degli esercizi per immagini non è fondata sui concetti razionali della medicina occidentale, ma è basata invece sul principio empirico dei meridiani della medicina orientale. Così non può essere afferrata da un punto di vista solo intellettuale. È una comprensione olistica della vita tramandata come saggezza dei tempi e permette a ciascuno di noi di ricreare gli «esercizi degli antichi maestri».

Ho sviluppato questi esercizi per mettere in grado le persone di liberarsi dalle nozioni fisse imposte dal proprio pensiero consapevole e riscoprire modi di muovere il corpo in sintonia con la loro sensibilità profonda. Una delle principali caratteristiche di questo approccio è che si raggiunga la perizia in questi esercizi attraverso l'ottenimento di una comprensione vitale del concetto dei meridiani, su cui si è basata la medicina orientale nei duemila anni della sua storia. La mia spiegazione su questo concetto può essere incompleta dal punto di vista degli specialisti di medicina orientale, ma sarà senza dubbio chiarificata ulteriormente attraverso l'opera di coloro che hanno esperienza diretta in questo campo.

Gli esercizi per immagini possono sembrare simili per molti aspetti ad altri approcci, ma la somiglianza deriva dai tratti comuni posseduti da ogni forma di vita, e non è un copiare le forme esteriori. Anche se un certo esercizio o posizione sembra essere lo stesso, nel caso in cui l'esercizio venga eseguito basandosi sui concetti presentati qui, gli effetti saranno molto diversi. È semplicemente naturale che ciò accada, perché questi esercizi sono proposti per rafforzare il ki, o forza vitale, dentro di noi. Dal punto di vista della vita, più un qualcosa è veramente originale, più ha occasione di diventare universale. Gli esercizi per immagini costituiscono un nuovo approccio basato su antiche pratiche e conoscenze orientali. È importante, tuttavia, che vengano impiegate nel processo di apprendimento di questi esercizi tutte le caratteristiche positive degli esercizi convenzionali. In questo modo si riuscirà ad apprezzare meglio il valore di ogni singolo approccio e comprenderne le ragioni al di là della loro efficacia. Questo determinerà allora una trasformazione nella comprensione e nella pratica dei metodi appresi in precedenza. In altre parole, negli esercizi per immagini, viene fatto buon uso dei risultati raggiunti da tutti gli altri metodi utilizzabili oggigiorno.

La psicologia convenzionale insegna che le immagini mentali sono costruite sulla base di informazioni raccolte dagli organi sensoriali. Ritiene generalmente che i sogni siano tutti composti di materiale raccolto da esperienze della vita reale, e questa viene considerata la teoria più plausibile. Nondimeno, anche se gli occhi sono simili nella struttura ad una macchina fotografica, essi catturano un'immagine completamente differente da quella di un film, e le orecchie ascoltano qualcosa di interamente differente da ciò che è registrato da un registratore. Macchine fotografiche e registratori fissano immagini e suoni oggettivi, ma, alla fine, anche gli individui che pensano che questo sia vero guardano e ascoltano attraverso il filtro delle loro soggettive immagini mentali. Teoricamente potrebbe esistere una figura puramente oggettiva completamente separata dalla nostra soggettività, ma non c'è modo per noi di confermarne l'esistenza.

Le immagini sono qualcosa che ogni organismo individuale possiede. Questo è generalmente differente dall'immaginazione che origina ed è mantenuta per lo più sul livello conscio. L'ameba, per esempio, ha delle immagini, anche se primitive, del cibo e dei nemici, che tutti gli organismi possiedono in funzione della sopravvivenza. Sebbene tali immagini per la vita siano patrimonio delle singole amebe, esse sono comuni a specie intere, perché tutte le amebe possiedono una consapevolezza simile. Noi come esseri umani tendiamo a dare per certo che tutti vedano le cose nello stesso modo, ma non abbiamo alcun mezzo certo per provarlo. Anche il significato di simboli e parole differiscono tra gli individui perché sono tutti basati sulle figure mentali di ogni singolo individuo. La società può coesistere nonostante questo, perché tutti noi abbiamo l'impressione che percepiamo le cose più o meno nello stesso modo. Talvolta, però, siamo del tutto sorpresi di constatare come le cose possano essere vedute in maniera diversa, allorché entriamo in contatto con uno straniero. C'è un'enorme differenza tra il modo di guardare alla vita di un giapponese e quello di un occidentale.

Anche il prendere consapevolezza delle differenze è infatti fondato sull'avere qualcosa in comune: nel caso precedente, la distinzione è resa possibile dalla comune consapevolezza in quanto esseri umani. Il giapponese sa che la consapevolezza è una cosa soggettiva con differenze individuali, ma anche che la consapevolezza porta le cose ad integrarsi insieme in un unico intero. C'è un gioco di parole o indovinello in Giappone che mette insieme due cose completamente differenti, a cui è aggiunta una terza idea per rivelare ciò che essi hanno in comune. Per esempio per «ruote» e «dadi», l'idea che le unisce è che entrambi rotolano. Da una prospettiva logica le due cose prima menzionate sono completamente differenti. Però il concetto stabilito di come siano differenti, può essere messo da parte per riconoscere l'essenziale unità, se c'è un'idea o una consapevolezza che unisce le due cose. Attraverso tali indovinelli, i giapponesi hanno compreso che bisogna guardare all'essenza delle cose piuttosto che vederne solo le caratteristiche superficiali.

Quando il pensiero conscio cerca di descrivere qualche immagine come quelle del test Rorschach con macchie d'inchiostro, ogni individuo si presenta con qualcosa di diverso. Un terapeuta esperto può distinguere attitudini o prospettive comuni tra le varie interpretazioni. Il test Rorschach rivela anche che società particolari condividono una consapevolezza comune. Ma queste cose possono essere percepite solo perché le persone hanno i mezzi (l'unità essenziale) per diventarne consapevoli.

Non bisogna pensare che le figure mentali siano formate dal pensiero cosciente. Naturalmente il pensiero conscio definisce accuratamente le immagini del mondo esterno attraverso gli organi sensoriali, ma la nostra coscienza è solo un riflesso del nostro stato di consapevolezza. Il pensiero cosciente ingrandisce solo una parte della figura totale per metterla a fuoco. Non si deve dimenticare che la fonte delle immagini mentali è nella nostra consapevolezza o inconscio. Praticare in tal modo, ad un livello profondo, gli esercizi per immagini significa dare espressione fisica alla propria natura essenziale.

Respirazione e movimento

Proprio come l'espressione «soffio di vita» è usata in tutto il mondo, la parola respirare è sinonimo di essere vivi. È del tutto naturale del resto che, allo scopo di vivere una vita sana ed equilibrata, uno debba imparare il modo corretto di respirare. Idealmente tutti i metodi che hanno per scopo la salute dovrebbero aver inizio dall'insegnamento della giusta maniera di respirare, ma ciò è più facile a dirsi che a farsi. In primo luogo, ognuno respira sempre automaticamente e la maggior parte della gente non ha mai avuto difficoltà nel respirare. La respirazione cosciente non sembra un processo molto naturale. Nessuno respira coscientemente in modo continuo e, come dato di fatto, vivere è per lo più un processo inconscio. Ognuno respira fin dal giorno della nascita senza aver ricevuto alcuna istruzione particolare. È molto difficile modificare gli schemi comportamentali che sono stati un'abitudine per molti anni, così persino quando una persona decide veramente di imparare un particolare metodo di respirazione, ci vuol molto tempo per renderlo facile e naturale.

È sempre difficile afferrare il punto essenziale di ogni pratica o tecnica speciale. In Giappone, la padronanza di una tecnica è qualcosa riferita come *kokyu o nomikomu* che letteralmente significa «far scendere giù il respiro». In ogni sforzo che richieda coordinazione, sia esso solo un lavoro umile o una creazione artistica, la parte cruciale è sempre la respirazione e il ritmo (sincronizzazione). La respirazione naturale avviene automaticamente in accordo con i movimenti. Quando l'esecuzione di un nuovo movimento (tecnica) diviene naturale, ciò significa che la respirazione è in perfetta sincronizzazione con il movimento.

Mentre non c'è modo di evitare la difficoltà che comporta il raggiungere un livello di abilità tale in cui respiro e ritmo siano armoniosi e naturali, imparare una nuova tecnica spesso sembra sia più complicato del necessario. Il problema primario è che è pressoché impossibile comunicare la respirazione e la sincronizzazione corrette attraverso l'uso di sole parole. Essenzialmente ciascuno deve scoprire da sé gli elementi chiave per impadronirsi da se stesso di qualsiasi tecnica. Chi è riuscito a diventare padrone di una certa tecnica descrive il proprio approccio usando parole che hanno significato nella sua propria esperienza. Ciò che la maggior parte delle persone non comprende è che queste parole portano spesso fuori strada i principianti.

Quando qualcuno chiede informazioni al telefono, per esempio, colui che risponde può dire cose come: «è semplice; non deve far altro che camminare dritto e voltare a sinistra all'angolo ed è arrivato». Sebbene queste semplici istruzioni sembrino bastare a chi conosca la strada, per chi vi si rechi per la prima volta, c'è una quantità di posti dove potrebbe perdersi. Se un nuovo arrivato si fa un'idea errata della posizione, potrebbe girare intorno cercando la propria destinazione in un posto del tutto sbagliato. Probabilmente quasi tutti hanno avuto un'esperienza simile. Anche un posto molto facile da trovare, dopo aver mostrato una volta la strada, può essere praticamente impossibile da ritrovare, senza aver dato indicazioni pensando in maniera specifica a chi sta arrivando.

È anche tipico dei principianti capire sempre meno quanto più le cose vengano loro spiegate nei dettagli. Quando giungono ad insegnare esercizi per sperimentare «l'essenza della vita», molti insegnanti non considerano adeguatamente questo punto cruciale. Le parole usate per spiegare una particolare serie di movimenti normalmente mettono a fuoco le parti che più rappresentano l'immagine intera. Piuttosto che apprendere in successione, acquisendo un controllo conscio di ogni dettaglio, è meglio apprendere i movimenti in base a un quadro mentale globale dell'intera azione.

Non è sufficiente imparare una nuova serie di movimenti per essere in grado di eseguirli perfettamente. Ci si può considerare completamente padroni dei movimenti solo quando la respirazione che li accompagna diviene fluida e naturale. Anche quando la respirazione è controllata intenzionalmente per armonizzare il movimento, nelle fasi di apprendimento si tende ad avere una sincronizzazione confusa e a perdere il ritmo. La coordinazione di respiro e movimento viene naturale, però, quando lo stesso movimento è ripetuto in continuazione. Solo così la sincronizzazione e il ritmo cominciano davvero ad armonizzarsi.

Come dice il detto: «La pratica rende perfetti». Ciò significa che occorre ripetere i movimenti più volte, finché sincronizzazione e ritmo sono perfetti. Pochi sono quelli che insegnano che sincronia e ritmo sono direttamente connessi con la propria respirazione. Ciò è perché chi ha raggiunto la padronanza di una data tecnica sa che, controllando intenzionalmente il respiro con tale conoscenza, non fa altro che intralciarlo e complicare il processo di apprendimento.

La respirazione è di solito connessa all'immettere e all'espellere aria dai polmoni. Per questo motivo molti considerano il «respirare» come una respirazione solo polmonare. L'immissione e il rilascio dell'aria non è limitato ai soli polmoni. In termini fisiologici la respirazione esterna con i polmoni si ha solo perché vi è una corrispondente respirazione interna che ha luogo tra cellule individuali e sangue. Anche la respirazione della pelle gioca un ruolo indispensabile per mantenere la vita.

Da un altro punto di vista la respirazione è inseparabile dallo stato psicologico di una persona. In Giappone la parola *iki* è usata per respiro e *ki* è un termine frequentemente usato per descrivere fenomeni mentali. Ki è concepito anche come il potere che sta dietro un'azione ben disciplinata.

Quando si insegna alle persone la respirazione, la prima cosa che esse cercano di fare è di controllarla coscientemente. Quando si impara una nuova tecnica respiratoria, si tende a pensare che tutto ciò che si deve fare è controllare i muscoli respiratori con la propria mente, semplicemente per avere più aria nei polmoni. Nell'uomo la respirazione è la sola funzione vitale involontaria che può essere controllata coscientemente. Forse per questo è impossibile evitare la tendenza a controllare coscientemente il nostro respiro quando ne diventiamo consapevoli.

Un motivo per cui il respirare è sottoposto a controllo volontario è che esso ha la speciale funzione di integrare l'intero corpo accordando il suo ritmo in funzione dei movimenti, soprattutto quando ne viene appreso un nuovo schema. Quando una persona ha appreso una serie di movimenti separati, la respirazione gioca un ruolo vitale nel coordinare tutti i movimenti singoli in un intero. Affinché essi scorrano insieme in sequenza come un movimento continuo, devono essere eseguiti in un solo respiro. Una volta che un movimento complesso è padroneggiato in questa maniera, esso può essere eseguito a volontà, con facilità e con eleganza, senza il controllo consapevole su ogni piccolo dettaglio.

Ki e rilassamento

Nella lingua giapponese la relazione tra le nostre intenzioni (mente) ed azioni (ki) è espressa in modo appropriato. I giapponesi accompagnano piccoli regali con le parole: «Il ki (le piccole azioni) parla al posto del cuore». Anche se un piccolo dono o azione non rappresenta l'intero sentire di una persona, esso comunica qualcosa dei suoi sentimenti. In genere con ki si intende un intangibile e totalmente pervasiva energia che esiste ovunque. Ki è la potenza che anima la vita, la forza che sostiene il ritmo della natura, che nel corpo umano è rappresentato dalla respirazione. La sincronizzazione o ritmo sono essenziali per aver controllo del ki. Si può riuscire ad avere un'idea riguardo a ciò che è il ki, ma non lo si può afferrare del tutto. Può essere paragonato all'atmosfera in generale, come ad esempio l'atmosfera di un luogo, «l'aria» di una persona e specialmente i sentimenti. Ecco un esempio di come agisce il ki a livello personale: anche quando cerchiamo di «agire normalmente» in qualche situazione in cui stiamo cercando di nascondere i nostri sentimenti, non possiamo celarli del tutto e, alla fin fine, le persone avvertono che c'è «qualcosa» di innaturale nel nostro comportamento.

Proprio come i fenomeni della vita stessa, il ki è difficile da definire precisamente. Nondimeno, tutti gli esseri viventi attirano questa energia nei propri corpi e la utilizzano come energia indispensabile per vivere. È il lavoro della «mente» o consapevolezza, che unisce a sé questo ki. Possiamo osservare tale funzione della «mente» operare negli esseri umani su un livello psicologico di base, per esempio quando ricordiamo con facilità cose che ci piacciono, mentre, quando la mente è distratta, cose che vorremmo ricordare vengono spesso dimenticate. D'altro canto, la maggior parte di noi ha avuto l'esperienza di non essere in grado di distogliere la mente da un certo pensiero o preoccupazione malgrado si cerchi di trovare distrazione in sport o divertimenti.

È difficile rilassarsi e lasciarsi andare realmente anche nel caso in cui siamo realmente convinti della necessità di farlo, perché siamo troppo abituati ad assumere una posizione aggressiva nel farci strada attraverso l'attività febbrile ed affannosa dell'odierna società ad alta pressione. Questo è il motivo per cui pratiche orientali tradizionali come Yoga e Zen stanno diventando popolari in tutto il mondo come modi di rilassare e dare tranquillità alla mente.

È stato riconosciuto che essere capaci di rilassarsi e muoversi ritmicamente nello sport è importante, e che il rilassamento permette performance migliori e protratte nel tempo. La consapevolezza opera per concentrarsi su una cosa particolare ed il pensiero conscio serve ad aggiungere ulteriore forza espressiva isolando un aspetto particolare per permetterci di indirizzare i nostri sforzi in una direzione specifica. Ma per ottenere il rilassamento lo sforzo conscio da solo non è abbastanza. Cercare di rilassarsi quando si è tesi raramente funziona, mentre tutto ciò che occorre realmente imparare è che il rilassamento è solo una questione di lasciar andare.

C'è una poesia didattica in Giappone in cui è detto: «La natura di Buddha (angelica) consiste nel rimanere distaccati e liberi in ogni circostanza; fissarsi su una cosa, sia essa buona o cattiva, è la natura del diavolo». La natura di Buddha significa essere liberi e senza legami con alcunché, non preoccuparsi di nulla ed avere sempre un sorriso sul volto (fig. 4). La natura di un diavolo o demonio è di essere ossessionati da qualcosa. Alcuni demoni sono assorbiti da azioni malvagie, ma c'è un altro genere di demone che diventa così ossessionato dal lavoro da sacrificare perfino la sua vita familiare. Se questo mondo dovesse essere visto come un inferno di qualche tipo, sarebbe impossibile per noi sopravvivere senza diventare un diavolo. Ogni mattina molti di noi devono lasciarsi alle spalle la casa felice e trasformarsi in una specie di demonio per andare al lavoro. Se falliamo in questo, i nostri cari potrebbero soffrire la fame. Non è giusto però continuare a recitare il ruolo di un demone ossessionato dal lavoro anche dopo il nostro ritorno a casa. Una volta rincasati, dobbiamo mettere da parte i problemi del lavoro e tornare di nuovo ad essere un membro affettuoso della famiglia. Anche essere un genitore richiede che una persona sia a volte come un demone. Fare i compiti a casa molto spesso richiede uno sforzo. Così talvolta dobbiamo braccare i nostri figli come se fossimo un demone, affinché compiano i loro doveri scolastici. Il ruolo «parademoniaco» dei genitori è però solo temporaneo, e lo stato permanente verso cui tutti noi indirizziamo i nostri sforzi è quello di un angelo. Questo è un atteggiamento nei confronti della vita dove siamo naturalmente e spontaneamente sorridenti.

nature angeliche	*nature demoniache*
notte	giorno
rilassato	teso
distaccato	ossessionato
libero e a proprio agio	immobilizzato
gioioso	serio
pace e riposo	divisione e lotta
eterno e senza confini	temporaneo e limitato
amore incondizionato	distinzione tra bene e male

Fig. 4 Nature angeliche e demoniache

Anche se può appartenere alla natura diabolica preoccuparsi di qualcosa, è anche vero che niente può essere condotto a termine senza un qualche grado di fissazione. Persino i nostri muscoli devono diventare duri e rigidi allo scopo di usare la nostra forza. Però se i muscoli vengono tesi prima del necessario, o se rimane qualche tensione dopo averli rilasciati, il compito successivo non può essere eseguito altrettanto bene. Ecco perché il rilassamento prima e dopo l'esercizio è così importante.

Come possiamo rilassarci completamente e abbandonare tutta la nostra tensione? Quando qualcuno ci dice che abbiamo le spalle tese, queste tendono a divenire persino più tese non appena ne diventiamo consapevoli. In questo caso ciò che si dovrebbe fare è prima tendere al massimo le spalle intenzionalmente e poi rilassarle. Si scoprirà che in questo modo le spalle si rilasseranno molto facilmente. Rilassarsi è una questione di lasciarsi andare, per cui divenire più consapevoli di qualcosa non è la risposta idonea.

Spesso vediamo gli atleti fare alcuni esercizi prima di accingersi ad una gara. Questa è la maniera migliore per alleggerire la tensione psicologica prima della competizione. Col fare qualcos'altro, l'attenzione è temporaneamente deviata in modo da non essere troppo concentrati su una sola cosa. Una delle maniere migliori per rilassarsi e sciogliersi è muovere leggermente il corpo, e respirare liberamente e facilmente. Quando la tensione aumenta, il respiro diviene superficiale e l'attenzione si fissa su una cosa o un posto, e di conseguenza il corpo diventa rigido e duro.

Tutto ciò di cui si ha bisogno per abbassare la tensione è di espirare lentamente e completamente per poi riprendere una respirazione naturale e libera. Quando per diminuire la tensione viene massaggiata solo l'area in cui la tensione è concentrata, a lungo andare si ottiene solo l'effetto di aumentare la tensione. La tensione a collo e spalle può diventare veramente fastidiosa, quando l'attenzione venga fissata sulla parte rigida delle spalle e lì mantenuta. Il miglior modo per rilassare tale tensione è distogliere l'attenzione dalle spalle appena finito di usare le braccia. In altre parole l'attenzione deve essere spostata altrove. Allo stesso modo, dopo aver usato il cervello per un certo lasso di tempo, si devono muovere braccia e gambe per riportare l'attenzione al resto del corpo.

Il motivo per cui oggigiorno un'attività fisica è diventata una necessità reale, viene dalla gran quantità di lavori e stili di vita che esigono un'attenzione focalizzata in modo assillante o innaturale. Cercare semplicemente di rilassarsi con mezzi ordinari ha effetti limitati, poiché l'usuale struttura del pensiero (focalizzazione di attenzione) impedisce di lasciarsi alle spalle i problemi. Questo è un punto cruciale che dobbiamo tener presente considerando i modi di rilassarsi.

Liberarsi dalla tensione

Per migliorare la circolazione del ki ed ottenere un equilibrio nei processi di base del corpo, è necessario imparare a liberarsi dalla tensione. Questa denota una condizione in cui si è rigidi e contratti. Dal momento che la tensione è una condizione naturale in risposta a certe situazioni, essa di solito indica che si è diventati tesi o preoccupati riguardo a una cosa. La tensione può bloccare la circolazione del ki nel corpo e questo è il motivo per cui è preferibile evitarla.

Naturalmente, quando stiamo per intraprendere qualcosa, dobbiamo dirigere il nostro ki (attenzione) verso quell'oggetto e poi entrare in tensione per applicare la nostra energia all'obiettivo scelto. Il problema è che talvolta ci si fa così coinvolgere nel proprio lavoro da essere incapace di metterlo da parte quando serve, per rilassarsi. Idealmente il «fare» del lavoro dovrebbe essere seguito dal «non-fare» del rilassamento. Il «non-fare» dell'azione può essere descritto come lasciare andare, sciogliere, staccare, slegare, e aprire, come pure il risolvere un problema. Se il non-fare eccede, però, tutto ciò che è stato creato col fare potrebbe essere perso, rovinato o distrutto. Così non è a sua volta auspicabile il non-fare senza alcuna consapevolezza.

Un altro punto fondamentale che riguarda il liberare la tensione è che non vanno fatti sforzi particolari per ottenere ciò. Non si può sciogliere realmente una tensione se si cerca di fare qualcosa riguardo ad essa. Se si avverte tensione e si cerca di liberarsene, la sola intenzione di sbarazzarsene creerà maggior tensione. Si dovrebbe invece permettere che abbia effetto la soluzione naturale, assumendo un atteggiamento rilassato di attesa della scomparsa spontanea della tensione. La circolazione del ki è sempre migliore quando si è completamente rilassati, con la mente libera da qualsiasi pensiero. Rilassarsi e riposarsi soltanto, però, non è sufficiente per correggere squilibri, perché il modello di tensione indotto dal nostro stile di vita tende a mantenerci nello stesso stato, mentre non vengono fatti gli accomodamenti necessari per il nostro particolare tipo di squilibrio.

Quando però si nota che qualche parte è tesa, è importante rilassarsi e lasciare che sia il corpo stesso ad occuparsene, piuttosto che concentrarsi eccessivamente su quella particolare manifestazione di tensione. Dobbiamo abbandonarci per un momento per ritornare in armonia con la totalità della vita. Questo è l'atteggiamento ideale per ricreare uno stato mentale e fisico equilibrato ed integro.

La condizione di essere totalmente rilassato o sciolto può essere paragonata alla natura di Buddha, o angelica, in cui ogni cosa è trascesa e si rimane totalmente distaccati dalle cose del mondo. La natura di Buddha è di portare salvezza e pace a tutti gli esseri in egual misura. C'è un'incredibile sensazione di liberazione, quando il corpo è completamente rilassato e ogni cosa è in equilibrio. Permettere che sia la dinamica dell'intero ad operare sulle nostre tensioni significa dare attenzione a quelle parti che sono spesso ignorate. Questo è il motivo per cui l'approccio occidentale nell'esercitare il corpo per costruire muscoli, rendere agili le giunture, e migliorare la circolazione non è adeguato per comprendere come ci si possa liberare dalla tensione attraverso il movimento fisico.

Di recente il concetto di esercizio non faticoso sta diventando più popolare in Occidente. L'interesse per questo approccio proviene dalla constatazione che migliorare la forza e la flessibilità delle articolazioni in maniera meccanica attraverso esercizi energici non necessariamente conduce a buona salute. Nondimeno, poche persone capiscono realmente perché l'esercizio non faticoso, che accentua il rilassamento, sia benefico per la salute. È risaputo che metodi orientali tradizionali come Yoga, Do-In e Tai-Chi sono tra i migliori esempi di esercizio non faticoso. È stato scoperto che queste tranquille forme di esercizio sono molto utili per migliorare la funzione degli organi interni ed il sistema nervoso autonomo. Anche così la maggior parte degli occidentali deve ancora realizzare che i concetti orientali, che abbracciano i fenomeni della vita, ci hanno dato metodi di esercizio con un potenziale che supera di gran lunga i limitati approcci scientifici all'esercizio.

Allo scopo di rilassarsi per davvero, o sciogliere la tensione in un punto determinato, si deve per prima cosa trovare l'ostruzione che è in relazione ad una carenza di ki, e dopo trovare un modo per sciogliere la tensione e l'ostruzione del ki. La zona che manca di ki, in cui l'energia è scarsa, non è mai chiaramente evidente. Perciò trovarla richiede una certa «intuizione». Questa «intuizione» è la capacità di vedere ed avvertire il tutto come un'unità. Significa percepire le forze motrici dell'intero corpo, invece di preoccuparsi delle parti individuali. Allo scopo di fare ciò, dobbiamo rinunciare e lasciar andare le idee o nozioni preconcette. In altre parole, è necessario essere in grado di mettere da parte il proprio ego e i propri ristretti interessi personali.

Respirare per immagini

Quasi tutti credono che respirare sia solo immettere ed emettere aria dai polmoni, e pensano che questo possa essere fatto coscientemente semplicemente azionando i muscoli respiratori. Alcune tecniche per la salute enfatizzano la respirazione addominale e si suppone che, muovendo i muscoli addominali, si ottenga una respirazione profonda. Non c'è nulla di errato in questo tipo di approccio, ma questo fa sì che ci si occupi troppo dei muscoli addominali e si potrebbe creare una tensione inopportuna nella parete addominale. In alcuni esercizi orientali si insegna a concentrarsi sul punto centrale proprio sotto l'ombelico, il cosiddetto *tanden* o *hara*, ma la maggioranza delle persone fatica a localizzarlo esattamente. Il *tanden* è stato definito come il punto centrale di una sfera immaginaria posta sopra la cavità pelvica, ma molti trovano difficile comprendere. Porre il centro di gravità nella regione pelvica e bilanciare tutti i movimenti intorno ad esso si dice sia importante per coordinare i movimenti di tutto il corpo. Non è però così facile percepire ciò.

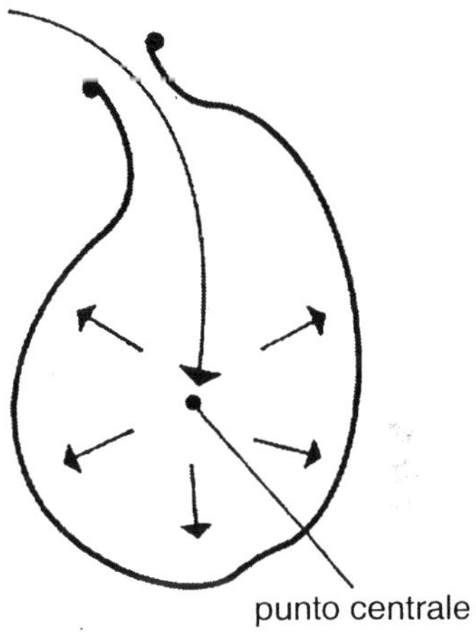

Fig. 5

Per apprendere la Respirazione per Immagini bisogna mettere per il momento da parte concetti orientali di centrare l'energia ed immaginare semplicemente che l'intero corpo sia come un grosso pallone (fig. 5). Un modo semplice di concettualizzare i polmoni potrebbe essere immaginare un pallone appeso dentro una bottiglia con l'apertura del primo che si sovrappone a quella della bottiglia. Il pallone si gonfia naturalmente quando la pressione interna della bottiglia si riduce.

Per fare la Respirazione per Immagini, però, non si deve visualizzare solo i polmoni ma l'intero corpo come fosse un grande pallone. Questa immagine ha poco a che fare con le caratteristiche anatomiche od esteriori del corpo umano. Nel sistema di esercizi Noguchi si insegna che il nostro corpo è semplicemente organi ed ossa sospesi in una soluzione acquosa che è contenuta in un grosso sacco di pelle.

In termini di come si percepisce effettivamente la vita e il respiro nel nostro corpo, anche tale descrizione estremamente semplificata può essere comunque ancora troppo relata alla struttura fisica. Se chiudiamo gli occhi per un minuto e proviamo a percepire cosa si prova ad essere come all'interno del corpo, prescindendo dalla sensazione di peso sulle anche, se si sta seduti, o sotto i piedi se si sta eretti, l'unica cosa che può essere percepita è una specie di confine indeterminato tra il proprio corpo e l'esterno. Nessuna delle strutture singole come muscoli, ossa o organi possono essere percepite. Forse tutto ciò che si può avvertire è il leggero movimento dell'espansione e della contrazione causata dal respiro. Se ogni singola parte arrivasse alla consapevolezza, ciò indicherebbe una condizione anormale.

Proviamo ad ignorare, per il momento, ogni sensazione del genere e ad immaginare solo l'aria che giunge all'interno riempiendo il pallone che è il corpo. Appena l'aria entra, il pallone si espanderà su tutti i lati: il centro di questa forza che spinge fuori in ogni direzione è l'*hara*. Nella realtà non c'è alcun siffatto punto centrale: tutto ciò che c'è bisogno di percepire è un punto focale al centro della parte bassa dell'addome, che sembri essere il punto da cui l'aria si sta espandendo verso l'esterno.

Nella Respirazione per Immagini i nostri corpi dovrebbero essere visualizzati come qualcosa di simile a un pallone. Se questa immagine non ci piace perché il pallone è troppo fragile e potrebbe rompersi, si può allora immaginare di essere una bambola di gomma gonfiabile. Volendo essere ancora più realistici nel rendere un'immagine del corpo, si potrebbe disegnare la linea di sutura di questa bambola di gomma sul dorso, dove si trova la colonna vertebrale. Il dorso è normalmente percepito come molto meno elastico. Se tutto ciò sembra troppo complicato, si può visualizzare il corpo come una grossa borsa di plastica di una forma simile a quella rappresentata nella figura che appare sotto (fig. 6).

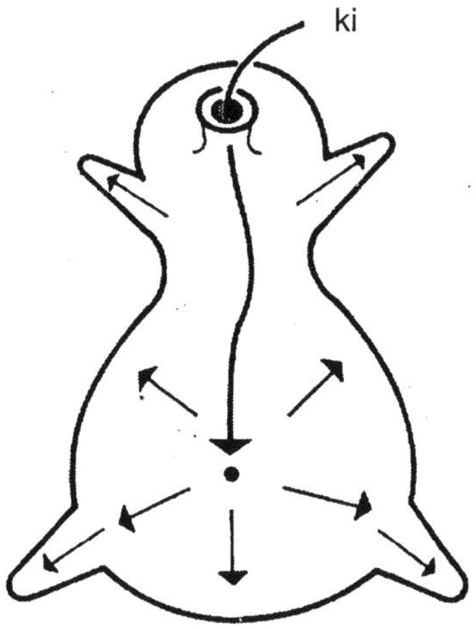

Fig. 6

Ora che si ha un'immagine vivente del proprio corpo, gradualmente si può espandere il corpo dal basso verso l'alto mentre si inspira e si continua ad inspirare finché non si è completamente pieni fino alla testa. Fermare per un momento la respirazione e lasciare che gli arti si riempiano grazie all'accumulo precedente di aria compressa. Poi quando si comincia ad espirare e si permette all'aria di uscire, immaginare di sgonfiarsi lentamente, come fa un pallone. Quando questo è vuoto, fare una pausa e rilassarsi brevemente nella condizione «sgonfiato». Questo è tutto riguardo alla Respirazione per Immagini. Il corpo è visualizzato come un pallone o una bambola di gomma e *hara* è il centro da cui l'aria spinge verso l'esterno.

Sebbene la psicologia si occupi di conscio ed inconscio, non esiste una spiegazione adeguata delle immagini mentali. Il comportamento è il risultato di motivazioni sia consce che inconsce, e fra queste due, il comportamento controllato dal nostro pensiero conscio o intelletto è considerato il più avanzato.

Riflettendo al riguardo, fin dai primordi gli organismi hanno sempre agito in maniera efficace per adattarsi al loro ambiente, molto prima di qualsiasi distinzione tra conscio ed inconscio. Questo meccanismo di adattamento, o «mente», deve essere stato in qualche modo integrato con l'intero organismo, per attuare il suo scopo. Possiamo supporre che l'ameba abbia una «mente» o un'immagine adatta ad un'ameba e si comporti di conseguenza. È concepibile che una particolare immagine o modello comportamentale sia il risultato dell'integrazione di una certa struttura organica con l'energia vitale che la anima. In Giappone questa energia è chiamata ki. Tutti gli organismi, in quanto manifestazioni vitali, sono vivi soltanto grazie al loro esistere all'interno di un più grande ordine di vita. Ciò nonostante, ogni organismo individuale possiede un'immagine di indipendenza ed ha l'impressione di agire per proprio conto.

Sebbene gli organismi siano stati classificati in modo gerarchico in accordo con la loro struttura e con l'aspetto esteriore, quando si giunge all'effettiva sensazione o percezione soggettiva dell'essere vivo, amebe ed esseri umani possono non essere sostanzialmente differenti. Possiamo comprendere più facilmente che gli esseri umani siano sostanzialmente simili alle amebe se paragoniamo la consapevolezza di un neonato a quella di un'ameba. Le condizioni ambientali e il livello di adattamento sono naturalmente di un ordine più elevato e di gran lunga più complesso per un neonato rispetto ad un'ameba. Malgrado ciò, per quanto riguarda il problema fondamentale del vivere, l'uomo non è niente di più che un'altra variazione dello stesso tema della vita: essenzialmente non c'è differenza. Il bisogno di seguire un'immagine per modelli comportamentali caratteristici è lo stesso sia per l'ameba che per l'uomo, ed in entrambi i casi l'immagine serve come modello che prepari il corpo a muoversi nelle direzioni ove l'energia sia diretta.

La consapevolezza conscia deve essersi sviluppata nel corso dell'evoluzione in modo che l'orientamento, o il «fuoco» di questa immagine, potesse essere raffinato allo scopo di aprire nuove possibilità ed offrire una gamma più ampia di scelte. Questo doveva molto probabilmente offrire più libertà nel modificare i modelli di comportamento per l'adattamento. Tale meccanismo basilare di usare immagini per guidare il comportamento è rimasto essenzialmente lo stesso attraverso tutta l'evoluzione. Tuttavia, noi esseri umani tendiamo a credere di essere in grado di controllare tutte le nostre azioni con la mente cosciente. Il motivo della difficoltà di raggiungere la sincronizzazione (respirare), proprio come quando si impara per la prima volta un nuovo schema di movimenti, sta precisamente in questa incomprensione. Sembra che tutti abbiano completamente trascurato il ruolo vitale delle immagini nell'integrare movimenti separati in una unità ininterrotta.

Una volta che si comincia a praticare la Respirazione per Immagini e che si ripete più e più volte, si arriverà a realizzare come l'atto di espirare ed inspirare implichi una intera unità o «immagine» che è il respiro. Sebbene sia realmente più naturale espirare prima e poi inspirare, quando si respira coscientemente, l'inspirazione sembra sempre giungere prima. Poiché la Respirazione per Immagini ha lo scopo di semplificare le cose, l'inspirazione è posta prima, e perciò il respiro ha inizio con il riempire il corpo d'aria (vedi fig. 7). Il fermare il respiro dopo il completo riempimento è solo per fornire una breve pausa. Quando il respiro è fermato coscientemente, c'è una tendenza a trattenere il fiato. Questo è il motivo per cui si visualizza una figura mentale in cui l'aria continua a riempire braccia e gambe, dopo aver finito di immettere aria. Dopo una breve pausa, si permette all'aria di uscire da sola, finché il corpo è completamente vuoto. Poi ci si rilassa e si ferma momentaneamente il respiro prima di lasciare che l'aria fluisca nuovamente all'interno del corpo.

Il centro di gravità ossia il punto focale del ki è il punto centrale di un organismo. Nella Respirazione per Immagini il punto focale del ki è il centro della pancia piuttosto che del torace. Il miglior modo di respirare pienamente è essere consci di questo punto centrale nell'addome inferiore, fissando la propria attenzione su quest'area.

Finora ho spiegato la respirazione solo in termini di lasciar entrare e uscire l'aria, ma ho scelto di spiegare in questo modo solo per rendere semplice l'argomento. Lo scambio di energia vitale, o ki, con l'atmosfera è stato perciò descritto con la parola «respirare». Essenzialmente la stessa cosa è insegnata in molti altri approcci di controllo del respiro, e lo scambio di energia vitale è descritto semplicemente come respirazione soprattutto a causa dell'ambiguità dei termini orientali. Ci si potrebbe confondere sentendosi dire di tirare un profondo respiro giù fino al basso addome (*hara*), perché in termini di anatomia umana l'aria non può arrivare al di sotto del diaframma. Sembrerebbe troppo strano se parlassimo della respirazione delle amebe? Proprio come i pesci hanno i propri speciali organi di respirazione, anche le amebe hanno, come specie animale, una propria maniera di respirare.

I reali vantaggi delle tecniche respiratorie sono in genere fraintesi, proprio perché la respirazione è di solito interpretata solo come assunzione di ossigeno e rilascio di

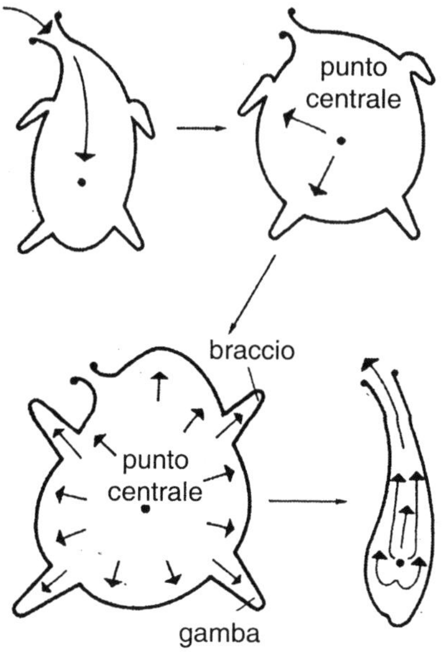

A - il pallone inizia a riempirsi dal fondo
B - il pallone si espande con la pressione dell'aria dal centro
C - braccia e gambe si riempiono d'aria mentre si trattiene il respiro
D - l'aria viene fatta uscire fino a che il pallone non sia completamente svuotato

Fig. 7

anidride carbonica. I polmoni sono di gran lunga gli organi più efficienti per la respirazione, ma negli umani rimane ancora intatta la respirazione della pelle, una forma di respirazione più primitiva attraverso la superficie del corpo. Considerare la respirazione soltanto come una funzione specializzata dei polmoni è una concezione errata che viene dalla medicina occidentale, che pone eccessiva enfasi sulle caratteristiche anatomiche. Poiché la respirazione è la manifestazione più visibile dello scambio di ki con l'ambiente che ci circonda, essa è usata spesso per illustrare tutti gli altri tipi di scambi energetici. Verosimilmente gli antichi hanno sperimentato e interpretato la respirazione come l'attingere all'energia vitale della natura. Se solo si pensa a qualcosa di simile ad un grosso sbadiglio, è facile capire come, anziché solo gli organi respiratori, è il corpo intero ad essere coinvolto nella respirazione.

Le tecniche di respirazione insegnate nelle discipline Zen e Yoga per una meditazione tranquilla sono molto utili per padroneggiare la Respirazione per immagini. Nella meditazione viene data alla respirazione una speciale attenzione, per indurre un profondo rilassamento in modo che si possa avvertire un più intenso livello di esistenza. Questo genere di respirazione è essenzialmente più lento e più profondo di quello di chi dorme profondamente. Chi in questa età moderna vive la vita ad un ritmo frenetico e accumulando stress, può ottenere un grande vantaggio dall'apprendere questo genere di tecnica respiratoria. Praticare la Respirazione per immagini, in maniera rilassata e senza fretta in qualunque momento si abbia un po' di tempo per sé, porterà ad apprezzare più profondamente ciò che significa essere vivo, e ciò aumenterà anche il piacere di vivere.

Le immagini o i modelli di respirazione o di esercizi presentati in questo libro non devono essere imitati alla perfezione. La cosa importante è che il corpo assuma tranquillamente e poi lasci uscire il ki, l'energia dell'universo. L'immagine spesso usata di espellere l'aria contaminata o impura e d'introdurre aria fresca e pura non è così utile. Pulito e sporco non sono altro che nostri giudizi soggettivi. Per le piante l'aria che espiriamo è aria buona e pulita, piena di vita poiché fornisce anidride carbonica.

Nei tempi antichi i cinesi dicevano che i moribondi respiravano solo attraverso il naso, mentre le persone malate respiravano con le spalle e la gente comune respirava con il torace. Si diceva che i saggi respiravano con la pancia, e i maestri con le piante dei piedi. Ciò significa che più è basso il punto focale della propria respirazione, più un individuo possiede *ochitsuki* (termine giapponese per indicare il ki calmo o stabile) o padronanza di sé, e più è in grado di respirare con il corpo intero. La respirazione addominale è ciò cui mirano i saggi, ma anche questo non è il modo definitivo di respirare. L'immagine mentale ideale per operare è quella dell'introdurre ed emettere il ki dall'estremità delle dita delle mani e dei piedi.

Le immagini presentate in questo libro sono solo dei suggerimenti. Immagini mentali che siano vivide e dinamiche non sono le stesse nemmeno considerando due soli individui e questo è il modo in cui ogni entità vivente mantiene le proprie caratteristiche uniche ed individuali.

3. *I principi degli esercizi sui meridiani*

La salute in Oriente

Il *Testo classico di Medicina Interna dell'Imperatore Giallo* (*Huang Ti Nei Ching Su Wên*) che consiste di due parti, il *Suwen* e il *Lingshu*, è il più vecchio testo di medicina cinese e molti lo considerano come la Bibbia della Medicina Orientale. Questo testo tratta principalmente delle teorie fondamentali che sono alla base dell'applicazione dell'agopuntura e della moxibustione*. In un capitolo del *Suwen*, l'Imperatore Giallo domanda al medico di corte: «Perché i medici curano lo stesso male con metodi differenti?». Il medico reale Chi Po risponde: «I trattamenti variano a seconda della regione geografica nella quale vive l'ammalato». Perciò nel *Suwen*, l'origine dei diversi rimedi è attribuita alle differenze di clima, diete e stili di vita delle varie regioni (fig. 8).

Secondo il *Suwen* gli strumenti chirurgici ebbero origine nell'Est, l'agopuntura al Sud, la medicina erboristica all'Ovest e la moxibustione al Nord. Le origini dell'Ankyo e del Do-In (esercizi per la salute) sono attribuite alle genti più istruite che vivevano nelle pianure centrali e seguivano una dieta variata.

Do di Do-In significa aprire i canali superiori per facilitare il movimento dell'energia lungo percorsi specifici, *In*, invece, significa muovere e stirare le membra per raggiungere questo scopo. Nell'*Ishinpo*, il più vecchio testo medico giapponese, gli esercizi di Do-In sono descritti come efficaci per espellere il ki malato e ristabilire il ki della salute. *An* di Ankyo significa massaggiare i canali energetici per equilibrare lo scorrere del ki e *Kyo* significa sollevare le membra con calmi movimenti delle articolazioni. L'Ankyo può essere paragonato alle varie tecniche di manipolazione esistenti oggi. Sia nell'Ankyo che nel Do-In l'intento è quello di migliorare

*L'agopuntura e la moxibustione sono due differenti metodi di trattamento in medicina orientale che utilizzano i punti dell'agopuntura. La prima implica l'inserimento di aghi e la seconda prevede il bruciare piccole quantità di moxa sopra o vicino a determinati punti. In giapponese ed in cinese per indicare sia l'agopuntura che la moxibustione il termine è unico. L'uso costante di entrambe le parole è scomodo, così, per comodità, il termine agopuntura è usato in riferimento sia all'agopuntura che alla moxibustione.

Nord

steppa fredda (prodotti caseari)
raffreddori, tosse
Moxibustione

Ovest

montagne (carne)
disfunzione di organi
Medicina erboristica

Centro

pianure e città (dieta variata)
paralisi, raffreddori e febbri alternati
Do-In e *Ankyo*

Est

costa oceanica
(pesce e cibo salato)
ulcere e ascessi
Chirurgia

Sud

pianure umide (cibo fermentato)
spasmi e crampi
Agopuntura

Fig. 8 Origine delle pratiche mediche cinesi

la circolazione del ki che è fondamento della vita. Nel caso del Do-In ciò viene fatto da se stessi attraverso il movimento fisico e l'esercizio, mentre nel caso dell'Ankyo un'altra persona applica il massaggio o la manipolazione in modo simile allo shiatsu o ad altre forme di terapia utili per riallineare il corpo.

In Giappone ci sono anche le parole Brahman Do-In e Indian Anma (massaggio) che indicano come in origine il Do-In e l'Ankyo siano stati portati in Cina dall'India. Queste pratiche hanno avuto origine più come pratiche spirituali per ottenere l'eterna giovinezza che come pratiche terapeutiche. Nei classici è scritto che «Il Do-In è un metodo praticato da asceti e taoisti dell'antichità che permette alla persona di rimanere giovane e forte e di sviluppare poteri soprannaturali ed ottenere l'eterna giovinezza. Praticando questo metodo ogni giorno con regolarità si può vivere più di mille anni e vivere fianco fianco con i maghi». Il Do-In includeva tecniche respiratorie per calmare la mente attraverso il controllo del respiro ed anche esercizi spirituali e meditazione, come nello Zen e nello Yoga. In aggiunta a queste pratiche i Taoisti propugnavano il lavoro del corpo, sia da soli che con assistenza, usando pressione, frizione e tecniche di assetto strutturale ed anche la mistura alchemica di elisir.

Come mai i vari metodi terapeutici in medicina cinese sono tutti attribuiti alle regioni periferiche, mentre soltanto il Do-In e l'Ankyo al cuore della Cina? Si può supporre che i vari rimedi popolari praticati nelle regioni periferiche arrivassero insieme nella regione centrale e che queste pratiche furono organizzate in un sistema medico basato sul principio dei meridiani scoperto attraverso la pratica del Do-In e dell'Ankyo. I rimedi implicanti l'uso di varie apparecchiature e sostanze chimiche, furono sviluppati uno per uno per tentativi ed errori sulla base della loro efficacia. È d'altronde molto probabile che il principio dei meridiani, abbia avuto origine come sistema completo dal fare esercizi che comportassero l'esperienza del movimento dell'energia nel corpo intero. La scoperta dei meridiani fu possibile grazie alla capacità di percezione degli antichi Cinesi, ed alla loro profonda comprensione della vita basata sulla stretta relazione con la natura. Questa potrebbe essere la ragione per comprendere come mai il principio dei meridiani possieda la giusta prospettiva di base da cui osservare ogni aspetto della vita e possa essere usato per spiegare e sistematizzare una varietà di metodi differenti.

Nonostante il Do-In e l'Ankyo avessero una posizione centrale tra le pratiche mediche cinesi grazie al loro contributo al principio dei meridiani, questi sistemi di esercizi divennero sempre più oscuri nel corso del tempo. Poche pratiche che somiglino all'Ankyo sono rimaste oggi in Giappone eccetto il massaggio Anma nel quale la pelle si strofina e i muscoli vengono massaggiati ad impasto per togliere tensione. Alla fine il Do-In si sviluppò all'interno di un culto del misticismo che usava vari metodi esoterici per cercare l'eterna giovinezza. Tutto quello che rimane oggi del Do-In è un certo numero di pratiche salutistiche che si sono allontanate dal principio fondamentale dei meridiani.

L'opinione di alcuni storici che il misticismo dell'antica Cina non sia esattamente lo stesso del Do-In e dell'Ankyo non è del tutto infondata. Secondo l'*Yiwenzhi* un indice delle pubblicazioni esistenti in Cina circa 2000 anni fa, c'erano allora 7 scuole e 216 testi di agopuntura, 11 scuole e 274 testi di medicina erboristica, 8 scuole e 186 testi riguardanti pratiche sessuali e 10 scuole e 205 volumi sugli esercizi curativi come il Do-In. Di tutta questa letteratura oggi sono rimasti soltanto i 18 volumi del *Testo classico di Medicina Interna dell'Imperatore Giallo.*

Confucio ha scritto quanto segue sugli esercizi curativi: «Lo scopo degli esercizi nelle pratiche mistiche è quello di preservare l'essenza della vita ricercandone l'espressione nella forma esterna. Una persona deve fare continuamente uso della propria volontà per rimanere calma ed armonizzare le forze di vita e di morte e per liberare il cuore da ogni preoccupazione terrena. Nonostante ciò, sembra che ci sia chi, dell'insegnare metodi per raggiungere la longevità, ne faccia un affare e sempre più queste pratiche stanno assumendo un travestimento ingannevole e fascinoso. Non sono questi gli insegnamenti dei saggi dell'antichità».

Così già al tempo di Confucio (circa nel 500 a.C.) le pratiche del misticismo andavano distaccandosi dagli insegnamenti originari. Il «conservare l'essenza della vita ricercandone l'espressione nella forma esteriore» sembra riferirsi al «movimento dell'essenza* e alla trasformazione del ki» come è accennato nel *Testo classico di Medicina Interna dell'Imperatore Giallo*. In ogni caso ciò che iniziò come approccio dinamico per capire in profondità l'essenza della vita, presto divenne una pratica magica riservata agli occultisti.

Il «movimento dell'essenza e la trasformazione del ki» è descritto come un antico approccio alla salute non dipendente dall'agopuntura o dalla medicina erboristica. Molti degli approcci alla salute proposti oggi non sono meno ingannevoli o mistici di quelli dell'antica Cina. Per molto tempo ho sentito il bisogno di far rivivere il modo corretto degli esercizi per la salute come originariamente insegnati dai saggi dell'antica Cina.

* Nella medicina orientale l'essenza è la sostanza fondamentale che rende possibile tutta la vita organica. L'essenza deriva prima di nascere dai propri genitori, e dopo la nascita dagli elementi nutritivi presenti nel «ki del cielo» (aria) e nel «ki della terra» (cibo e acqua). I reni sono gli organi vitali che immagazzinano e rilasciano l'essenza raffinata necessaria al corpo.

Dopo molto studio e riflessione sono arrivato alla conclusione che le radici dello shiatsu possono essere rintracciate nel Do-In e nell'Ankyo dell'antica Cina e che la vera ragione per cui agli esercizi per la salute è stata data la posizione centrale tra tutte le forme di terapia in Cina è il loro ruolo nella scoperta dei meridiani. Ora sono convinto che il principio dei meridiani è di gran lunga più fondamentale e universale di quello applicato in agopuntura. Questa conclusione divenne anche la base per la mia scoperta che tutti i 12 meridiani esistono in ogni arto. La versione moderna del Do-In e dell'Ankyo presentata in questo libro come *Esercizi Zen per immagini* è basata sulla comprensione di questi 12 meridiani. Sono certo che questi esercizi sono fedeli allo spirito delle originarie «pratiche mistiche» insegnate dai vecchi saggi.

C'è una serie di esercizi tradizionali cinesi chiamata Wuchin o anche «gli esercizi dei cinque animali» che dicono sia stata inventata dall'antico medico cinese Huato (110-207 d.C.). I cinque animali imitati in questi esercizi sono la tigre, il cervo, l'orso, la scimmia e l'uccello. Ciò che segue riguarda questi esercizi: «Lo scopo del Wuchin è di prevenire l'invecchiamento, stirando il corpo e flettendo le articolazioni. Con questi esercizi le malattie possono essere effettivamente alleviate. Quando non ci si sente bene, trovare il tempo per fare questi esercizi fino ad arrivare a sudare ha un effetto benefico. Quando la fronte si coprirà di sudore, il corpo sarà leggero e l'appetito sarà ritornato. Se questi esercizi vengono fatti regolarmente, gli occhi e le orecchie rimarranno liberi e i denti resteranno solidi anche dopo i novant'anni».

Nell'Hata Yoga le posizioni dei vari esercizi sono dette albero, cobra, aratro, pesce e anello. Esse non sono nominate così, semplicemente per renderle più facili da ricordare, ma perché, usando questi nomi ed utilizzando le loro immagini, si può evitare l'errore di praticare questi esercizi con troppa enfasi su una parte del corpo. Inoltre, mantenendo una certa postura per un po', si ottiene il benefico effetto di migliorare la funzione dei meridiani. Lo scopo principale nello Yoga così come negli esercizi per immagini non è quello di copiare posture o movimenti parzialmente, ma di formare un'immagine dell'intero movimento, così da facilitare il flusso di energia attraverso l'intero corpo e migliorare la funzione dei meridiani.

Gli esercizi per immagini sono un approccio orientale all'esercizio fatto in modo lento e rilassato, paragonato all'approccio occidentale basato sull'esercitarsi duramente per costruire forza. Se l'approccio orientale di non forzare i movimenti e di non preoccuparsi della flessibilità delle parti singole suona nuovo e strano, significa che l'approccio occidentale è profondamente radicato. In contrasto con la civiltà occidentale, che si è sviluppata attraverso lotte per superare le aspre condizioni della natura, la cultura orientale si è generalmente sviluppata in condizioni climatiche più miti dove, essendo nella giusta posizione per ricevere i doni della natura, c'era tutto ciò che era necessario per una vita facile. Non è difficile capire come una tale diversità sviluppò atteggiamenti verso la salute differenti nell'Est e nell'Ovest.

Esercizi sui meridiani

Gli «esercizi sui meridiani» che ho sviluppato in modo originale basandomi sul principio di «unità di mente e corpo», hanno avuto molto successo come metodo per la salute unico nel suo genere ed ho ricevuto molte testimonianze sui loro meravigliosi benefici. Essi sono stati eseguiti anche in paesi stranieri da gruppi che praticavano lo

Zen e lo shiatsu, ed hanno avuto un largo successo come esercizi preparatori per la meditazione.

Lo scopo reale di questo libro è quello di far sì che il lettore ponga l'enfasi principale sulla pratica piuttosto che sulla teoria, per entrare più profondamente nella teoria soltanto dopo aver sperimentato questi metodi. Quindi il significato dei meridiani dovrebbe essere studiato in profondità solo in seguito. Il concetto dei meridiani è tuttavia essenziale nella medicina orientale e quando le malattie vengono trattate applicando tale principio, si possono ottenere grandi benefici grazie a dei risultati che sembrano apparentemente inspiegabili. Cosa siano veramente i meridiani è ancora un mistero anche per coloro che praticano la medicina orientale.

Nei Classici di medicina cinese è scritto che i meridiani rappresentano lo scorrere del ki e del ketsu*. Che cosa realmente si intenda per ki e ketsu è difficile a dirsi, ma io li considero affini agli stadi gassosi e liquidi della materia essenziale sulla quale si basa la vita. Questi termini si riferiscono soprattutto agli stati funzionali o alle dinamiche dell'energia, non a sostanze fisiche. Quando diciamo che il ki è un concetto centrale nella concezione orientale che indirizza alla vita (invece che alla materia inerte), è sottinteso che la vita è vista in termini di corrente e circolazione (di energia).

Gli esercizi per immagini, che sono tutti esercizi sui meridiani, sono un modo per sperimentare questa dinamica della vita attraverso l'attività fisica. Quello dei meridiani è un concetto completamente estraneo alla medicina occidentale, che è largamente basata sullo studio dettagliato della struttura fisica. Tradizionalmente i meridiani venivano considerati come aventi funzioni, ma non una struttura concreta, visto che dalla maggior parte delle persone non potevano essere né visti né sentiti.

Si racconta che una volta un incrollabile materialista dissezionò attentamente un cadavere dalla testa ai piedi ed annunciò che non aveva trovato l'anima. Anche l'esistenza della stessa vita sarebbe stata difficile da dimostrare solo attraverso la dissezione. L'anima può essere considerata come una manifestazione della vita proprio per la ragione che essa non si mostra nella dissezione di un corpo senza vita. In modo simile, anche i meridiani, non essendo rintracciabili anatomicamente, dimostrano di aver un legame molto stretto con il fenomeno della vita.

Come è stato affermato all'inizio, tutto ciò che vive possiede una qualche sorta di consapevolezza di essere vivo. Un modo per interpretare oggettivamente la condizione di un'entità vivente è la sua postura. Tutte le differenti varietà e modalità di funzionamento delle cose viventi possono essere differenziate attraverso le loro posture caratteristiche. Negli esseri umani la postura riflette l'atteggiamento e rivela le intenzioni prima che l'azione venga intrapresa. La postura cambia con il movimento del ki, così lo stato del ki può essere osservato nella postura della persona.

Giacché il ki si muove prima del corpo, quando questa iniziativa è troncata sul nascere l'azione stessa è bloccata. Quando il ki è trattenuto perché il movimento viene inibito, può rimanere bloccato o ostacolato in quanto energia repressa. Ciò a sua volta può causare rigidità nella parte che si voleva muovere e di conseguenza altri movimenti diventano goffi e scomodi.

* Ketsu (*xue* in cinese) viene spesso menzionato insieme a ki in riferimento allo scorrere dell'energia e dei fluidi nel corpo. Ketsu viene usato a volte per indicare soltanto il sangue, ma spesso è riferito ad altre parti liquide del corpo.

In giapponese il diventare eccessivamente preoccupati o ossessionati da qualcosa è attribuito ad un «ki che viene imprigionato». Quando il ki viene bloccato in una zona, tutto il flusso del ki attraverso l'intero corpo ne risente. Le malattie sorgono quando tale ostruzione nel ki raggiunge un certo ordine di grandezza. Per questa ragione in Giappone tensione e rigidità vengono considerati tradizionalmente la causa di tutti i mali. Il deterioramento di una funzione fisica è chiamato disordine funzionale, ed è facile capire come un ulteriore deterioramento della funzione alla fine diventerà manifesto come disordine organico o strutturale. In persone con rigidità o tensione muscolare questa condizione è difficile da riconoscere allo stadio iniziale. Inoltre, ci sono pochi libri disponibili che dicano quali funzioni sono state danneggiate tanto da causare la rigidità. Questi esercizi sui meridiani sono un semplice modo per scoprirlo da soli.

Cosa sono i meridiani?

La ragione per cui per qualcuno è difficile afferrare il concetto dei meridiani (conosciuti anche come canali e collaterali) è probabilmente dovuta alla loro associazione con l'agopuntura e la moxibustione. Si può comprendere meglio i meridiani se li pensiamo come i sentieri per la circolazione del ki, o energia sottile, che esiste in ognuno di noi. Agopuntura a parte, il Do-In, l'Anma (il massaggio tradizionale giapponese) e la medicina erboristica cinese hanno tutti lo scopo di curare la malattia e ripristinare la salute facilitando il fluire dell'energia lungo i meridiani. Il concetto centrale della medicina orientale è che tutti i problemi fisici sono il risultato di ostacoli nello scorrimento del ki e che il ripristinare questa circolazione serve a curare tutti i mali.

La parola ki è presente ovunque nel linguaggio giapponese ed è usata generalmente in riferimento allo stato fisico, emozionale o mentale di una persona. Alcuni esempi sono *kimochi* (sensazione; letteralmente «come una persona mantiene il ki»), *genki* (sentirsi bene; letteralmente «avere il ki essenziale»), *kinodoku* (penoso o «ingiurioso nei confronti del proprio ki»). Questo concetto di ki o energia sottile non si riferisce solo a quello degli esseri umani, ma riguarda anche tutte le manifestazioni nella natura. Ciò è mostrato, ad esempio, nelle parole giapponesi *tenki* (tempo atmosferico; letteralmente «ki del cielo»), *kuki* (aria; letteralmente «ki vuoto») e *denki* (elettricità; letteralmente il «ki che illumina»). Perciò il ki può essere inteso come un'espressione che definisce l'interazione dinamica delle forze viventi sia in natura che negli esseri umani. Il motivo per cui il concetto del ki che pervade la lingua giapponese venne dissociato dall'idea della circolazione dell'energia lungo specifici canali nel corpo, è dovuto in parte all'alto grado di specializzazione dell'agopuntura.

La circolazione del ki è qualcosa che avviene in tutte le forme di vita. Perciò questo concetto può essere applicato ad un animale unicellulare primitivo come il paramecio (fig. 9). I protozoi manifestano movimento nel loro protoplasma e questo movimento cessa appena muoiono, benché il loro materiale cellulare rimanga intatto per un po' di tempo dopo la morte. È stato suggerito che il movimento del protoplasma negli animali superiori che si estende oltre il limite delle membrane cellulari, corrisponde al primitivo sistema di regolazione globale che precedette lo sviluppo dei sistemi circolatorio, nervoso ed endocrino nella regolazione dell'organismo nel suo com-

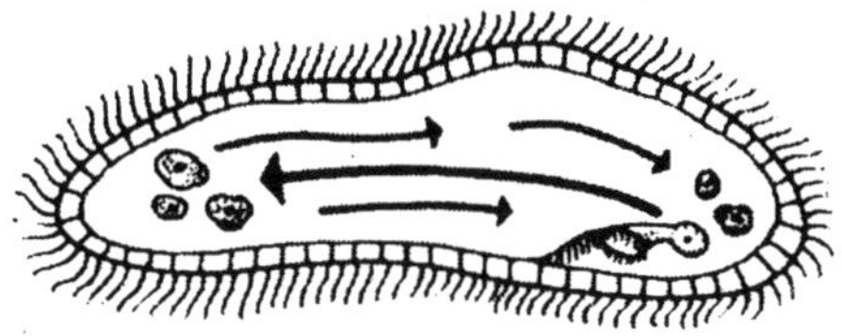

Il movimento del protoplasma permette:
- il trasporto di materiale cellulare
- la trasmissione di informazioni biologiche
- le funzioni vitali di base (per es.: ingestione, eliminazione, movimento)

Fig. 9 Organismo unicellulare

plesso. Si può sostenere che questo sistema primitivo rimanga funzionante nelle forme di vita più altamente evolute. La ragione principale per cui tale movimento del protoplasma non è stato studiato in profondità negli organismi grandi e complessi è dovuta alla difficoltà di osservare questo movimento mentre sono ancora vivi.

I meridiani ed il movimento del protoplasma in un organismo unicellulare sono la stessa cosa chiamata con nomi differenti. Possiamo pensare che anche le amebe abbiano i meridiani, dal momento che esse vivono grazie al movimento del protoplasma ed esistono come entità vive indipendenti. Le amebe compiono le funzioni vitali di base come locomozione, ingestione, eliminazione e riproduzione e sono anche capaci di reazioni difensive alla stregua delle più alte forme di vita, come gli esseri umani. Tutte queste funzioni basilari dipendono dal lavoro dei meridiani. È quindi implicito come il movimento del ki che sostiene la vita sia mostrato in una forma osservabile dalla struttura e dal movimento del corpo.

Tutti sappiamo che gli animali si muovono grazie all'azione congiunta dei sistemi nervoso e muscolo-scheletrico. Tuttavia gli organismi primitivi anche senza queste strutture sono già capaci di muoversi, come pure di svolgere altre funzioni di base. L'azione del ki è qualcosa che tutti gli organismi hanno in comune. Così, perfino il più complesso meccanismo di movimento in un essere umano è soggetto all'azione del ki. I meccanismi biochimici e biofisici messi in movimento dall'azione del ki sono riferiti a strutture specializzate che attuano una divisione del lavoro e questo ci permette di compiere varie funzioni vitali, incluso il movimento.

L'intuizione degli antichi Cinesi attirò l'attenzione sull'azione del ki, e ciò fu alla fine sistematizzato in 12 meridiani raggruppati in 6 coppie Yin e Yang. Nello sviluppo embrionale degli animali l'ovulo fecondato si sviluppa dalla più semplice forma funzionale e strutturale in una blastula, che è costituita da *ectoderma, mesoderma* ed *endoderma* (fig. 10). Questa figura fornisce uno spunto per capire per quali ragioni l'azione del ki sia stata classificata come se fosse in 6 coppie di 12 meridiani.

Una definizione di un organismo vivente è che esso ha una qualche forma di confine che separa il suo ambiente interno da quello esterno e che questa membrana serve a proteggere l'integrità dell'organismo. Nei primi stadi dello sviluppo embrionale degli animali più evoluti, la massa di cellule originarie si avvolge a spirale e forma una tasca (per contenere una piccola porzione dell'esterno) ed il risultato è l'endoderma

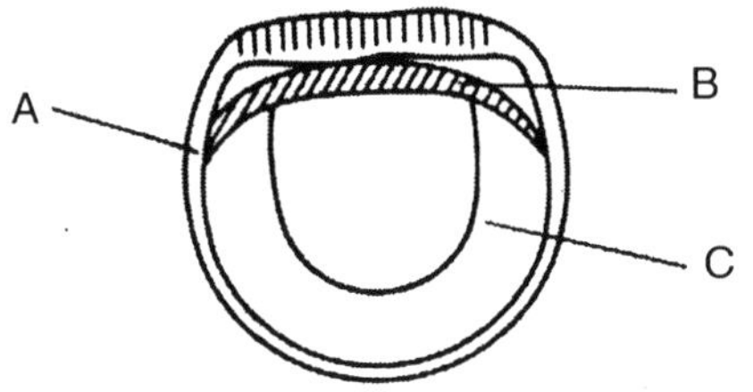

Fig 10

(che più tardi diventerà l'insieme degli organi interni). La parte dell'embrione che rimane direttamente esposta all'ambiente esterno forma l'ectoderma (che più tardi diventerà la pelle) che serve per avere informazioni sull'ambiente esterno. Il mesoderma consiste nell'area tra lo strato interno e quello esterno e fornisce il supporto strutturale (più tardi diventerà muscoli e scheletro). Questi tre strati sono specializzazioni strutturali di tre basilari tipi di funzioni che esistono nei più primitivi organismi unicellulari. Questi tre tipi di funzione rappresentati da ectoderma, mesoderma ed endoderma sono così fondamentali per tutto ciò che vive.

L'ectoderma serve da interfaccia tra l'ambiente esterno e l'organismo (scambio, eliminazione) e fornisce protezione al corpo, comunicando all'interno ogni cambiamento che avvenga sul fronte esterno (circolazione, protezione). Il mesoderma non serve solo come supporto strutturale, ma anche come meccanismo per il movimento. Così da un lato il mesoderma si occupa dell'immissione e della distribuzione della fonte di energia, cioè il cibo (ingestione, digestione), mentre dall'altro lato controlla questa risorsa energetica vitale distribuendola ed immagazzinandola per tutto il corpo (immagazzinamento, distribuzione). L'endoderma lavora per convertire ed integrare l'energia presa dall'ambiente (conversione, integrazione) e successivamente regola le funzioni in diverse parti del corpo controllando il rifornimento di energia e attivando oppure inibendo ciascuna parte (vitalità, purificazione).

I 12 meridiani in coppie di 6 Yin e 6 Yang sono responsabili delle 6 modalità funzionali di base che possono essere ulteriormente divise in 12 funzioni essenziali come mostrato nella fig. 11. Sei delle funzioni essenziali sono associate ai 6 meridiani Yang e agli organi che sono correlati con le aree del corpo più superficiali e le altre 6 funzioni sono associate ai 6 meridiani Yin e agli organi che sono correlati alle aree del corpo più profonde.

Polmone e Intestino Crasso controllano lo scambio del ki e l'eliminazione, mentre Maestro del Cuore e Triplice Riscaldatore provvedono alla circolazione e alla protezione. Questi 4 meridiani che sono correlati con l'ectoderma interagiscono con l'ambiente esterno. I meridiani di Stomaco e di Milza-Pancreas sono associati con l'ingestione e la digestione mentre Fegato e Vescica Biliare controllano l'immagazzinamento e la distribuzione dell'energia e del nutrimento nel corpo. Questi 4 meridiani che sono correlati con il mesoderma sorreggono le strutture fisiche all'interno ed all'esterno e funzionano in connessione con il movimento fisico. I meridiani di Cuore e di Intestino Tenue sono responsabili dell'integrazione e della conversione mentre Rene e Vescica forniscono la vitalità e purificano l'essenza. Questi 4 meridiani che sono correlati con l'endoderma coordinano il funzionamento dei vari organi.

	Funzioni vitali base	Ruolo tradizionale dei meridiani	
ectoderma	scambio eliminazione	Polmone Intestino Crasso	trasmissione
	circolazione protezione	Maestro del Cuore Triplice Riscaldatore	regolazione
mesoderma	deposito distribuzione	Fegato Vescica Biliare	decisione
	ingestione digestione	Milza-Pancreas stomaco	assimilazione
endoderma	integrazione conversione	Cuore Intestino Tenue	coscienza consapevolezza
	vitalità purificazione	Rene Vescica	metabolismo dell'acqua

Fig. 11

L'ordine in cui l'energia scorre attraverso i suddetti 12 meridiani inizia dal Polmone e va in successione lungo Intestino Crasso, Stomaco, Milza-Pancreas, Cuore, Intestino Tenue, Vescica, Rene, Maestro del Cuore, Triplice Riscaldatore, Vescica Biliare e Fegato.

L'ordine della circolazione dell'energia lungo i meridiani segue il principio dello Yin e dello Yang. Ma nessuno ha fornito una spiegazione soddisfacente di come il principio Yin/Yang è stato applicato per determinare l'ordine della circolazione dell'energia lungo i meridiani. L'unica spiegazione offerta su questa questione è che l'antica Cina l'ha trovata con la sua esperienza accumulata nel tempo. Considerare la sequenza dei meridiani come un mistero della antica filosofia cinese non ci porta da nessuna parte. Uno dei miei obiettivi in questo libro è quello di spiegare il ruolo vitale dei meridiani in ogni aspetto della vita e di renderli più comprensibili in termini di concetti contemporanei e di pensiero. L'aspetto razionale che sta dietro all'ordine dei meridiani diventa chiaro quando si apprende come ciascuno di essi è correlato con le funzioni essenziali. Comprendere perché l'energia circoli lungo i meridiani in un certo ordine ci permette di apprezzare il profondo intuito degli antichi Cinesi circa i principi fondamentali della vita.

È scientificamente provato che lo sviluppo di un nuovo organismo si manifesta con la formazione di una membrana cellulare, che separa il suo ambiente interno da quello esterno. La funzione dei meridiani di Polmone e Intestino Crasso di scambiare energia vitale (ki) attraverso una membrana o pelle attribuisce loro il primo ruolo vitale. Se si considera che il Polmone governa la funzione della respirazione, che è uno dei principali modi di confermare l'esistenza della vita, sembra naturale che questa coppia di meridiani venga per prima.

I meridiani di Stomaco e Milza-Pancreas, che vengono subito dopo, ricoprono un ruolo fondamentale nel tenere in vita l'organismo attraverso la digestione del cibo. È evidente che questi meridiani vengono dopo nell'ordine di scorrimento dell'energia dal momento che la digestione e l'assimilazione del cibo preso dall'ambiente esterno è una necessità assoluta per l'organismo in crescita. Dopo Stomaco e Milza-Pancreas viene il meridiano di Cuore, che controlla tutto l'organismo dal centro. Nello stesso momento in cui un organismo forma un confine tra sé e il mondo esterno, deve formare anche un centro in se stesso. Sotto il controllo del cuore, e della sua funzione integrativa centrale, il cibo digerito è convertito in sostanze utilizzabili dal corpo. Seguono Reni e Vescica, che facilitano l'ulteriore affinamento dei materiali digeriti per trasformarli in componenti vitali (essenza) necessari ai vari sistemi di organi. Vengono poi Maestro del Cuore e Triplice Riscaldatore, che trasmettono la volontà del Cuore trasportando le sostanze raffinate in tutte le parti del corpo per nutrirlo e proteggerlo. Fegato e Vescica Biliare sono gli ultimi; essi immagazzinano le sostanze e le rilasciano dove è necessario per soddisfare richieste fisiologiche. Un ciclo della circolazione dell'energia attraverso i meridiani è completo quando l'energia dal meridiano del Fegato ritorna al meridiano di Polmone. Qui la respirazione viene regolata in accordo con lo stato funzionale di tutti gli altri meridiani ed organi e l'intero ciclo si ripete.

Nel *Testo classico di Medicina Interna dell'Imperatore Giallo* tutti gli organi Yin* sono equiparati agli alti ufficiali del governo imperiale. Nella filosofia cinese il governo ideale è quello che si mette al servizio della popolazione, per rendere produttive le sue occupazioni. Questo è molto diverso dall'abituale nozione di governo inteso come autorità che esercita il suo potere per controllare e regolare la vita della popolazione. Tradizionalmente l'Imperatore della Cina aveva una posizione di potere supremo, ma la sua vera responsabilità era quella di portare pace e felicità nella vita dei suoi sudditi. In Cina il miglior governo era quello che permetteva alla popolazione di perseguire la felicità. Nella società ideale la popolazione gioisce del proprio governante dicendo «Vostra Maestà non c'è nulla di impossibile per noi». Quando l'Imperatore non poteva più ricoprire questa carica c'era una rivoluzione e il «Mandato del cielo» andava a qualcun altro. Anche la più alta posizione come quella di imperatore era proprio solo una posizione di funzionario e naturalmente tutte le posizioni inferiori esistevano soltanto per servire la nazione come un tutt'uno.

Problemi nell'esecuzione di doveri ufficiali vengono a volte male interpretati come colpe dei funzionari (organi). Se la malattia dovesse venire considerata dal punto di vista della medicina occidentale, il ruolo degli organi (funzionari) sarebbe più importante. In questo caso i meridiani esisterebbero come canali per curare tutte le disfunzioni negli organi, e i punti dell'agopuntura sarebbero i più efficaci per questo scopo. Tuttavia quando si applica l'analogia tradizionale cinese che considera il corpo come una nazione è vero esattamente il contrario. I problemi fisici iniziano con squilibri nel rifornimento del ki (motivazione) alle cellule del corpo (cittadini) lungo i meridiani, e di conseguenza un organo (funzionario) viene responsabilizzato e la sua funzione di-

* Nella medicina orientale ci sono dodici organi che corrispondono ai meridiani regolari, perciò sei organi sono Yin e sei organi sono Yang. Gli organi Yin sono densi o solidi, mentre quelli Yang sono organi cavi. I cinque organi Yin, polmone, cuore, milza, fegato e reni, sono gli organi primari nella medicina orientale.

venta scompensata. Il disturbo fisico risultante a sua volta chiede che tutto il corpo intervenga a raddrizzare la situazione. Questo è il corretto punto di vista riguardo alla vera relazione tra i meridiani e gli organi a loro corrispondenti.

Nota del Traduttore

Per praticità e fluidità di lettura, d'ora in poi i meridiani potranno essere indicati nel libro con le loro iniziali maiuscole in modo che, laddove il termine è scritto per intero e con iniziale minuscola, si deve intendere l'organo corrispondente:

Meridiani Yin		*Meridiani Yang*	
P	= Polmone	IC	= Intestino Crasso
MP	= Milza-Pancreas	S	= Stomaco
C	= Cuore	IT	= Intestino Tenue
R	= Rene	V	= Vescica
MC	= Maestro del Cuore	TR	= Triplice Riscaldatore
F	= Fegato	VB	= Vescica Biliare
VC	= Vaso Concezione	VG	= Vaso Governatore

4. *La funzione dei meridiani*

Meridiani di Polmone e di Intestino Crasso

I meridiani di P e di IC (fig. 12) sono associati con le funzioni di scambio ed eliminazione. In altre parole significa far fronte all'ambiente esterno, prendere il ki (energia) dalla natura e eliminare ciò che è diventato non necessario. C'è una complementarità Yin-Yang tra questi meridiani, perché i polmoni immettono l'essenza sottile dell'aria e l'intestino crasso tratta i materiali più grossolani. Entrambi i meridiani scorrono vicino alla superficie del corpo per svolgere il ruolo vitale nello scambio di energia con il mondo esterno. Le anomalie ad essi legate generalmente appaiono per prima cosa sulla pelle o sul naso. La carnagione di una persona è strettamente correlata alla sua vitalità o stato di salute, che dipende da una appropriata funzione respiratoria. P e IC sono anche associati con il bianco dell'occhio, con la gola e l'ano, con la respirazione della pelle e con i pori (secrezione di sudore).

I polmoni immettono dall'ambiente esterno il ki vitale, componente essenziale per la sopravvivenza, lo raffinano e lo distribuiscono per attivare la risposta adattiva del corpo. Questa funzione si mostra chiaramente nel processo della respirazione, in cui ha luogo lo scambio di ossigeno e l'eliminazione di anidride carbonica. La respirazione a sua volta è strettamente correlata con il funzionamento del cervello ed esercita una profonda influenza sullo stato della mente. Nei classici della medicina orientale il ruolo dei polmoni è equiparato a quello di un Primo Ministro, che è responsabile tanto della conduzione delle relazioni con l'estero, quanto del mantenere ordine negli affari interni. Questo è un modo ingegnoso per descrivere la respirazione come un ottimo sistema

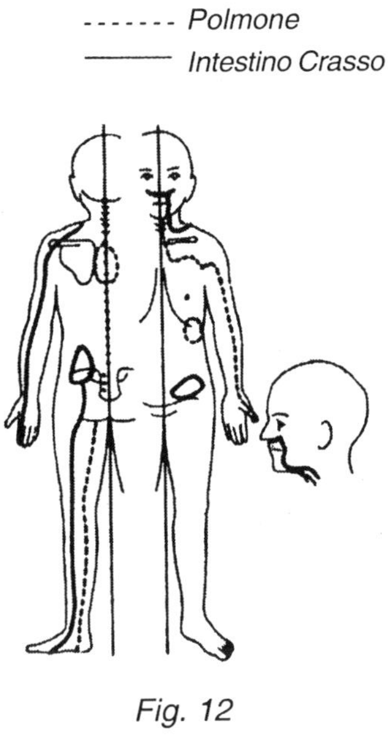

Fig. 12

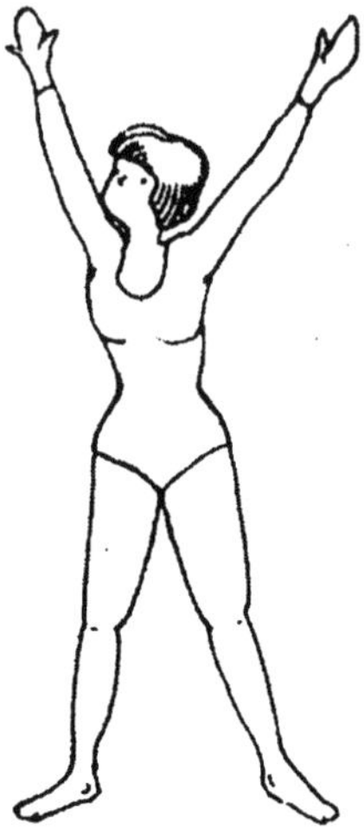

Fig. 13

di regolazione interna, e contemporaneamente intimamente connessa con le azioni esterne. Il meridiano di P inizia dal polmone e termina alla punta del pollice. Così quando i pollici sono chiusi, il ki viene trattenuto e quando sono tenuti aperti, la respirazione comincia ad approfondirsi e si avverte una sensazione di espansione.

Quando c'è uno squilibrio del meridiano di P spesso si tende alla depressione e il torace comincia a congestionarsi. Si avverte una perdita di vigore e si comincia a sospirare. La testa diventa pesante e la schiena e l'area delle spalle rigide. Si tende alla malinconia e all'isolamento. Possono esserci tosse e vertigini e anche disturbi respiratori come raffreddore, asma e bronchiti. Avvelenamenti da gas e attacchi convulsivi nei bambini sono spesso associati al meridiano di Polmone.

L'intestino crasso aiuta i polmoni e lavora per trattare ed eliminare sostanze entrate nel corpo con il cibo. Questa azione serve a liberare ostruzioni di ki. Nei classici di medicina cinese l'intestino crasso è «l'ufficiale di trasmissione»; il suo ruolo è quello di un ufficiale che trasmette il volere del Primo Ministro, ma espresso in termini di azioni pratiche. In termini psicologici il trattenere o il non esprimere emozioni e sentimenti incide sull'intestino crasso. Il lasciar uscire l'aria intestinale, quando capita, può simbolicamente essere interpretato come il lasciar andare un'emozione repressa.

Quando la funzione di IC non è in equilibrio, si ha difficoltà nel trovare rilassamento psicologico, e poiché questa tendenza è spesso accompagnata da respiro superficiale, la mancanza di esercizio non fa altro che accentuare tale tendenza. A sua volta ciò porta a sintomi fisici di stipsi, freddolosità alle estremità (circolazione debole) e troppo sangue in testa (testa calda e vertigini).

Quando lo squilibrio arriva al meridiano di IC, si tende a un calo di motivazione e ad una immissione ed eliminazione del ki insufficiente a causa della mancanza di attività fisica. Questa situazione alla fine porta disturbi all'albero respiratorio, che include naso, gola, tonsille e trachea. Può anche causare infreddature e rigidità, freddo nel basso ventre e diarrea. Il colore della pelle tende al bianco e la pelle diventa sensibile e facile alle infezioni. Inoltre sono associati a squilibri di IC emorroidi, occhi arrossati, dolore e difficoltà nel muovere il pollice e una sensazione di debolezza oppure di dolore alla schiena.

Quando l'azione dei meridiani di P di IC viene descritta in termini di movimento del corpo, l'azione del ki è ben rappresentata dall'immagine mentale di una persona che si stira e sbadiglia per fare un respiro profondo (fig. 13). Quando si assume tale posizione, la tensione che si forma nel corpo è lungo le linee di P e di IC. In agopuntura diversi punti chiave per la stimolazione con gli aghi, allo scopo di riequilibrare il ki, vengono scelti lungo questi meridiani. Negli esercizi per immagini, per bilanciare il ki, essi vengono allungati nel loro intero percorso.

Meridiani di Milza-Pancreas e di Stomaco

I meridiani di MP e di S (fig. 14) sono associati con le funzioni di ingestione e digestione e cioè con l'immettere il cibo per nutrirsi e con il processo di assimilazione e digestione. La «milza» del meridiano di MP è considerata da alcune autorità di medicina orientale come corrispondente, in termini moderni, al pancreas, ma, più di questo, nella tradizione, la milza includeva le funzioni di tutti gli organi che secernono enzimi digestivi. Anche lo «stomaco» del meridiano di S non indica solo l'organo gastrico, ma corrisponde in medicina orientale all'intero tratto digerente tra la bocca e il digiuno (la parte più alta dell'intestino tenue). Nel fisico le condizioni del meridiano di S si manifestano più prontamente nelle labbra, nei muscoli e nelle palpebre quando sono pesanti per sonnolenza. I muscoli in questo caso includono anche parti quali esofago, seni, ovaie, tessuti grassi e muscoli degli arti superiori e inferiori.

------- *Milza*
——— *Stomaco*

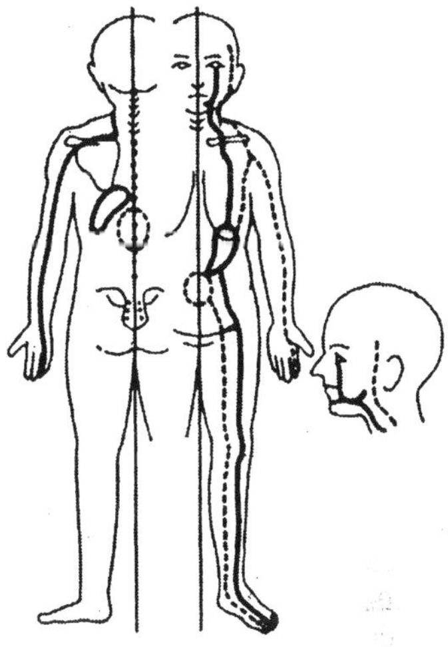

Fig. 14

Il meridiano di MP, oltre ad essere centrato sul pancreas, include anche le funzioni di tutti gli organi che secernano enzimi digestivi (stomaco, cistifellea, intestino tenue e anche la bocca). Esso è correlato nella donna con le ghiandole dell'apparato riproduttivo (mammarie e ovariche). Anche la corteccia celebrale è in un certo qual modo correlata alla digestione, perché "i fatti sono digeriti pensando". Questo concetto dà ragione all'affermazione che mancanza di attività fisica e troppo pensare causa una riduzione nella secrezione dei succhi digestivi che, di rimando, è responsabile di una cattiva digestione.

Quando c'è uno squilibrio del meridiano di MP si ha la tendenza a pensare ed a preoccuparsi troppo, così come ad aver sempre fame ed essere sempre in cerca di cibo.

Queste persone sono irrequiete, mangiano voracemente e non fanno abbastanza movimento fisico. Inoltre amano i dolci e i cibi con molto contenuto liquido. E siccome sono sempre alla ricerca di cibo, spesso mangiano tra i pasti. Così sono sempre assonnati e amano fare pisolini. In questo caso c'è una carenza di succhi gastrici e la bocca è spesso secca e impastata. Tali persone normalmente soffrono di dolori alla schiena o alle ginocchia e ciò causa difficoltà nello stare seduti o in piedi. Talvolta si verifica un accumulo di liquido nell'articolazione del ginocchio. Un cattivo funzionamento di MP è associato anche con disturbi alle articolazioni delle spalle e questo spesso conduce a situazioni tipo «spalle congelate».

Il meridiano di S dentro il corpo è correlato con l'intero tratto digerente superiore dalle labbra, attraverso la cavità orale, all'esofago, stomaco e duodeno, fino al digiuno. Per facilitare il funzionamento di queste parti, esso ha a che fare con il mangiare, il fare esercizi e la produzione del calore del corpo oltre alla riproduzione nelle donne, in cui lo sviluppo dei seni e lo stato di grasso sottocutaneo sono tra i molti cambiamenti che avvengono nella pubertà. Questi particolari cambiamenti sono possibili grazie alle funzioni del meridiano di S che controlla l'appetito, la lattazione e, per alcuni aspetti, il funzionamento delle ovaie.

Quando si verifica uno squilibrio in questo meridiano, si diventa eccessivamente consapevoli dello stomaco e l'appetito è influenzato dall'umore e dal tipo di cibo. Tali persone hanno la tendenza a preoccuparsi dei minimi dettagli e ad accumulare tensione nel collo e nella zona delle spalle. Le gambe diventano pesanti e fredde dalle ginocchia in giù, sbadigliano di continuo e si stancano facilmente. Se mangiano troppo, sono soggette a eruttazioni continue, iperacidità e senso di distensione di stomaco. Sono inclini a raffreddori prolungati accompagnati da congestioni nasali, riniti e tosse. Piaghe agli angoli della bocca sono segni di infiammazione della mucosa dello stomaco e spesso appaiono anche lungo il percorso del meridiano. La zona della bocca dello stomaco (area epigastrica) si indurisce e preme sul cuore, causando dolore nella regione cardiaca.

Nei classici cinesi, la milza e lo stomaco insieme sono visti come un ufficiale che controlla le provviste di grano della casa. Il significato è che essi controllano l'immissione del nutrimento nel corpo. Quando una persona si china per prendere e sollevare qualcosa di molto pesante, le linee di tensione che si formano nel corpo corrispondono ai meridiani di MP e di S (fig. 15). In altre parole questa posizione rappresenta l'azione del ki nel momento in cui stiamo sollevando un grosso pezzo di cibo; la circolazione del sangue aumenta nelle articolazioni e nei muscoli coinvolti e la persona si trova in uno stimolante stato di pregustazione.

Meridiani di Cuore e di Intestino Tenue

Potrebbe sembrare piuttosto strano, a chi si avvicina per la prima volta alla medicina cinese, che i meridiani di C e di IT (fig. 16) siano appaiati in quanto coppia Yin-

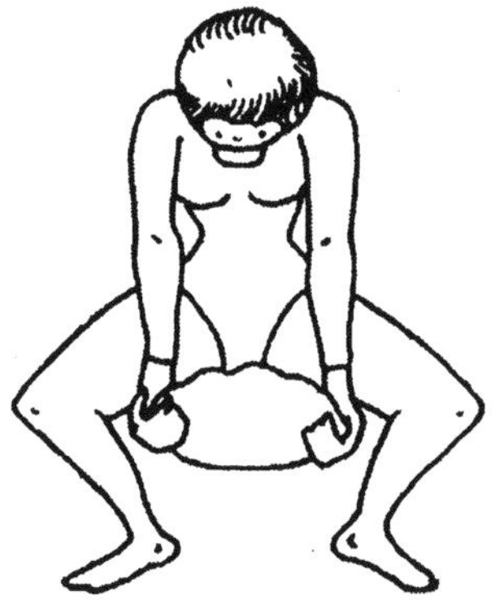

Fig. 15

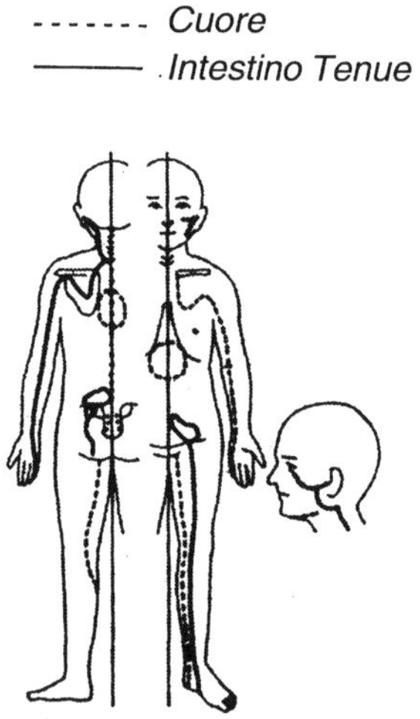

Fig. 16

Yang. Il cuore e l'intestino tenue possono apparire virtualmente scollegati se osservati dal punto di vista dell'anatomia e della fisiologia moderna. Nel tempo antico il cuore era considerato la sede dell'anima (coscienza), forse perché il cuore riflette immediatamente lo stato emozionale dell'intero individuo, come quando batte più velocemente nell'eccitazione. D'altra parte da molto tempo sono noti in Giappone gli effetti delle grosse emozioni nel basso addome (*hara*). Questo è evidente in espressioni della lingua giapponese come *hara-ga-tatsu* (arrabbiarsi; letteralmente «l'alzarsi in piedi dello stomaco»). Scoppi emozionali causano di fatto una reazione nel basso addome. Si sa inoltre che una grande quantità di sangue si raccoglie nella cavità addominale durante lo shock, come una naturale reazione per prevenire possibili perdite di sangue. In termini di embriologia il sistema vascolare si sviluppa inizialmente intorno al tratto digestivo dell'embrione; una porzione dei vasi sanguigni infine si ingrandisce e dà forma al cuore. Anche la teoria che il sangue è prodotto dall'intestino tenue, avanzata dal Dr. Kei-ichi Morishita, un biologo giapponese, va a sostegno del classico punto di vista orientale che «il cibo si trasforma in sangue e carne».

Possiamo perciò comprendere C e IT se li pensiamo come meridiani che occupano una posizione centrale nel corpo e sono associati alle funzioni di «conversione e integrazione». Il meridiano di C lavora per integrare gli stimoli che il corpo riceve dall'esterno e fornire una risposta. IT riceve il cibo introdotto nel corpo dall'esterno e lo converte in una forma utilizzabile. In questa maniera i due meridiani regolano le funzioni dell'intero corpo. Cuore «converte» gli input in arrivo attraverso i cinque sensi in appropriate risposte interne e controlla l'intero corpo, essendo il centro del ki e del ketsu. Queste funzioni di motivazione e di integrazione del meridiano di C possono essere percepite in se stessi, nel modo più netto, come battito del cuore.

Squilibri di C sono associati a tensioni nervose causate da shock o affaticamenti, che producono tensione e chiusura nell'area del plesso solare e provocano preoccupazione eccessiva. Questi sintomi potrebbero far venire addirittura a qualcuno il pensiero fisso di avere un cancro, magari perché l'indurimento della lingua è causa di balbuzie, o perché la difficoltà a deglutire lo costringe a schiarirsi la gola di continuo. Quando l'energia del meridiano di C è fuori equilibrio, il sangue tende a correre in testa e il palmo delle mani comincia a sudare. Spesso tali persone hanno problemi di cuore.

La funzione di IT è di convertire cibo in nutrimento per produrre sangue e tessuti e controllare l'intero corpo attraverso la nutrizione. Inoltre aiuta C a custodire il ki in *hara* al fine di mantenere la calma e la tranquillità. Quando c'è rabbia, shock o angoscia il sangue affluisce nel basso ventre che si congestiona. Tale stagnazione di sangue causa sintomi nella bassa schiena e freddolosità alle estremità degli arti inferiori, specie tra le donne. Ecco perché il meridiano di IT è correlato anche con la funzione delle ovaie e con il mantenere la regolarità del ciclo mestruale.

Squilibri di IT sono associati con il trattenere cose dentro di sé, come il nascondere la rabbia o il negare uno stato di shock. Tali stati mentali possono provocare un ristagno di energia nel collo e nell'area delle spalle, la persona si stanca presto e spesso accusa dolore alla parte bassa della schiena e crampi alle gambe. Le funzioni intestinali sono spesso irregolari a causa di problemi di digestione e di assimilazione. Squilibri del meridiano di IT influenzano le funzioni delle ovaie nelle donne e provocano disordini mestruali, emicranie e sintomi nevrotici associati alla maternità.

La condizione dei meridiani di C e di IT si riflette nella carnagione, nella lingua e nell'angolo degli occhi. Nei classici cinesi il cuore è chiamato «il sovrano degli organi, dove origina la consapevolezza (coscienza)». L'intestino tenue, d'altra parte, è considerato «l'organo che riceve e trasforma le sostanze nutritive». Nel pensiero cinese il sovrano o l'imperatore non è necessariamente la persona più importante. Il ruolo dell'imperatore è di avere la responsabilità della nazione in generale, risiedere nella capitale e vigilare sull'intero paese in modo che le misure prese siano appropriate per affrontare le influenze che vengono dall'esterno. Come succede nella realtà, quando questo ruolo non può essere più mantenuto a lungo dall'imperatore, avviene una rivoluzione: il vecchio imperatore decade e uno nuovo prende il suo posto. In modo analogo succede lo stesso al cuore di un individuo, nel caso in cui questo passi attraverso drastici cambiamenti nella propria vita: l'individuo ha allora un cambiamento di vita e «gira pagina».

L'intestino tenue aiuta il cuore assolvendo la funzione pratica di assorbire l'energia grossolana (cibo), convertendola in sangue e carne. Se vogliamo descrivere i due meridiani in termini di postura, la più appropriata è quella seduta a gambe e braccia incrociate, come immersi in profonda meditazione (fig. 17). Le linee di tensione che si formano in questa postura sono all'interno di gambe e braccia. In altri termini il ki (intenzione) è trattenuto per un certo tempo all'interno, per prepararsi a partire in modo attivo.

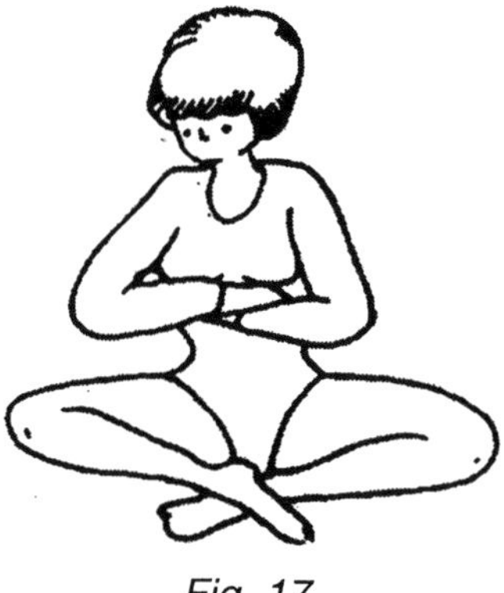

Fig. 17

Nella legge delle Cinque Fasi* i meridiani di C e di IT sono correlati con l'elemento Fuoco, come quelli di MC e di TR. Ma MC e TR sono il «Fuoco Ministro» e sostengono il lavoro del C e di IT, che sono il «Fuoco Sovrano», proprio come i ministri assistono l'imperatore nei suoi doveri.

Meridiani di Rene e di Vescica

La funzione primaria dei reni nella medicina occidentale riguarda la formazione dell'urina, ma i reni lavorano anche per mantenere un equilibrio omeostatico nei fluidi del corpo, come anche per liberare il corpo dalle impurità e regolare i componenti metabolici indispensabili ad ogni organo. Reni e vescica, dal punto di vista della medicina cinese, includono sia la funzione dei surreni e del sistema nervoso autonomo, sia quella degli organi riproduttivi.

In particolare, in Oriente i reni sono considerati, insieme al fegato, come gli organi più legati alla vitalità. Essi controllano l'energia essenziale in tutto il corpo. Così

* Le Cinque Fasi, conosciute anche come i Cinque Elementi, è un sistema filosofico che, assieme al principio Yin-Yang, costituisce la struttura concettuale fondamentale della medicina orientale. Le Cinque Fasi sono Legno, Fuoco, Terra, Metallo e Acqua e tutti i fenomeni in natura vengono classificati sotto una di queste fasi. La caratteristica più importante di queste Cinque Fasi è il rapporto reciproco, che permette ad ogni fase di promuovere o di inibire l'attività delle fasi ad essa collegate.

reni e vescica insieme hanno la funzione di fornire l'energia vitale e purificare i fluidi del corpo.

I reni, in senso lato, lavorano per regolare gli elementi che costituiscono i fluidi del corpo, forniscono i componenti essenziali a tutte le parti dell'organismo e controllano il tutto attraverso la regolazione ormonale. Questo si collega anche agli ormoni sessuali e alla risposta individuale allo stress (surreni). I reni purificano il sangue isolando ed eliminando le sostanze che per il corpo sono tossiche. Il rene destro riflette la condizione dei surreni e del sistema endocrino, ed è stato tradizionalmente considerato come «il fuoco della porta della vita». Le sue disfunzioni sono associate alla fatica e al calore in testa. Il rene sinistro riflette la condizione del metabolismo dell'acqua e regola la formazione delle urine ed è considerato come «il rene dell'acqua». Le sue disfunzioni sono associate all'edema (gonfiore) e al raffreddamento delle estremità.

Squilibri nel meridiano di R (fig. 18) sono associati ai sintomi psicologici delle fobie o alle paure eccessive e al facile trasalire. Queste persone tendono ad essere ansiose e a lavorare in maniera compulsiva, ma non hanno la perseveranza per finire quello che hanno iniziato. Hanno anche la tendenza a esagerare nel fare e a reagire comunque in maniera eccessiva. Per quanto riguarda le caratteristiche fisiche, la loro pelle tende ad essere scura, a mancare di tono ed è incline al gonfiore. La parte inferiore dell'addome e della schiena sono spesso fredde, e sono comuni anche crampi alle gambe. In più possono avvertire pesantezza alla testa con mancanza di sonno, e incapacità di dormire profondamente. L'addome è duro; braccia e gambe possono essere bollenti.

Uno squilibrio della funzione renale è anche indicato dalla notevole riduzione della sicurezza nella capacità prensile nelle ore del mattino. Ci può anche essere un sapore amaro in bocca o alito pesante e la pelle suscettibile ad infezioni ed eczema. Nelle persone con disfunzioni renali ci può essere spesso anche perdita di sangue dal naso.

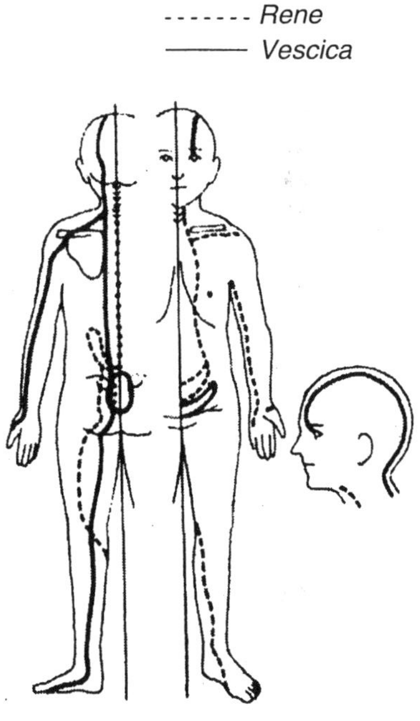

Fig. 18

Il meridiano di V è associato al funzionamento del sistema nervoso autonomo attraverso la ghiandola pituitaria, le cui funzioni sono in connessione con l'intero sistema endocrino. Per questo esso controlla la funzione riproduttiva e l'utero, ma anche gli organi di eliminazione che raccolgono ed espellono una grande quantità di liquido, come risultato dell'azione di filtro (purificazione) sui liquidi del corpo.

Squilibri di V sono associati ad una eccessiva tensione nervosa ed a reazioni esagerate. I muscoli della schiena spesso diventano molto rigidi, a fronte della debolezza della parte bassa del dorso. Gli squilibri in questo meridiano sono causa di sensazioni di dolore nell'angolo interno degli occhi (vicino al naso), mal di testa o pulsazioni nella parte posteriore del capo.

Inoltre ci sono vari sintomi causati da disfunzioni del sistema nervoso autonomo. Alcuni hanno sensazioni di brividi lungo la schiena, oppure dolori lancinanti nella parte bassa della schiena. Sono comuni mal di testa oppressivi da dietro la testa all'arco del naso, ed a volte la schiena si torce per il dolore e la contrazione muscolare. Qualche volta una sensazione di freddo si estende dalla parte bassa dell'addome alle gambe e la frequenza della minzione può sia aumentare che diminuire. Talvolta, questo porta alla cistite (infiammazione della vescica) caratterizzata da un senso di distensione e dolore nel basso addome con la vescica piena ed una sensazione di ritenzione delle urine che persiste dopo la minzione.

Nella tradizione, i meridiani di R e V sono stati associati alle ossa, ai denti, alle pupille, agli organi riproduttivi e ai capelli. La condizione di questi meridiani è anche chiaramente rispecchiata nella funzione delle orecchie. Nei libri classici cinesi i reni sono considerati «ministri forti e capaci, dai quali derivano abilità tecnica ed esperienza». Così i reni venivano intesi come gli organi che facilitano il lavoro degli altri organi, consentendo loro di svolgere le proprie varie funzioni.

La vescica è paragonata ad un «governatore della capitale di uno stato da cui fluisce l'acqua». Così si pensava che questo organo era come un governatore locale che lavorava per regolare la fornitura e le domande di acqua delle altre aree. In questo senso i meridiani di R e V fungono da supervisori delle funzioni degli altri organi.

Quando l'azione di questi due meridiani è descritta in termini di una particolare postura o movimento, quella di prepararsi per una partenza sembra la più appropriata (fig. 19). Questa situazione è proprio come quella di inizio di una gara. Quando si assume sulla linea di partenza la posizione di «a posto... pronti... via!» i meridiani di V e di R possono essere percepiti come le linee di tensione che si formano attraverso l'intero corpo.

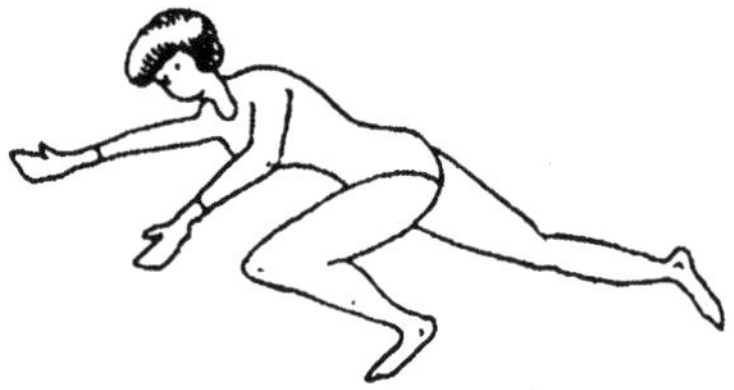

Fig. 19

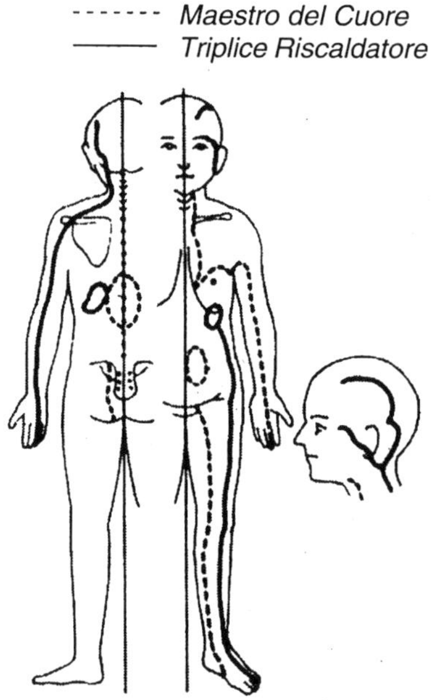

Fig. 20

Meridiani di Maestro del Cuore e di Triplice Riscaldatore

Esiste una certa confusione perfino tra i medici professionisti di medicina orientale riguardo a cosa esattamente si suppone rappresentino i meridiani di MC e di TR (fig. 20). Possiamo avere una loro più precisa comprensione considerando con attenzione cosa dicono su di essi i classici di medicina cinese. Inoltre questi meridiani possono essere accostati a quelli di C e di IT: nelle Cinque Fasi anch'essi appartengono alla «Fase Fuoco». MC trasporta attraverso l'intero corpo il «volere» dell'organo sovrano, il Cuore, mentre TR trasporta in ogni angolo dell'organismo le sostanze assorbite dall'Intestino Tenue. Grazie a questi processi il corpo viene integrato, fornito di vitalità e diventa capace di autodifendersi. Diventa così più comprensibile come mai MC e TR siano coinvolti nelle funzioni di circolazione e di protezione.

MC è considerato da qualcuno equivalente al pericardio, la membrana che ricopre il cuore, ma se è vero che il lavoro di MC è di assistere il cuore nella sua funzione coordinatrice centrale (come è scritto nei classici), esso deve anche essere considerato in relazione alle funzioni della circolazione, includendo il cuore, l'aorta e tutte le maggiori arterie e vene, per non parlare dei dotti linfatici.

Il meridiano di TR, in coppia Yin-Yang con quello di MC, è descritto nei classici come avente funzione, ma non forma. Qualcuno perciò è arrivato alla conclusione che TR rappresenti una funzione fisica non correlata ad una qualche specifica struttura e ciò impedisce di riconoscere il suo reale significato. A differenza di MC, che è correlato con le funzioni della circolazione centrale, TR controlla la circolazione periferica e il flusso linfatico. Ciò significa che TR è intimamente connesso anche con la pelle, con le mucose e con le membrane sierose che sono nutrite dai capillari periferici e dalla rete linfatica.

Nella Medicina Tradizionale Cinese il corpo è diviso in tre aree, ciascuna con un proprio «riscaldatore». Un «riscaldatore» è un'area di produzione di calore (centro di attività metabolica). Così TR rappresenta anche, nella tradizione, una classificazione di attività metaboliche (generazione di calore) negli organi situati nelle parti alta, media e bassa del tronco. In questo sistema la cavità del torace, la metà superiore della cavità addominale (sopra l'ombelico) e la metà inferiore sono governate dai riscaldatori superiore, medio ed inferiore. Ecco perché TR consiste in tre parti, ciascuna di esse con una funzione distinta.

MC è strettamente associato con le risposte emozionali, dato che assiste il cuore nel prendersi cura delle funzioni della circolazione centrale. Ciò non include solo le funzioni di cuore e pericardio, ma l'attività del sangue nei vasi principali e dei dotti linfatici. MC esegue la volontà di Cuore ed è coinvolto nella circolazione del sangue che regola la distribuzione delle sostanze nutritive. In tal modo MC può inibire o stimolare il funzionamento di tutti gli organi.

Squilibri nel meridiano di MC sono associati con esaurimento per concentrazione troppo forte, lavoro nella stessa posizione per troppo tempo e senso di confusione mentale. Persone con questi problemi spesso trovano difficoltà nel rilassarsi e il sangue che sale alla testa causa calore in testa, mentre le estremità si raffreddano. Talvolta c'è disagio nella ragione del piloro (area sopra l'ombelico), polso rapido, pressione del sangue non normale e pirosi (bruciore di stomaco). Nei casi più seri appaiono attacchi di angina. Sono anche comuni sintomi come insonnia, palpitazioni, fiato corto, fitte improvvise e dolorose o un senso di oppressione al petto.

Il meridiano di TR è associato con il mesentere, che è attaccato all'intestino tenue, il quale ha un ruolo vitale nell'assimilazione. Inoltre, grazie al suo controllo sulla circolazione periferica, regola la giusta distribuzione delle sostanze nutritive. Squilibri in questo meridiano sono associati alle difficoltà nel campo delle relazioni con gli altri, all'essere sempre sulla difensiva, e in «guardia». Questo tende a causare rigidità e tensione dappertutto. Gli avambracci diventano tesi e rigidi così come i pugni che sono costantemente serrati. La testa spesso è pesante come se fosse coperta con qualcosa. Tali soggetti sono eccessivamente sensibili ai cambiamenti ambientali e risentono negativamente di improvvisi cambiamenti di temperatura e di umidità: inoltre tendono ad avere costituzioni allergiche. Le mucose del naso e della gola diventano ipersensibili e i nodi linfatici si ingrossano facilmente. Hanno raffreddori continui e occhi e gola ne fanno le spese. A parte questo c'è un senso di oppressione al petto e alla parete addominale e la superficie della pelle in generale è ipersensibile, il che causa solletico, prurito e ipersensibilità al dolore. Sono anche comuni eczemi e orticaria. Con questa costituzione facilmente si formano edemi e talvolta fenomeni di intorpidimento alle braccia e alla nuca.

Nei classici cinesi MC è descritto come «un ufficiale di palazzo da cui derivano piacere e allegria», enfatizzando così il suo ruolo nel diramare le intenzioni del cuore o nel dare espressione alle emozioni. TR, d'altra parte, è descritto come «l'ufficiale responsabile dei lavori dell'acqua». In Cina, storicamente, il controllo dell'acqua dei fiumi era di primaria importanza nell'amministrazione del territorio e in modo simile il meridiano di TR ha il compito vitale di regolare il metabolismo dell'acqua nel corpo. La funzione di base rappresentata da questi due meridiani è di far circolare il ki nutritivo e protettivo nelle zone centrali e periferiche del corpo. Se questi meridiani dovessero essere rappresentati da una postura, quella di rannicchiarsi quando si ha freddo abbracciando il corpo (per prevenire la perdita di calore) e di strofinare braccia e gambe per conservare il calore è una immagine adeguata per illustrare le loro funzioni (fig. 21).

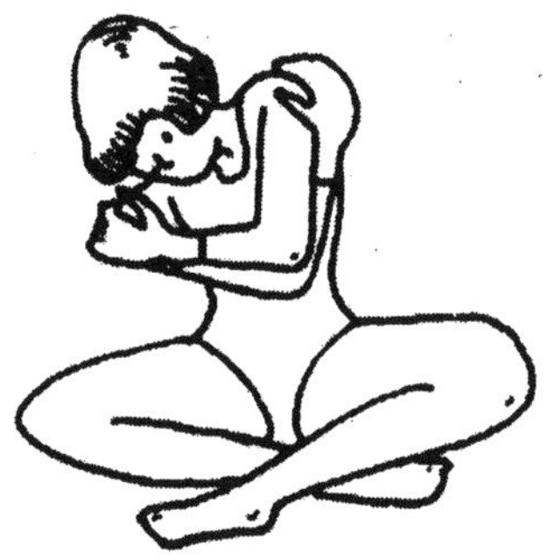

Fig. 21

Meridiani di Fegato e di Vescica Biliare

Il meridiano di F (fig. 22) è chiaramente associato all'organo del fegato, che anche nella medicina occidentale è considerato un organo vitale. Il meridiano di VB è a sua volta associato alla cistifellea. Il suo significato in senso più ampio, comunque, è più strettamente legato alla concezione orientale di «bile» come fonte di forza e decisione. Le funzioni della cistifellea, che includono il deposito e la liberazione della bile, ovviamente sono parte delle molteplici funzioni del meridiano di VB. Ma in termini psicologici, la cistifellea può essere associata più strettamente alla funzione del sistema endocrino. I meridiani di F e di VB possono essere considerati come quelli che condividono l'immagazzinamento e la distribuzione o che determinano la distribuzione di energia vitale grazie alla loro azione di immagazzinare e rilasciare le sostanze essenziali.

Il fegato lavora per immagazzinare sostanze nutritive e assicura il rifornimento vitale dell'energia di cui ha bisogno il corpo per mantenersi attivo. Aumenta anche le riserve di sangue e decompone le sostanze nocive rendendole innocue. La funzione primaria assoluta del fegato è quella di mantenere l'individuo in pieno vigore. Squilibri nel meridiano di F sono associati alla perdita di vitalità, a momenti di sforzi intensi e motivati seguiti da estrema spossatezza, al cattivo umore e alla facilità ad essere disturbati da rumori. Anche la depressione dopo un'eccitazione emotiva, l'emozionarsi facilmente, la tendenza ad alzare la voce sono associati a squilibri del fegato. In termini di sintomi fisici, gli occhi perdono la loro lucidità, tutto diventa giallastro, e possono esserci vertigini quando si sta in piedi. C'è un declino inspiegabile nell'attività sessuale o manifestazioni occasionali di febbre ed anche problemi alla prostata ed ai testicoli. Si manifestano anche dolori al sacro e al coccige, emorroidi, tensione nella regione dei fianchi, una sensazione di pressione nell'ipocondrio destro (l'area sotto le costole), mancanza di appetito, nausea o mal di testa.

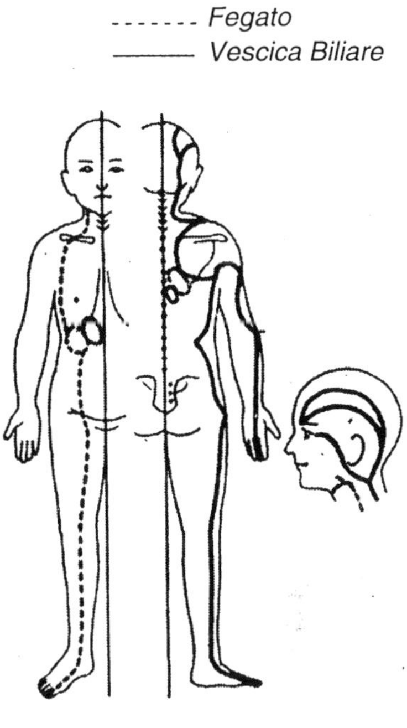

Fig. 22

La Vescica Biliare controlla la distribuzione delle sostanze nutritive in tutto il corpo, la quantità e il bilanciamento degli enzimi digestivi (includendo saliva, succo pancreatico, bile, ed enzimi intestinali), e controlla anche gli ormoni della tiroide. È anche l'organo collegato alla capacità di prendere decisioni e decidere la reazione o il decorso dell'azione.

Squilibri nel meridiano di VB si associano ad eccessiva preoccupazione per i minimi dettagli, ad una tendenza a spaventarsi eccessivamente e a non riuscire ad addormentarsi per la difficoltà di prendere decisioni. Anche in questo caso gli occhi si affaticano e manifestano sintomi di stress, diventano gialli, accumulano muco, si annebbia la vista e aumenta la pressione oculare. Un'altra tendenza è non prendersi abbastanza tempo per mangiare e così la liberazione della bile è insufficiente e ciò porta a stipsi o diarrea. Anche la pelle diventa giallastra, le articolazioni delle braccia e delle gambe si irrigidiscono e il corpo nel suo insieme diventa piuttosto rigido. In più ci sono i sintomi seguenti: bruciori di stomaco, nausea occasionale al mattino, dilatazione dello stomaco, tensione alle spalle con occasionale dolore forte al fianco (nevralgia costale), spasmi e dolori nel tratto biliare e allo stomaco, iperacidità, ulcera duodenale e tosse seguita da catarro.

Nella tradizione si ritiene che la condizione dei meridiani di F di VB si rifletta negli occhi e nelle unghie, ma i sintomi di squilibri in questi meridiani appaiono abbastanza spesso nella regione dei fianchi. Inoltre questi organi sono associati all'iride e alla visione, ai tendini (specialmente il tendine d'Achille), agli organi sessuali e alla risposta sessuale come anche al movimento delle varie articolazioni.

Nei classici cinesi il fegato è paragonato al «un generale dell'esercito che decide la strategia». Questo significa che, come un generale dell'esercito, il fegato deve stabilire in che modo devono essere usate le riserve di energia vitale del corpo. La vescica biliare è chiamata «l'ufficiale imparziale che prende decisioni». Così presumibilmente essa esegue la volontà del generale, mettendo in pratica le sue decisioni sulla linea del fronte. L'imparzialità è qui importante, perché altrimenti lo scopo iniziale potrebbe essere frainteso e la pianificazione e la strategia (del fegato) potrebbero diventare inutili.

Quando le funzioni dei meridiani di F e di VB sono descritte come atteggiamenti si possono paragonare alla postura in cui la persona guarda di qua e di là per decidere in quale direzione andare (fig. 23). Ecco perché entrambi i meridiani hanno a che fare con i lati del corpo. Ne consegue che la loro energia entra in gioco quando il corpo si gira da una parte o dall'altra, come nel caso in cui si cerca di decidere in quale direzione andare.

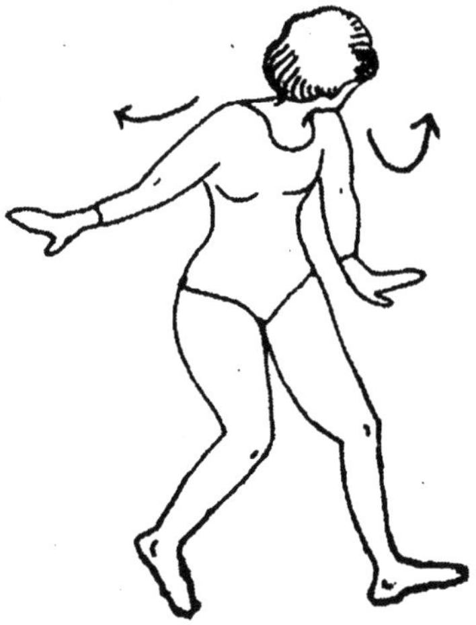

Fig. 23

5. Esercizi di Base

Come praticare gli Esercizi di Base

Il mio obiettivo principale nello sviluppare gli esercizi per immagini fu quello di portare le persone a sperimentare l'essenza di cosa significhi essere vivi e così di confermare per se stessi i concetti profondi della medicina orientale. Per poter sperare di comprendere con l'intuito gli aspetti teorici presentati in questo libro, occorre una pratica quotidiana. Non è tanto importante l'ora del giorno in cui fare gli esercizi, se essi vengono comunque immessi, senza dimenticanze, nella routine quotidiana. Se si decide che il tempo migliore è prima di andare a letto, bisogna essere certi di tenere del tempo da parte per essi, perché, se è vero che gli esercizi per immagini sono benefici, il solo conoscerli teoricamente porta ben poco beneficio. Se si decide che il tempo migliore è appena alzati, bisogna essere sicuri di alzarsi presto abbastanza. Dal momento che gli Esercizi di Base richiedono veramente poco tempo, dell'alzarsi a tempo debito per eseguirli, si dovrebbe farne una questione essenziale. Se si desidera eseguirli dopo aver badato a qualche altro lavoro precedente, si può anche farlo, ma se non si è programmato prima il tempo per farli è facile dimenticarsene. Possono essere fatti tra un lavoro domestico e l'altro o nelle pause di lavoro, ma occorre ricordare che serve dello spazio per sedersi e sdraiarsi sul pavimento. Si può anche scegliere di farli appena ritornati dal lavoro e prima di fare qualsiasi altra cosa. Il punto fondamentale è di immettere gli Esercizi di Base nella routine giornaliera e non scordarsi di farli. Non hanno bisogno di congegni meccanici o di equipaggiamento speciale e possono iniziare e finire in qualsiasi momento lo si desideri. Tutto ciò che viene richiesto è di convincere la mente a mettere da parte ogni giorno un po' di tempo per essi.

Il modo più facile e veloce di iniziarli è di partire con la Respirazione per immagini in posizione eretta. Stare in piedi, rilassati, a gambe divaricate con i piedi appena più larghi delle spalle; le mani sono appoggiate sul basso addome per sentire la respirazione in quell'area. Dopo aver respirato così per circa un minuto, cominciare l'Esercizio «A», lo stretching dei meridiani di P e IC, e proseguire per tutti i sei Esercizi di Base (fig. 24). Poi rimanere sdraiati sul dorso e terminare con la Respirazione per Immagini (Esercizio «Z»). Tutto ciò che bisogna fare alla fine degli esercizi è stare sdraiati sulla schiena con braccia e gambe distese e rilassarsi. Percepire se stessi

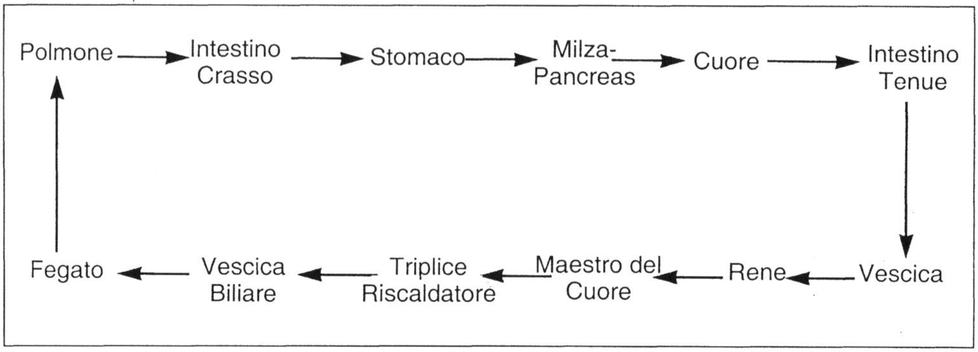

Fig. 24 Ordine dei meridiani

come totalmente rilassati dalla testa ai piedi e mantenere la consapevolezza sulla respirazione e su ciò che il corpo sente. È essenziale eseguire questa sequenza minima per lo meno una volta al giorno senza dimenticarsene.

Se non si è pressati dal poco tempo e si vuole ottenere il massimo beneficio dagli Esercizi di Base, si può includere lo stretching di Vaso Concezione e di Vaso Governatore (Esercizi «p» e «q») da fare prima di iniziare le sequenze degli esercizi da «A» a «D». Questo permetterà di sincronizzare meglio il respiro e i movimenti durante la pratica degli Esercizi di Base. Inoltre nello stretching di VC verranno ulteriormente stimolati i sei meridiani Yin e nello stretching di VG i rimanenti sei meridiani Yang.

Tutto ciò che si deve fare è seguire le istruzioni e eseguire gli Esercizi di Base nell'ordine dato. Ciò permetterà sicuramente di ottenere il massimo risultato anche con il minimo esercizio giornaliero. L'intera sequenza degli Esercizi di Base può essere fatta in meno di cinque minuti, ma il beneficio è maggiore se essi vengono praticati lentamente e con attenzione. È meglio programmare almeno dieci minuti per la loro esecuzione.

Più che eseguire questi esercizi sui meridiani in rapida successione è preferibile, raggiunta la posizione di allungamento, sostare per percepire come ciò faciliti lo scorrere dell'energia nel meridiano in questione e l'allentamento della tensione. Poi, dopo aver finito un esercizio ed essere ritornati nella posizione iniziale, si provi a sentire, stando fermi, la sensazione che perdura lungo i meridiani. È importante percepire questi meridiani nel proprio corpo come una «sensazione di vita», piuttosto che solo come qualcosa tracciato su diagrammi.

Per eseguire tutti gli esercizi in una sequenza scorrevole, prima di iniziare a spostare il centro di gravità per effettuare l'allungamento, è necessario imparare come muovere gambe e braccia in funzione dell'esercizio seguente. Occorre porre la massima attenzione a ciò che avviene all'interno del proprio corpo e non interessarsi troppo della forma esterna, perché in questo caso tutto lo sforzo sarebbe indirizzato nel tenere gambe e braccia nel giusto posto e andrebbe persa la sensazione più importante del meridiano che si sta allungando. Mantenere sempre l'attenzione sulla respirazione ed essere sensibili a come il corpo risponde ad ogni esercizio.

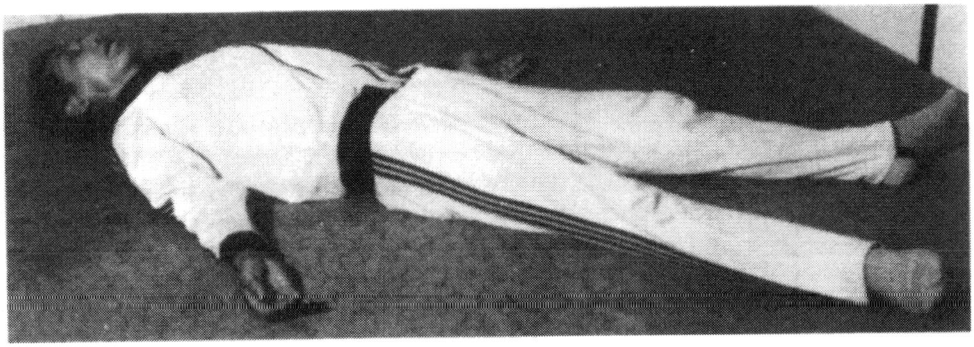

Fig. 25

Esercizi «Z» e «I» (posizioni iniziali)

Prima di eseguire questi esercizi, occorre acquistare consapevolezza del corpo e sperimentare la respirazione come «il respiro della vita». A questo scopo sdraiarsi supini sul pavimento in totale relax e iniziare gli esercizi per immagini come spiegato precedentemente (fig. 25). Portate semplicemente attenzione a come ci si sente in quel momento nel proprio corpo. All'inizio, è meglio chiudere gli occhi per evitare distrazioni da stimoli esterni. Una volta raggiunto il rilassamento completo, con l'attenzione centrata sulla respirazione attraverso l'*hara*, è indifferente se gli occhi sono aperti o chiusi. Nello yoga questo primo esercizio è chiamato *Shavasana*, o posizione del cadavere.

Consiglio di prendere l'abitudine di rilassarsi totalmente con l'Esercizio «Z» ogni sera prima di andare a letto. Per chi ha difficoltà ad addormentarsi, il tempo prima di andare a dormire potrebbe essere quello ideale per praticare l'esercizio «Z». Siate creativi nello sviluppare un'immagine mentale che lavori al meglio per un totale relax e respirare lentamente e profondamente nell'addome inferiore. Se l'immagine mentale è azzeccata, l'addormentarsi diventerà un'esperienza estremamente piacevole, che condurrà ad un sonno profondo e ristoratore.

Questa postura dovrebbe essere la posizione con cui iniziare e concludere tutti gli esercizi per immagini. Si potrebbe anche dire che lo scopo ultimo degli esercizi per immagini è quello di essere in grado di fare l'Esercizio «Z» perfettamente (cioè in totale relax). Ecco perché, qualsiasi esercizio si faccia, è bene terminare sempre in questa maniera. Inoltre, dal momento che «la fine è sempre un nuovo principio», iniziare e finire gli esercizi in questa maniera acquista senso. Infatti è così possibile confrontare come ci si sentiva prima e come ci si sente dopo l'esercitazione e con ciò verificare i cambiamenti apportati dagli esercizi.

Fare l'esercizio «Z», all'inizio degli Esercizi di Base per il tempo che occorre per fare alcuni respiri profondi e rilassanti; poi alzarsi in piedi e continuare a respirare nella stessa maniera in posizione eretta (figg. 26 e 27). In questa posizione si può sentire come l'energia a disposizione del movimento proviene dalla pianta dei piedi. Nessun movimento può essere fatto correttamente quando i piedi sono instabili o quando non si è ben in equilibrio. Solo se i piedi sono saldamente in contatto con il suolo, i movimenti nella parte superiore del corpo possono essere fatti con facilità e grazia. A parte la posizione, se durante la fase espiratoria della Respirazione per immagini il bacino è

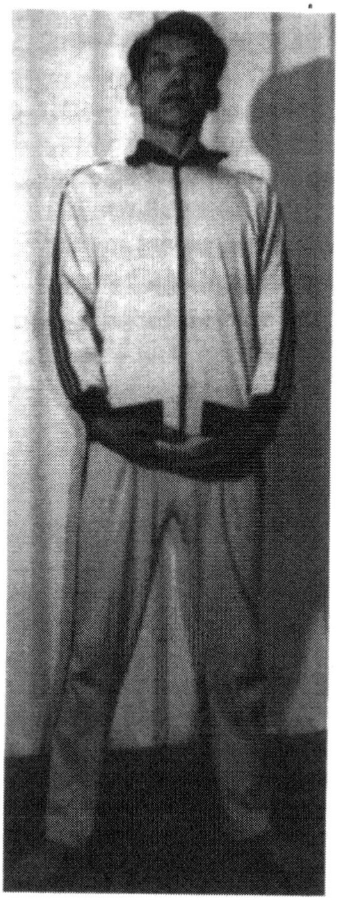

Fig. 26

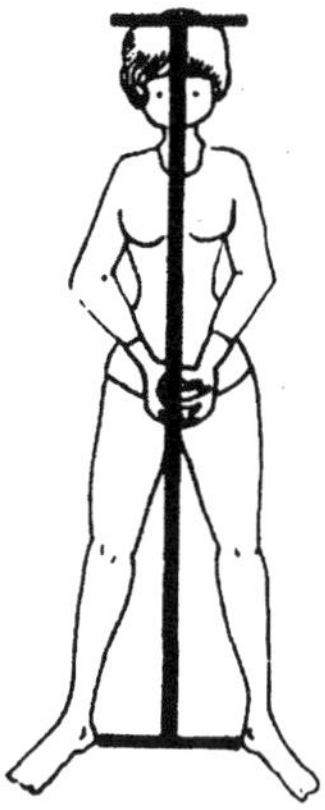

Fig. 27

instabile e non allineato, nel momento in cui l'espirazione è alla fine e l'addome è rilassato si può perdere l'equilibrio. Il professor Michizo Noguchi afferma che «la vita [la zona della cintura *N.d.T.*] è la nostra seconda base».

Il significato di «vita» in questo caso è lo stesso di *hara*, il punto focale dell'energia nell'addome inferiore da cui il ki fluisce e rifluisce ad ogni respiro. Dal punto centrale appena sotto l'ombelico una sensazione di pienezza o di peso dovrebbe estendersi giù fino ai piedi per dare saldo sostegno a tutto il corpo. In relazione al giusto modo di *stare* dell'Esercizio «I», non c'è solo da tenere i piedi ben appoggiati sul pavimento, ma occorre anche che il centro del ki (il centro dell'essere fisico) sia tenuto in equilibrio al centro dell'addome inferiore. Se si è troppo coscienti dei piedi «il ki sarà fatto cadere in basso» per prendere a prestito un'espressione giapponese e questo farà sentire irrequieti ed ansiosi. Si avrà difficoltà a stare fermi in piedi per lungo tempo, si scoprirà che la cosa più facile per mantenere l'equilibrio, e la padronanza di sé, è stare con i piedi larghi circa quanto le spalle e sentire la propria energia ben radicata in *hara*.

Esercizi «p» e «q» (meridiani di Vaso Concezione e di Vaso Governatore)

Il sistema dei meridiani tradizionali prevede per la circolazione del ki dodici vie normali per ogni lato del corpo. Questi dodici meridiani sono raggruppati in sei coppie Yin-Yang in relazione alle funzioni vitali di base, come spiegato precedentemente. In aggiunta ai dodici meridiani normali, la Medicina Tradizionale Cinese prevede altri otto meridiani extra, che sono vie speciali per il ki. Vaso Concezione e Vaso Governatore rappresentano eccezioni tra i meridiani extra in quanto hanno punti indipendenti*, che sono

* I punti indipendenti sono punti di agopuntura che appartengono primariamente ad un meridiano.

situati sulla linea centrale anteriore e posteriore del corpo. La particolarità più straordinaria di questi due meridiani è che essi regolano il flusso di energia nei meridiani normali. VC e VG sono chiamati i serbatoi del ki rispettivamente per i meridiani Yin e per i meridiani Yang.

In altri termini questo significa che ci sono sei meridiani extra (vasi), oltre ai dodici normali (sei coppie Yin-Yang). Al di sopra di questi meridiani ci sono due meridiani extra di maggior importanza, VC e VG. Sarebbe bene iniziare gli Esercizi di Base con lo stretching di VC Yin e poi con quello di VG Yang. Dal momento che il corpo è già pronto per il movimento, essendo passato dalla posizione distesa a terra a quella eretta dell'Esercizio «I», si può dire che l'energia del corpo ha cambiato stato, passando da quello Yin (passivo) a quello Yang (attivo). Infatti, anche solo lo stare in piedi crea possibilità di movimento. Ma nulla è ancora stato realmente messo in moto e quindi il ki è ancora profondamente inattivo. Per attivare e distendere il ki, immaginare che l'*hara* si muova in avanti, mentre ci si flette all'indietro. Le due mani, posate sul dietro delle cosce in modo rilassato, danno sostegno alla flessione posteriore; e anche il capo è flesso il più possibile all'indietro (figg. 28 e 29).

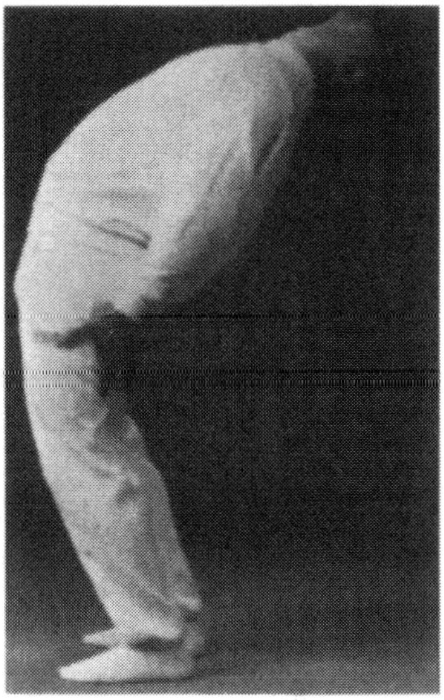

Fig. 28

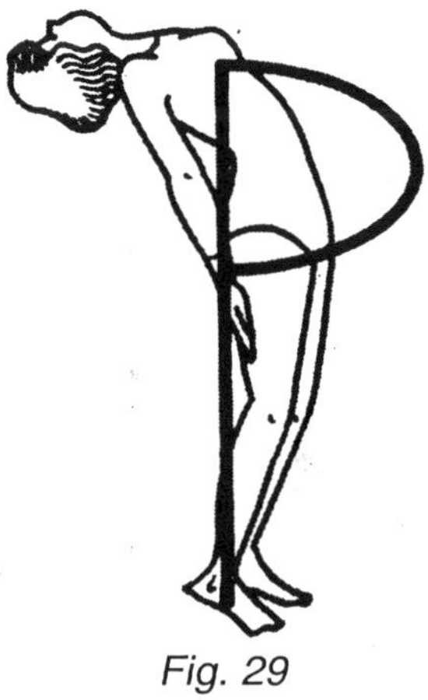

Fig. 29

Le linee di tensione che vengono avvertite lungo la linea centrale dell'addome corrispondono a VC. È il flusso di ki che regola tutti i meridiani Yin. Nello stretching di VC, in un certo senso, ci si apre al mondo esterno e le influenze esterne vengono accolte senza resistenza. Esso è un meridiano che corre lungo la linea centrale sul davanti del corpo ed ha 24 punti indipendenti, iniziando dal perineo e finendo proprio al centro della mandibola. Per i nostri propositi, comunque, è più facile concepire questo meridiano come la linea di tensione che si produce quando ci si flette all'indietro con la pancia spinta in avanti.

Dopo la flessione indietro per allungare il VC, immaginare di muovere l'*hara*, il centro della fisicità, verso dietro. Poi, flettere il corpo in avanti come se si volesse mettere la testa tra le gambe, e circondare le cosce con le braccia (figg. 30 e 31).

La linea di tensione che si forma nel profondo sulla linea centrale della schiena è VG. Esso ha 28 punti indipendenti e inizia dalla punta del coccige, va verso l'alto fino al vertice, correndo lungo tutta la linea mediana del capo e scende centrale sul davanti

Tutti i meridiani normali hanno punti indipendenti, ma non così la maggior parte dei meridiani extra. I meridiani senza punti indipendenti condividono punti che appartengono ad altri meridiani.

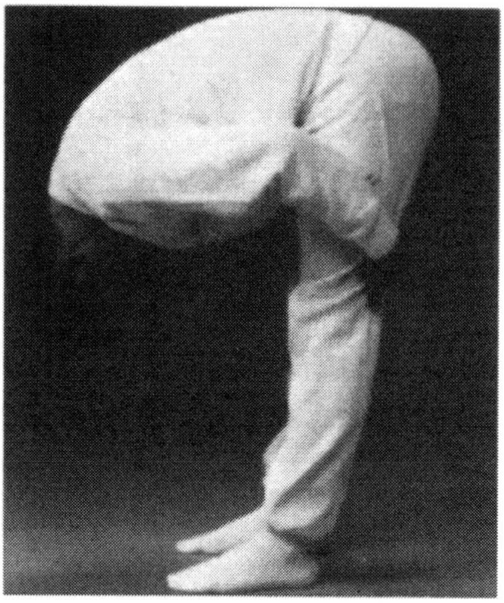

Fig. 30

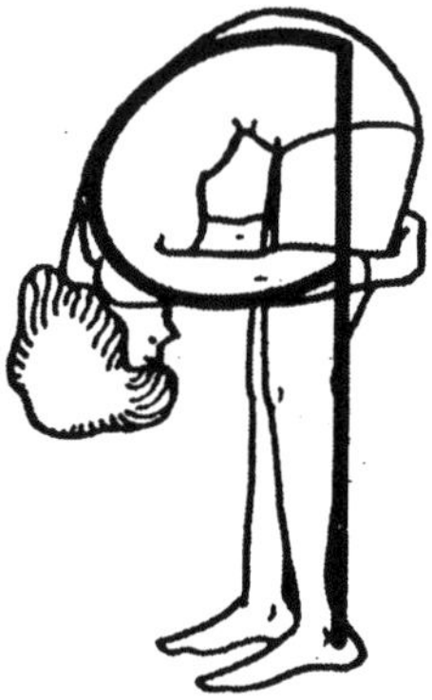

Fig. 31

fino al punto centrale della mascella superiore. La tensione lungo VG è molto più forte durante l'ispirazione. Durante l'espirazione il ki viene liberato e l'intero corpo si rilassa.

Nell'allungo di VC la pancia è spinta in avanti e il petto è in espansione, così in effetti ci si apre all'esterno e si libera ki. Nell'allungo di VG, con la flessione avanti a livello della vita e le braccia intorno alle cosce, la faccia è nascosta e l'energia è attirata verso l'interno. Questi due Esercizi di Base raffigurano le due più fondamentali funzioni della vita, in cui la forza del ki è diretta sia verso l'interno che verso l'esterno (cioè attirata in dentro o spinta verso fuori).

Non bisogna considerare questi esercizi sui meridiani solo come mezzo per allungare e rendere agili muscoli ed articolazioni. Lo stretching in questo contesto non vuol dire solo allungare o tirare qualche parte, ma riguarda soprattutto un atto di estensione o espansione che libera energia latente e giacente dentro di noi. Tali esercizi devono servire come una forma di espansione fisica per liberare, attraverso l'atto dello stretching, ciò che si sta tenendo dentro. Essi sono un'opportunità per contattare il proprio corpo e dare espansione al proprio essere interiore attraverso il movimento. Dopo aver praticato la sequenza intera degli Esercizi di Base si inizierà ad ottenere una migliore esecuzione di questi due primi esercizi ed a riconoscere chiaramente la sensazione lungo i meridiani.

Esercizio «A» (meridiani di Polmone e di Intestino Crasso)

Per allungare i meridiani di P e di IC, mettersi in piedi, a gambe divaricate larghe appena più della larghezza delle spalle, con le dita dei piedi rivolte naturalmente in fuori e le mani dietro la schiena con palme rivolte verso dietro. Agganciare i pollici e portare le mani verso l'altro. Le dita sono il più possibile allungate in modo che guardino in direzioni opposte, le ginocchia sono tese e il peso è soprattutto sulla base del 5°

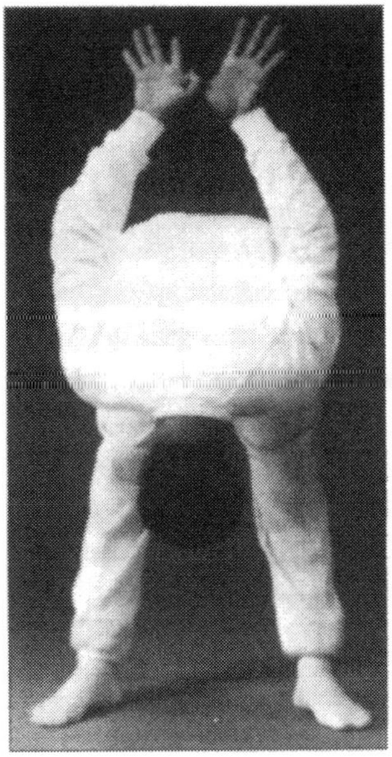

Fig. 32

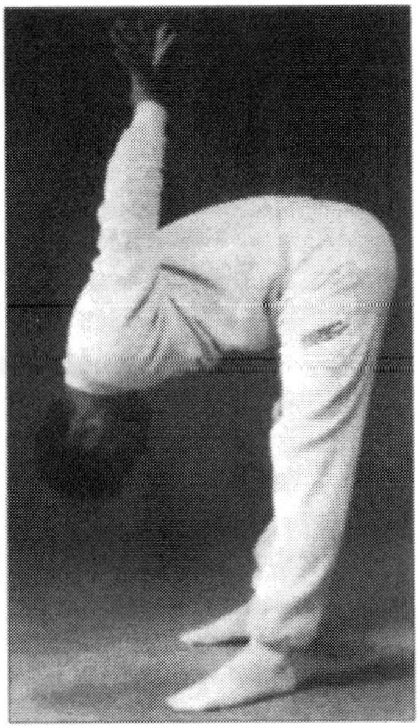

Fig. 33

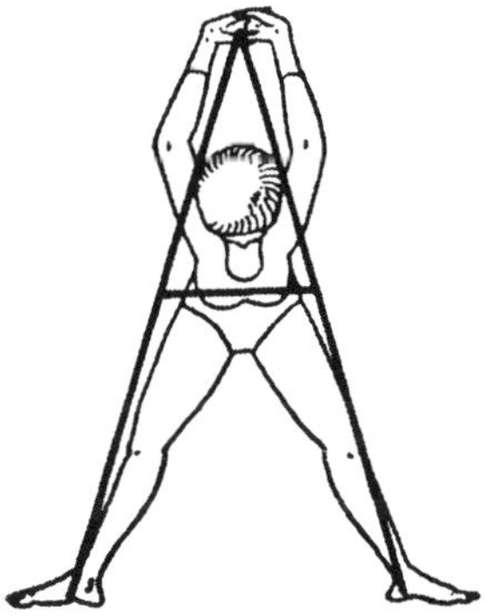

Fig. 34

dito dei piedi. Flettersi in avanti ad ogni espirazione un po' di più. Le braccia sono in alto, con i gomiti tesi (figg. 32-34).

Quando il corpo è al massimo dello stretching in avanti, pian piano cominciare ad inspirare. Si avvertirà una linea di tensione o di rigidità dietro le gambe, nell'addome, nella schiena e nelle braccia. Nell'esercizio «A» la linea che dà una sensazione di formicolio o di dilatazione corrisponde ai meridiani di P e di IC. Tale sensazione non deve essere percepita come risultato dell'uso della forza per allungare queste parti. Quando si inspira e il corpo si riempie di ki, si può sentire una linea di tensione svilupparsi lungo il percorso di P e IC. Può essere avvertita come una sensazione di muscoli che tirano. Quando ci si sforza per stendere le braccia avanti, i muscoli si tendono inutilmente e la linea di tensione diventa indistinta e difficile da percepire. Immaginare che le braccia siano tirate avanti da qualcun altro. Paragonare la propria posizione con quella della figura. Se si fa uno sforzo fisico per sostenere una parte in particolare, ciò impedirà di sentire le linee dei meridiani. È importante tenere a mente l'immagine dell'energia ki che fluisce dal punto centrale dell'*hara* lungo braccia e gambe.

Negli esercizi convenzionali c'è la tendenza a forzare uno stretching o ad aggiungere un rimbalzo per aumentare l'estensione del movimento. È vero che le membra del corpo possono guadagnare flessibilità se si può sopportare il disagio di allungarle a forza, ma il miglioramento ottenuto in questo modo è solo un risultato della ripetizione. Deve essere chiaro che l'allungamento con l'uso della forza è l'esatto contrario di ciò che si intende in questi esercizi sui meridiani.

Negli esercizi per immagini occorre sviluppare ed assaporare la sensazione di un buon stretch, senza mai tentare di forzarlo. Per aiutare un allungamento facile e rilassante, dopo ogni inspirazione espirare lentamente e con molta calma. Di solito è difficile ottenere rilassamento in una posizione di stretch con il solo aiuto del pensiero. Ma se mentre si espira lentamente si immagina che il ki si stia liberando (come l'aria che fuoriesce da un palloncino bucato) si è in grado di avvertire che l'intero corpo lentamente si sta rilassando.

Dopo aver raggiunto un rilassamento completo, inspirando di nuovo si dovrebbe poter avvertire che le linee dei meridiani si espandono ancora di più. Di nuovo si sentirà la tensione svilupparsi lungo le stesse linee. Allora espirare lentamente e sentire il rilassamento arrivare insieme con il respiro che esce. Ripetere questa respirazione e rilassamento per circa tre volte nella posizione dell'Esercizio «A» e lentamente ritornare in posizione eretta.

Esercizio «B» (meridiani di Milza-Pancreas e di Stomaco)

Per portare in stretch i meridiani di MP e di S, per prima cosa sedersi in posizione *Seiza** per poi lentamente andare all'indietro con il busto (figg. 35 e 36). Scendendo con il dorso verso terra, allargare i piedi per poggiare a terra i glutei. Sebbene nella maggior parte dei soggetti distesi in questo modo sulla schiena, le ginocchia rimangano sollevate da terra, non c'è alcun bisogno di portarle forzatamente in appoggio. Mantenere solo la parte inferiore delle gambe fuori dal bacino, di lato alle anche, in modo che le ginocchia siano vicine. Quando schiena e spalle sono a terra, allungare le braccia in

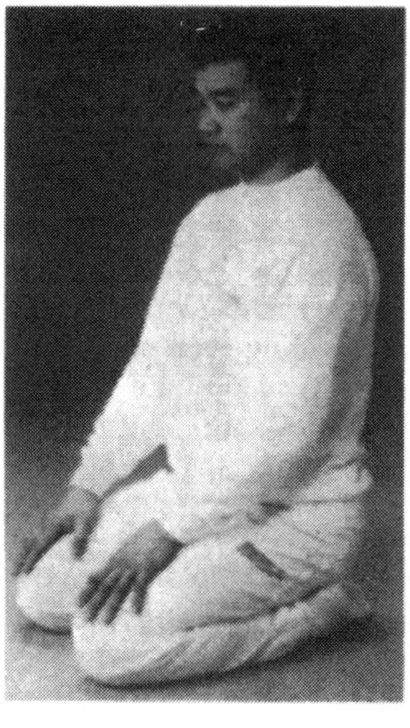

Fig. 35

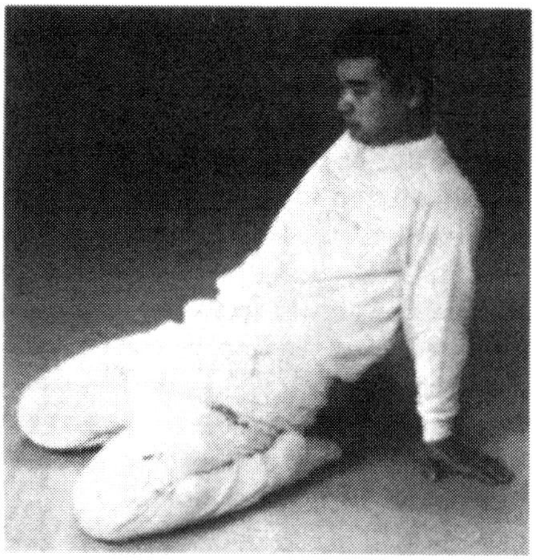

Fig. 36

* *Seiza* è la tradizionale postura seduta giapponese in cui si sta a busto eretto con le gambe ripiegate sotto le anche. Sedere in Seiza è diventato meno usuale in Giappone con l'avanzare dell'occidentalizzazione, ma è tuttora considerata la postura a sedere più convenzionale e ideale.

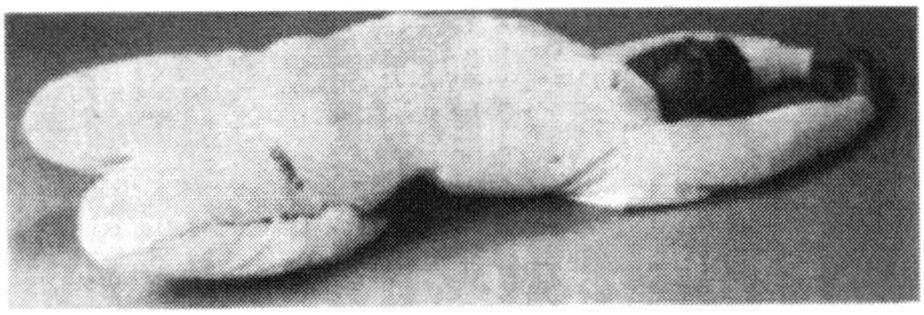

Fig. 37

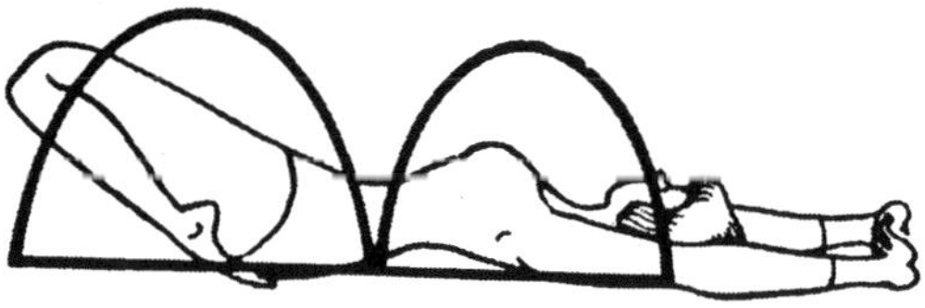

Fig. 38

alto oltre la testa, intrecciare le dita delle mani con le palme girate verso il capo (figg. 37 e 38). Poi prendete un respiro e allungare l'intero corpo estendendolo e stirandolo. Naturalmente la schiena si staccherà dal pavimento e le ginocchia si apriranno: ciò è perfettamente corretto. Le linee di tensione che si formano sul davanti del corpo e lungo la colonna, così come ai lati delle braccia, corrispondono ai meridiani di MP e S.

In questo esercizio, lasciando che le ginocchia si aprano, la schiena arriverà a terra piuttosto facilmente, ma i meridiani non saranno completamente in allungo. Pur evitando di tener rigidamente unite le ginocchia, provare a tenerle vicine al meglio possibile, senza sforzo eccessivo. Perché ciò sia più facile, mantenere i piedi ai lati del bacino, la schiena e le anche a terra. Una volta che il corpo è ben allungato, espirare con calma allentando lo sforzo e percepire come l'intero corpo si rilassa.

In altri tipi di esercizi di stretching le parti poco flessibili vengono spesso allungate a forza. Anche se ciò allungherà muscoli e tendini, mai potrete sentire l'energia fluire attraverso l'intero corpo o imparare a liberare ki nei meridiani, allentando così le linee di tensione. È invero molto difficile rilassare le parti dopo aver forzato uno stretch fino al limite massimo.

Il miglior modo per lasciar andare la tensione è sperimentare cosa vuol dire rilassarsi con la Respirazione per Immagini in cui viene liberato ki ad ogni espirazione. Per prima cosa occorre avere un'immagine chiara, praticando tale reapirazione in posizione supina, di come il ki si espanda e riempia l'intero corpo partendo dall'*hara.* Nella fase inspiratoria il ki dovrebbe riempire l'addome inferiore ed espandersi in periferia verso gli arti e poi nell'espirazione fluire all'esterno, lasciando una sensazione di totale rilassamento. Con questa immagine mentale, la tensione nel corpo si scioglierà naturalmente mentre si esegue lentamente e gentilmente lo stretch. Così facendo si potrà sperimentare una sensazione di distensione.

Il punto più importante negli esercizi per immagini è non forzare lo stretch, ma lasciare che esso avvenga un po' alla volta ad ogni espirazione. Inspirare dopo ogni espirazione completa rimanendo nella posizione di totale allungamento raggiunta come risultato dell'aver rilasciato ki. Quando si inspira, si sentirà una volta di più un aumento di tensione sulle stesse linee che erano state allentate durante la precedente espirazione. Nell'inspirazione si riempiono di ki gli stessi meridiani di prima e si potrà sentire di nuovo la tensione salire lungo le medesime linee. Rimanendo nella stessa posizione, dopo aver preso un profondo respiro, percepire le linee di tensione e poi, lentamente, espirare.

La capacità di rilassarsi ad ogni espirazione dipende interamente dalla profondità e dalla regolarità della stessa. È difficile discernere la sottile differenza tra tensione e rilassamento nei meridiani quando la respirazione è forzata e irregolare. Una delle cose più importanti, negli esercizi per immagini, dopo aver finito ogni esercizio, è rilassare interamente il corpo e percepire il proprio respiro.

Anche quando si crede di essere totalmente rilassati, ci sono delle tensioni residue che non si è in grado di eliminare per rilassare totalmente i muscoli. Se fosse vero che i muscoli scheletrici si contraggono solo sotto il nostro controllo cosciente noi dovremmo essere in grado di rilassare completamente, a volontà, tutta la nostra muscolatura. In realtà anche dopo aver cercato di rilassarci, rimane comunque una grande quantità di tensione. L'aiuto fondamentale degli esercizi per immagini è di fornire una percezione di quella forza dentro di noi che coordina i nostri muscoli sopra e al di là del nostro controllo cosciente.

Esercizio «C» (meridiani di Cuore e di Intestino Tenue)

Per allungare i meridiani di C e IT, occorre sedersi a terra con le gambe piegate a ginocchia in fuori e piante dei piedi congiunte. Afferrando dal basso le dita dei piedi, tirarli quanto più si può verso il bacino (fig. 39). Flettere il busto avanti espirando e tenendo le ginocchia il più possibile verso terra (figg. 40 e 41). Idealmente la fronte dovrebbe arrivare a toccare le dita dei piedi e gomiti e ginocchia appoggiarsi a terra, ma non c'è nessun bisogno di forzare per raggiungere la posizione. Questo è solo la meta e dare strattoni o forzare uno stretch ottiene unicamente l'effetto di frustrare il proposito. Questa regola si applica a tutti gli esercizi per immagini.

Il movimento di flessione in avanti si fermerà naturalmente quando il corpo è allungato al suo limite. Allora fermarsi, ispirare e, riempiendosi di ki, il corpo si tenderà dall'*hara* agli arti. Le linee di tensione che si formano in questa posizione sono i meridiani di C e di IT. Questi esercizi sono progettati per allungare meridiani specifici alla massima estensione possibile, così, inspirando, si dovrebbe sentire il meridiano che si sta allungando per l'intera sua lunghezza.

In altri metodi di esercizi è data grande importanza alla forma esterna, perché ci si propone di aumentare la circolazione lavorando su muscoli e articolazioni. Nella ginnastica occidentale l'attenzione è ovviamente focalizzata solo sulle parti coinvolte, visto che ogni movimento è fatto intenzionalmente. Anche gli esercizi per immagini richiedono il controllo cosciente per mettere il corpo in posizione. Ma poi l'intento è quello di lasciare andare usando la Respirazione per Immagini e osservare ciò che avviene nel corpo. Nell'inspirazione c'è un aumento naturale di tensione più pronunciato lungo certe linee. Talvolta tale sensazione si estende nel corpo da un'estremità all'altra. È estremamente importante sperimentare i meridiani in questo modo, come qualcosa di distinto da muscoli e nervi.

Da soli ci si può rendere conto di come, nell'espirazione, le linee di tensione iniziano ad allentarsi. Questa sensazione di rilassamento accompagna la liberazione di ki. Completata l'espirazione e mantenendo la posizione di allungamento conquistata, ispirare e percepire la tensione formarsi ancora una volta lungo gli stessi meridiani. Non occorre preoccuparsi troppo per raggiungere la posizione ideale. Ripetete solo queste modalità di respirazione e di allungamento alcune volte di seguito.

Tutto ciò che è richiesto è di rilassarsi completamente e di raggiungere il punto massimo di allungamento alla fine di ogni espirazione. Per quanto si cerchi di rilassare e sciogliere certe parti del corpo, nel collo e nelle spalle spesso rimarranno tensione e rigidità. Se si dice a qualcuno di rilassare completamente le spalle, è possibile che si ottenga l'effetto contrario, in quanto egli diventa più conscio delle sue spalle. Il Training Autogeno* è un metodo per imparare a rilassarsi volontariamente attraverso l'auto-suggestione. Con la pratica regolare degli esercizi per immagini si può acquisire l'abilità di rilassarsi automaticamente. Se praticate ogni giorno, la posizione assomiglierà sempre di più alla forma desiderata.

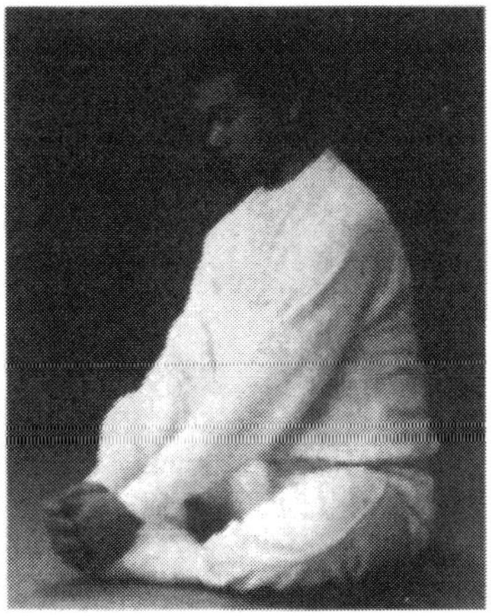

Fig. 39

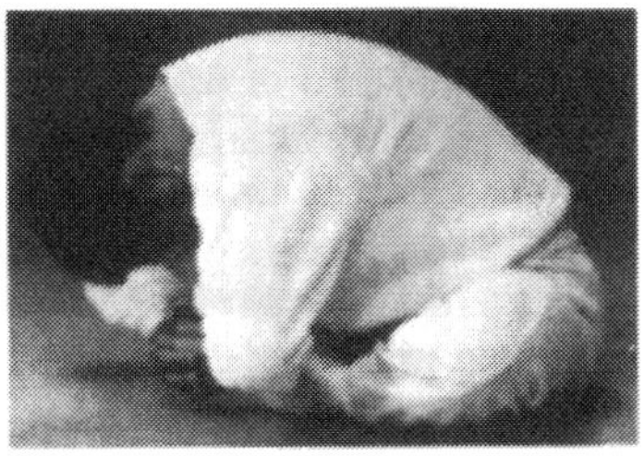

Fig. 40

Esercizio «D» (meridiani di Rene e di Vescica)

Per allungare i meridiani di R e di V, sedersi a terra a gambe distese avanti. I talloni sono uniti, ma non occorre unire le dita dei piedi. Le ginocchia sono tese e il dietro delle gambe il più possibile a contatto con il pavimento. Poi flettere il busto avanti e allungate le braccia verso le dita dei piedi (figg. 42 e 43). Il palmo delle mani è rivolto all'esterno verso l'arco plantare e i pollici verso le caviglie.

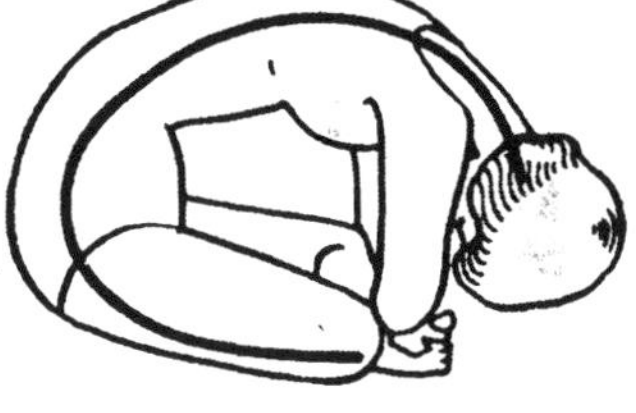

Fig. 41

Lo stretch dei meridiani di R e V è molto simile all'«esercizio di toccare le dita dei piedi», che è un buon indicatore della flessibilità generale ed è spesso usato come metodo di controllo di essa. È però poco saggio considerare la flessibilità semplicemente come equivalente a giovinezza, senza una reale comprensione del perché la flessibilità sia così importante. Alcuni hanno problemi a raggiungere le dita dei piedi con le mani e la testa rimane molto distante dalle ginocchia, perché la schiena è troppo rigida e l'azione di allungamento sul dietro delle gambe è troppo disagevole. In altri metodi, tale stretch è talvolta forzato spingendo violentemente la testa in basso con un movimento a rimbalzo o con qualcun altro che da dietro spinge

* Training Autogeno è un sistema terapeutico di autogestione sviluppato in Germania nel 1930 dal Dr. J.H. Schultz. È un sistema di auto-allenamento che riguarda la ripetizione silenziosa di semplici frasi che aiutano a regolare il Sistema Nervoso Autonomo ed a equilibrare le funzioni fisiologiche. Forme modificate di Training Autogeno sono oggi ampiamente applicate per condizioni legate a stress.

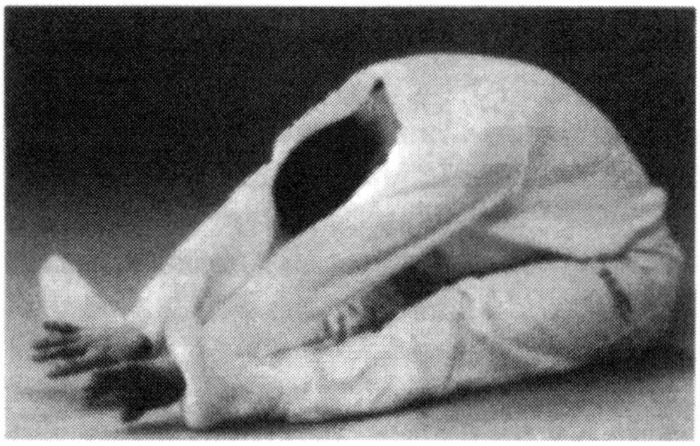

Fig. 42

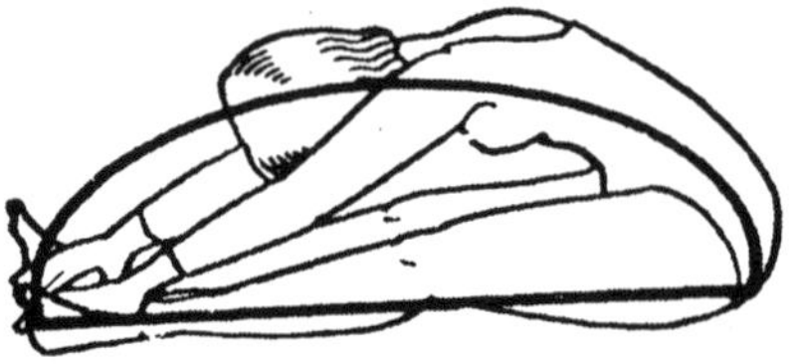

Fig. 43

sulla schiena. Non c'è affatto bisogno di dover subire dolore per ottenere uno stretch totale. Naturalmente è preferibile essere più flessibili, ma essere flessibili non necessariamente significa essere sani, né che l'energia fluisca bene nei meridiani. Anche le persone più agili e flessibili spesso hanno tensioni profondamente radicate. Quando si forzano in allungamento muscoli ed articolazioni rigide, il fuoco dell'attenzione viene portato su di esse. Anche se in questa maniera la flessibilità può un po' migliorare, ciò può indurre una persona a non prendere in considerazione l'ostruzione del ki o le dinamiche nascoste che in primo luogo sono la causa di tensioni muscolari o rigidità articolari. Allungare le linee di tensione lentamente e prestando attenzione ai cambiamenti che avvengono nel corpo considerato come un intero è il modo più sano di operare sulle nostre tensioni e di accrescere la nostra flessibilità.

Stando nella posizione descritta sopra, flettersi in avanti più che è possibile espirando e poi tirare un respiro profondo. Quando il ki comincia a riempire il corpo, si avvertirà tensione dal punto vita giù verso i piedi e le dita saranno tirate verso dietro. Il capo dovrebbe pendere sopra le ginocchia e le braccia essere allungate in avanti fino al loro limite. Ciò provocherà la formazione di forti linee di tensione cominciando dalla testa e lungo le braccia, poi dietro le gambe fino ai piedi. Questo è il percorso dei meridiani di R e V. Sebbene queste linee di tensione limitino la flessibilità del corpo, non è consigliabile forzare l'allungo. Il tentare di fare tale stretch con troppa forza può causare crampi muscolari alle gambe.

La linea di tensione si allevierà automaticamente espirando lentamente e completamente. Si sentirà come le braccia, che prima erano al massimo dello stretch, andranno un po' oltre con facilità. È bene cercare di percepire come l'allungamento sia il risultato del rilassamento, perché lo stretch dei meridiani di R e di V in particolare, è uno di quelli dove il maggior allungamento dopo la liberazione di ki è del tutto evidente. Questo stesso principio vale per tutti gli altri esercizi per immagini e, dopo aver ripetuto due o tre volte questo procedimento, la differenza sarà del tutto chiara.

Esercizio «E» (meridiani di Maestro del Cuore e di Triplice Riscaldatore)

La postura dell'Esercizio «E» per allungare i meridiani di MC e di TR per talune persone risulta difficile, così ognuno deve trovare il modo più facile per se stesso per evitare forzature. La postura seduta ideale per questo esercizio è la posizione del loto dello yoga e della meditazione Zen. In questa posizione le gambe poggiano il piede sulla coscia dell'altra gamba. Per questo esercizio è buona anche la posizione di «mezzo loto», in cui solo un piede è posto sull'altra coscia. Si può anche fare l'esercizio semplicemente seduti a gambe incrociate, senza portare i piedi in appoggio sulle cosce. Quanto più vicine al pavimento sono le ginocchia, tanto meglio è, ma non occorre forzarle. Non importa se le ginocchia sono un po' sollevate da terra o se una è più alta dell'altra.

Le braccia incrociate afferrano con le mani il ginocchio opposto (fig. 44). Sta sopra il braccio corrispondente alla gamba che sta sopra. Per chi è destrimano di solito è meglio iniziare con il braccio sinistro sopra il destro, ma meglio ancora è iniziare dalla postura che viene più spontanea. Flettere poi il busto in avanti con la

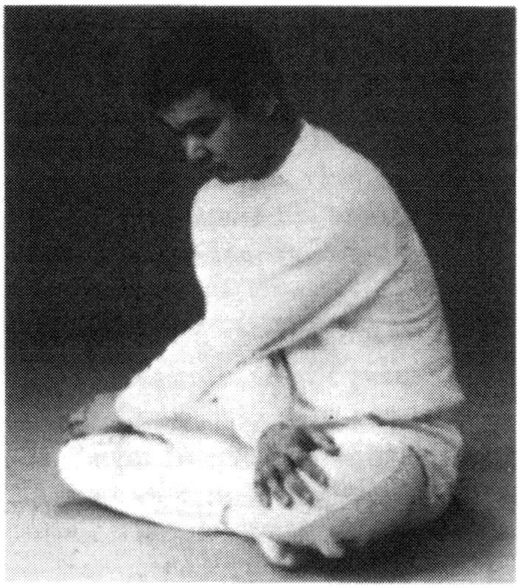

Fig. 44

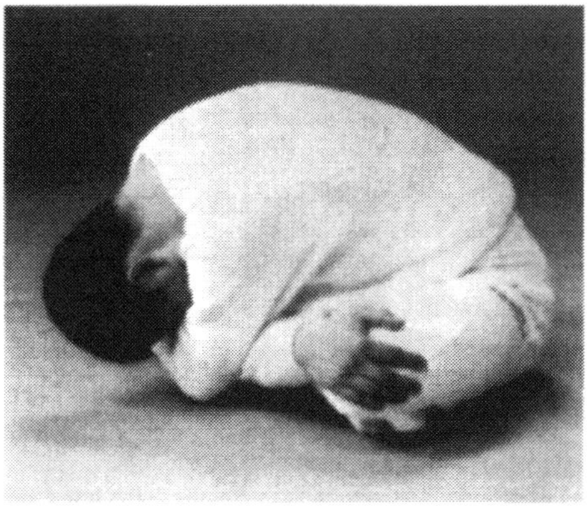

Fig. 45

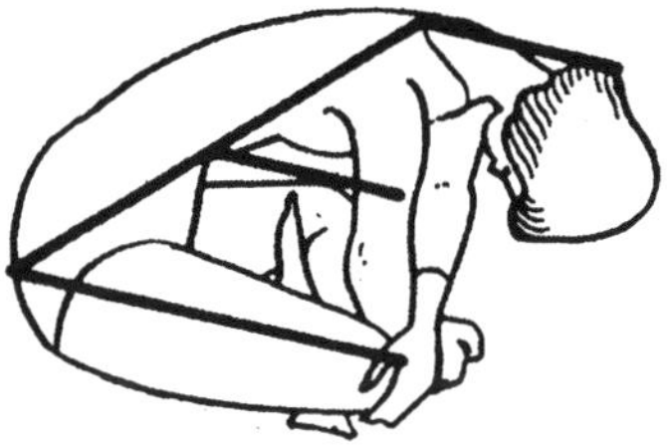

Fig. 46

fronte che va verso il pavimento, usando le braccia per tirarsi giù il più possibile (figg. 45 e 46). Invece di tenere la schiena dritta, flettersi in avanti, lasciando che la testa penda in giù. Portare il busto in avanti con la sensazioni di tirarlo giù verso i piedi.

Alla fine della espirazione e della massima flessione, prendere un profondo respiro. Le linee di tensione che si formano lungo la schiena e all'esterno di braccia e gambe nell'inspirazione, manifestano il percorso del meridiano di TR. Le linee di tensione dalla parte opposta, all'interno, riguardano il meridiano di MC. Espirando nuovamente si sentirà che tali linee si rilassano. Ripetere tale procedimento tre o quattro volte darà un'idea di cosa significhi rilassamento e allungamento.

Esercizio «F» (meridiani di Fegato e di Vescica Biliare)

Per allungare i meridiani di F e di VB sedersi a terra rilassati con le gambe tese e divaricate quanto è possibile. C'è chi è in grado di allargarle fin quasi a formare una linea retta, ma di solito si arriva a formare un angolo ottuso. È importante tenere le ginocchia tese, perché il dietro delle gambe stia a terra, ma non occorre aprirle più di quanto sia possibile tenerle estese senza difficoltà.

Poi portare le braccia in alto distese, intrecciando le dita e girando le palme in su. Stirare i gomiti e iniziare a inclinare il busto da una parte (fig. 47). Flettersi verso un piede con il braccio dalla stessa parte che va verso il basso (figg. 48 e 49). Mantenere la sguardo in avanti anche se ci si flette lateralmente. Invece di girare il torace nella direzione della flessione, guardare di fronte e flettersi lateralmente. Raggiunta la massima flessione, associata con l'espirazione, ispirare lentamente. Si dovrebbero sentire linee di tensione che si formano lungo l'esterno della gamba verso cui si è inclinati, all'interno dell'altra gamba, lungo il fianco in estensione e frontalmente dalla parte del fianco che è in flessione. Queste linee corrispondono ai meridiani di F e di VB. Quando si espira tale tensione si allevierà un po' e lo stretch potrà migliorare. Se si inspira di nuovo, si riformerà la stessa linea. Non bisogna flettersi tanto velocemente da causare dolore. Se ci si preoccupa troppo della flessione, il dietro delle gambe si solleverà da terra e l'effetto dello stretching sul meridiano sarà perso.

Percepire le linee di tensione che si formano in questa maniera lungo tutto il corpo, è in realtà un modo per acquisire esperienza personale dei meridiani. Liberare tale tensione con espirazioni lente fa sentire che si sta raggiungendo un rilassamento totale. Questo rilassamento non compare se si cerca di flettersi il più velocemente possibile all'inizio e di rilassarsi solo dopo aver ottenuto il massimo dell'allungamento. Invece di forzare uno stretch, basta semplicemente espirare fino ad essere totalmente vuoti. Quando si raggiunge questo punto, lasciare andare un altro po' e liberare tutto il ki. Ciò automaticamente allenterà la linea di tensione e il corpo potrà allungarsi un altro po'. L'effetto di rilassamento e distensione diminuiscono dopo circa tre sequenze ripetute di respirazione e stretching. Quando ciò si verifica, ritornare lentamente alla posizione di partenza.

Nello stretching dei meridiani di F e di VB per prima cosa si deve definire da quale parte la flessione sia più facile e iniziare da quella parte (per la maggior parte delle persone è la destra). Dopo aver praticato questo esercizio per un certo periodo di tempo, il braccio dalla parte della flessione inizierà a toccare il ginocchio. Contemporaneamente le gambe si apriranno sempre di più tendendo verso la linea retta. Lo scopo reale

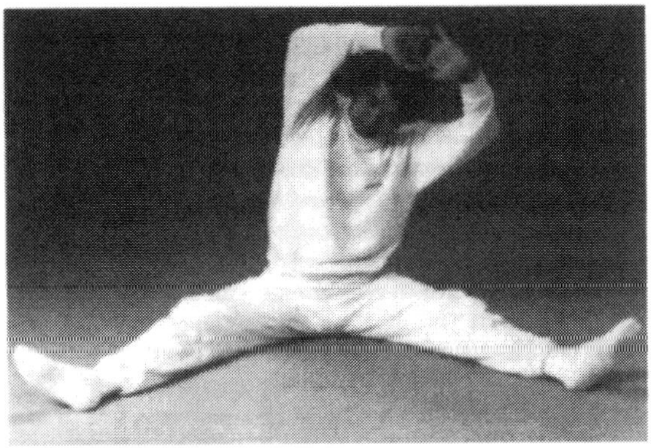

Fig. 47

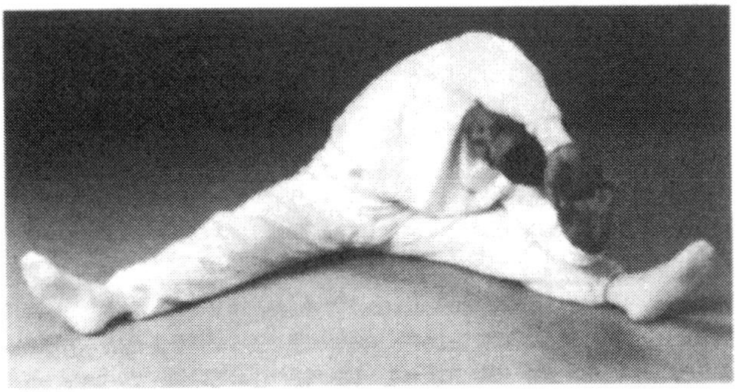

Fig. 48

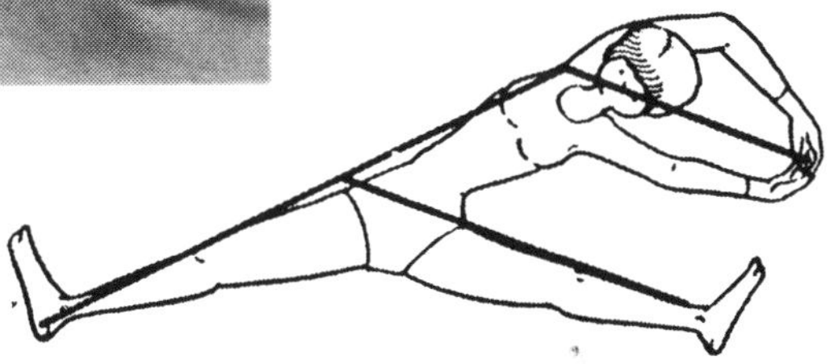

Fig. 49

di questi esercizi, tuttavia, non è mirare alla flessibilità del ginnasta o della ballerina. L'obiettivo è trovare la migliore posizione in cui si può avvertire la resistenza e il formicolio che deriva dalla linea di tensione che si forma lungo i meridiani. Il traguardo principale è di aver una sensazione di cosa significhi realmente rilassarsi attraverso la liberazione di ki e lasciando che la tensione se ne vada.

Dopo aver completato la serie dei sei Esercizi di Base sui meridiani, rilassarsi per qualche momento supini con gli occhi chiusi (Esercizio «Z»). Non allargare troppo gambe e braccia, solo quanto basti per sentirsi comodi. Questa posizione nello yoga è chiamata «del cadavere», che significa semplicemente distaccarsi totalmente dal mondo esterno. Allora la mente comincia a sintonizzarsi con gli eventi interni del corpo. Si potranno cominciare a sentire varie sensazioni come formicolii o vibrazioni lungo il corso dei meridiani che possono essere attribuite al fluire dell'energia. Queste sensazioni non hanno origine dalla mente cosciente, ma dal funzionamento interno del corpo. Quando la mente è quieta e totalmente rilassata, si può percepire realmente la consapevolezza primaria dell'essenza vivente scaturire dal proprio interno.

6. Esercizi Complementari

Muoversi con la guida di immagini mentali

Praticando regolarmente gli Esercizi di Base ci si può rendere pienamente conto di cosa realmente significhi lasciarsi andare e rilassarsi. In altri termini si arriverà ad afferrare l'essenza degli esercizi per immagini, cioè il permettere alle linee di tensione nel corpo di rilassarsi tramite l'espirazione. In questo modo lo stretching diventa più facile e la flessibilità aumenta senza sforzo. Il trucco consiste nel sentire prima totalmente la tensione lungo i meridiani, per poi lasciar andare pian piano ogni sforzo con l'espirazione per poter effettuare un allungamento completo. Ripetere l'intera azione tre volte per ogni esercizio è talvolta sufficiente per aprire i pori della pelle e riscaldarsi fino quasi al punto di sudare. Sebbene non sia possibile notare già al primo giorno l'aumento di flessibilità, si sentirà come il corpo diventi più docile da una settimana all'altra. Questo si accompagnerà ad un aumento del tempo giornaliero in cui si riuscirà a mantenersi rilassati. È bene non considerare gli esercizi per immagini come utili solo nel tempo in cui li si esegue, ma imparare ad applicarli nelle attività quotidiane.

L'importanza primaria in questa serie di esercizi per immagini che sono da intendersi come complementari agli Esercizi di Base è imparare a muoversi sulle basi di un'immagine mentale. Solo per una questione di utilità, nel descrivere i movimenti di questi esercizi saranno nominate specifiche parti del corpo. Ma una volta che si ha idea di che esercizio si tratti, è importante muoversi con un'immagine mentale del corpo che si muove come un intero. Nessuno pensa, mentre cammina, a come mettere un piede avanti all'altro o a come oscillare le braccia. Tutto questo avviene naturalmente come un movimento coordinato e scorrevole, non appena riusciamo ad avere una visione di completezza dell'atto del camminare.

Gli Esercizi Complementari sono utili soprattutto per persone che hanno difficoltà con qualche Esercizio di Base, i cui progressi sono molto lenti e non riescono a migliorare la loro flessibilità. Questa serie di esercizi per immagini può mostrarsi efficace anche nel caso di «sintomi specifici», come verrà spiegato in un capitolo successivo. Inserire nella pratica questi Esercizi Complementari tra gli Esercizi di Base dovrebbe condurre a risultati più tangibili e rendere più stimolante l'esecuzione degli esercizi per immagini.

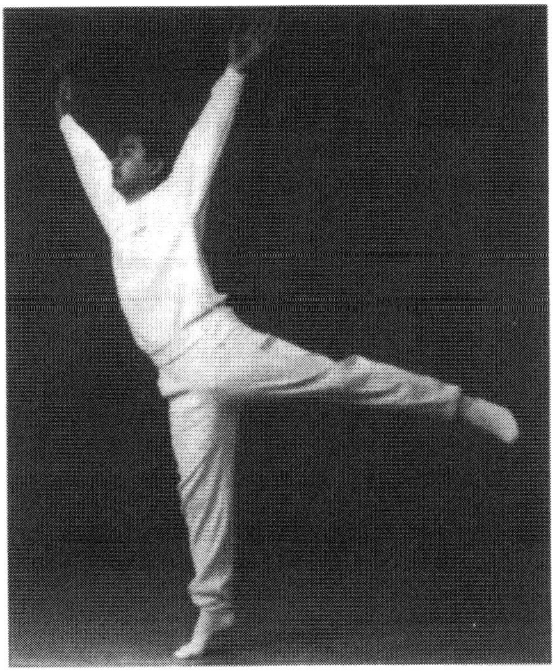

Fig. 50

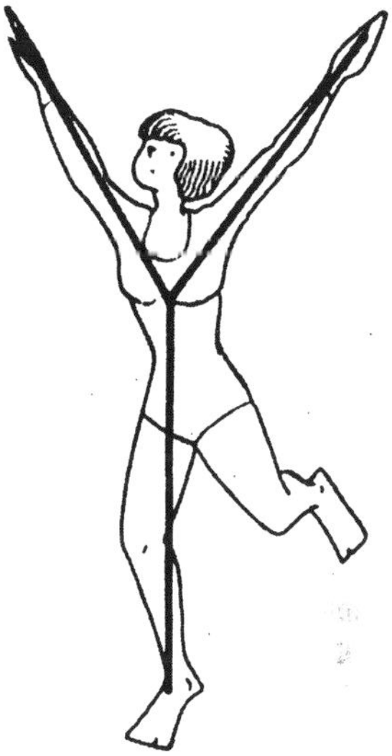

Fig. 51

Esercizio «Y» - prendere il volo (meridiani di Polmone e di Intestino Crasso)

Sollevare le braccia in alto verso dietro con l'immagine mentale di espandere delle larghe ali. Stare su una gamba in punta di piedi, con l'altra gamba tirata indietro come se fossero le piume della coda (figg. 50 e 51). Portare poi giù con grande slancio le braccia e simultaneamente fare un saltello in avanti arrivando sui due piedi o, più semplicemente, unire i piedi senza saltello. Da questa posizione (ritti, piedi uniti e braccia in basso) portare le braccia in alto e fuori (ali di nuovo in apertura), e nello stesso tempo fare un balzo in avanti e atterrare con forza sulla punta dell'altro piede; simultaneamente piegare il ginocchio e sollevare indietro l'altra gamba. Ripetere tale sequenza più di dieci volte immaginando di essere un uccello in volo. Controllare che durante l'esercizio il respiro sia profondo.

Iniziare con l'Esercizio di Base «A», poi eseguire l'Esercizio «Y» e poi di nuovo l'Esercizio «A». Si rimarrà sorpresi di quanto l'allungamento nell'Esercizio «A» diventi più facile. Se si prova ad allungare le linee di tensione del corpo con uno sforzo di volontà come succede negli esercizi tradizionali, una volta raggiunto il limite, al di là di questo ci sarà dolore e resistenza indipendentemente dal quanto si vada oltre. Anzi, più si tenta, più peggiora. A causa di ciò molti rimangono delusi e si scoraggiano, pensando che il loro corpo non sia per niente flessibile. Quello che si deve fare è modificare l'approccio e fare movimenti ampi che coinvolgano l'intero corpo.

L'Esercizio «Y» è particolarmente indicato per allungare i meridiani di P e di IC, in modo che l'energia bloccata possa liberarsi spontaneamente. Provare a fare i saltelli con leggerezza, come se si fluttuasse verso l'alto. Una volta abituati a questo esercizio, si sentirà come se veramente si stesse prendendo il volo. Esso serve a facilitare il fluire dell'energia nei meridiani di P e di IC e ad alleviare sintomi fisici associati con questi meridiani.

Esercizio «W» - sollevamento del ginocchio (meridiani di Milza-Pancreas e di Stomaco)

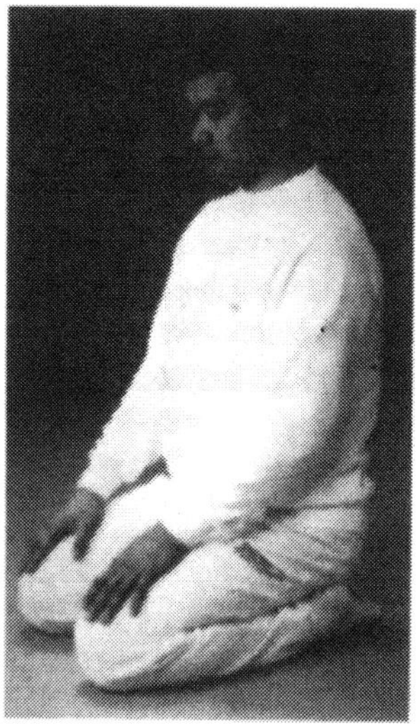

Fig. 52

L'Esercizio «W» è un modo efficace di stirare i meridiani di S e di MP. Prima fare l'Esercizio di Base «B», poi l'Esercizio «W»; poi di nuovo l'Esercizio «B». Ciò avrà un tale notevole effetto nel migliorare la flessibilità che si rimarrà probabilmente sorpresi del come velocemente il corpo possa diventare duttile. Per fare l'Esercizio «W» portare il busto dalla posizione supina dell'Esercizio «B» a quella eretta. In altri termini sedersi con le gambe ripiegate sotto i glutei oppure di qua e di là del bacino (figg. 52 e 55), nella posizione più comoda tra le due. Le mani sono posate sulle ginocchia, che si sollevano e si riappoggiano alternativamente come tentando di camminare (figg. 53 e 54).

Si potrebbe notare, sollevando le ginocchia, che uno abbia più difficoltà dell'altro. Non bisogna cercare di forzarlo. Occorre invece cercare di alzare al massimo la gamba più flessibile e, ogni volta che si riporta giù ciascuna gamba, premerla con la mano verso il pavimento. Il trucco in questo esercizio sta nel fare ciascun «passo di ginocchio» lentamente e con sicurezza come se si stesse salendo una scali-

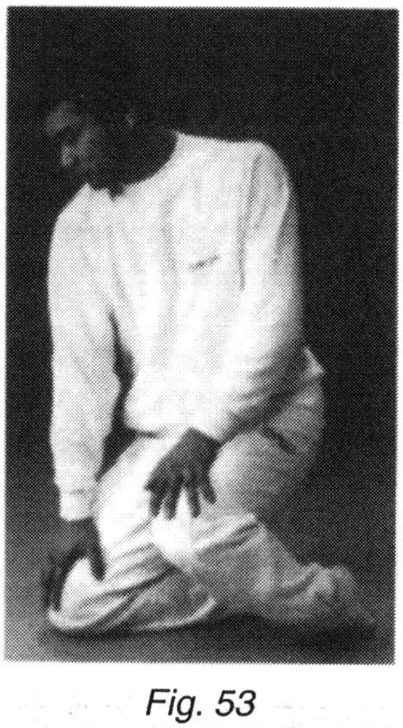

Fig. 53

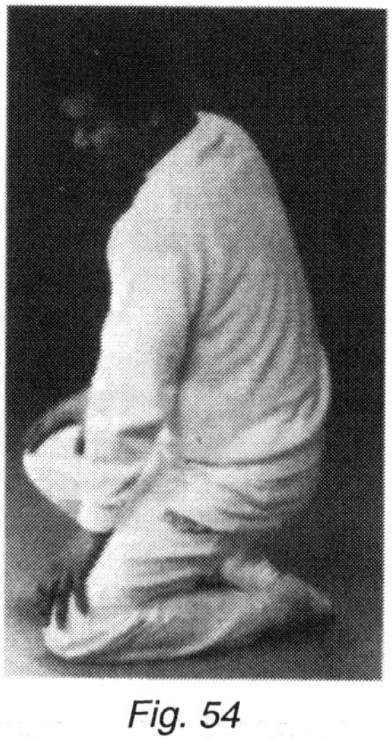

Fig. 54

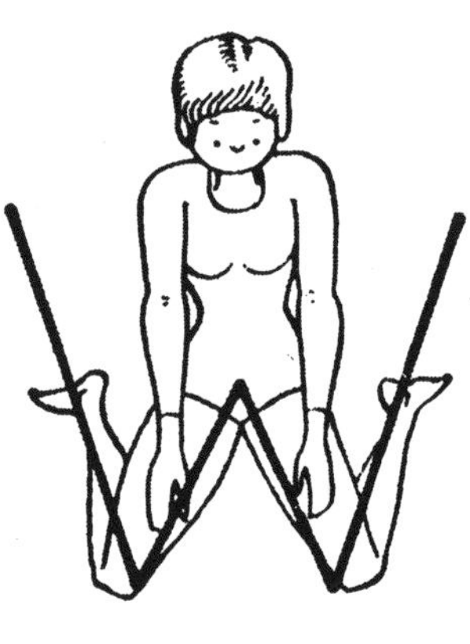

Fig. 55

nata. Fare in questo modo più o meno da dieci a quattordici «passi». Ciò non solo renderà più facile l'appoggio completo all'indietro dell'esercizio «B», ma sarà anche più facile tenere le ginocchia unite e la schiena aderente al pavimento.

Esercizio «U» - l'altalena (meridiani di Cuore e di Intestino Tenue)

L'Esercizio «U» è un modo efficace per allungare i meridiani di C e di IT. Serve anche come azione preventiva contro il dolore nella parte bassa della schiena o per problemi tipo «ernia del disco». Sedersi a terra nello stesso modo dell'Esercizio di Base «C», con le piante dei piedi a contatto tra di loro e le gambe piegate a ginocchia in fuori. Passare con le braccia all'interno delle gambe e andare a prendere con le mani l'esterno delle caviglie, mentre i gomiti poggiano all'interno delle cosce (fig. 58). Se un ginocchio rimane più alto dell'altro o una gamba è più tesa o più difficile da premere verso il pavimento, iniziare ad inclinare il busto dal lato della gamba più flessibile, premendo sulla coscia con il gomito (figg. 56 e 57). Tornare in posizione eretta e inclinarsi dalla parte più difficile, utilizzando la spinta del ritorno dall'altra parte, insieme con una leggera pressione sulla parte interna della coscia. Usare il peso per premere con il gomito dalla parte facile, ma rimanere più leggeri dalla parte difficile.

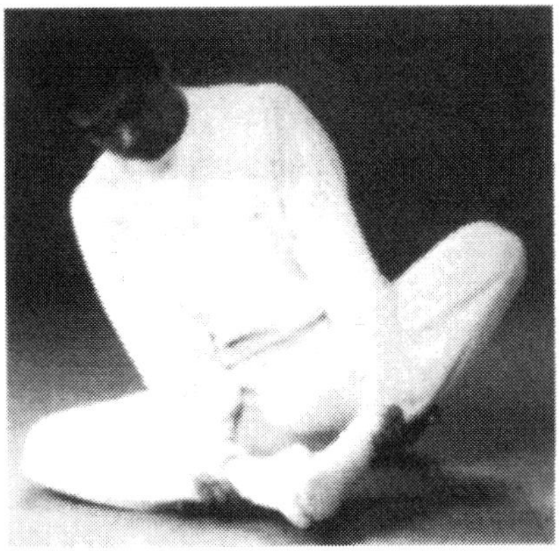

Fig. 56

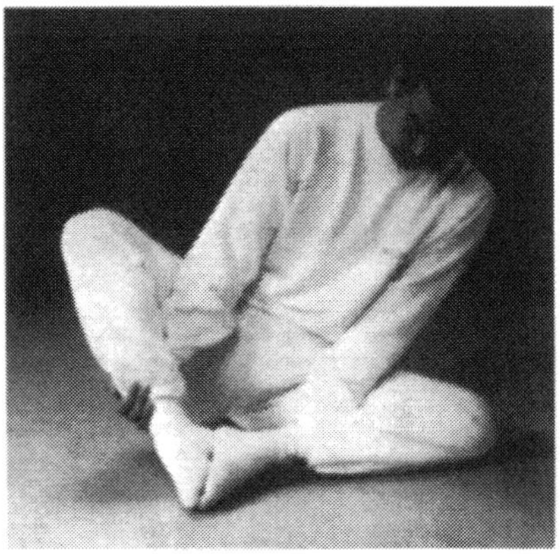

Fig. 57

Il busto è il centro dell'«altalena» e le ginocchia sono spinte verso il basso alternativamente di qua e di là usando i gomiti. Il trucco è di usare l'intera forza del peso dal lato che scende con più facilità e di rendere più facile la discesa dal lato più teso sfruttando il rimbalzo. Ripetere questo esercizio cinque o sei volte di qua e di là e poi provare di nuovo l'Esercizio di Base «C». Si dovrebbe notare un deciso miglioramento nella flessibilità.

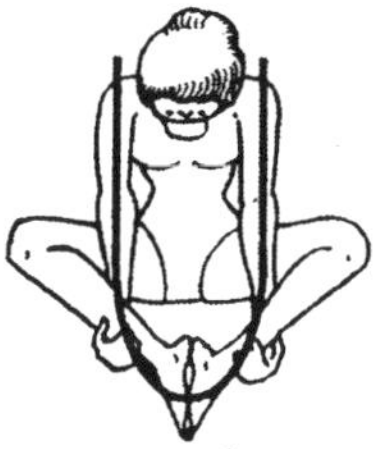

Fig. 58

Esercizio «T» - le anche a passeggio (meridiani di Rene e di Vescica)

In questi tempi pieni di tensione e di stress, l'Esercizio di Base «D», in cui si toccano le dita dei piedi, può presentare difficoltà per molte persone. Pochi, comunque, riescono ad oltrepassare le dita dei piedi con facilità, in questo esercizio. Per questa ragione alcuni si scoraggiano per la propria mancanza di flessibilità. Qualche volta ciò porta all'abbandono totale di qualsiasi esercizio di stretching. All'opposto ci sono quelli che, con eccessivo zelo, per aumentare la propria flessibilità e poter toccare le dita dei piedi, chiedono ad altri di spingere la loro schiena verso il basso. Forzare in questa maniera spesso rende i tendini delle ginocchia tesi e dolenti e può anche provocare l'insorgenza di crampi muscolari. Ecco perché pochi sono coloro che perseverano nel praticare a lungo questo genere di allungamenti forzati.

L'efficacia degli esercizi per immagini nell'aumentare la flessibilità, d'altro canto, diventa subito evidente praticando l'Esercizio «D». Negli esercizi per immagini lo stretching è rilassante e piacevole. Attraverso la loro pratica si impara come la maniera più valida per migliorare la flessibilità non sia quella di forzare l'allungo ma quella di rilassare le linee di tensione durante l'espirazione.

La posizione di partenza dell'Esercizio «T» è la stessa assunta nell'Esercizio di Base «D» (fig. 61). Spingere, alternativamente, una gamba tesa davanti all'altra. In altre parole è un camminare in avanti con le anche, tenendo le gambe tese. Spingendo avanti un piede, contemporaneamente allungare avanti anche il braccio dello stesso lato, spostandosi leggermente verso avanti con un movimento coordinato (figg. 59 e 60). Ripetere alla stessa maniera dall'altra parte e alternare ritmicamente questo movimento a destra ed a sinistra. Mettere più enfasi nell'allungare la parte più flessibile e spingere tutto il corpo in avanti partendo dalle anche. Eseguire questo esercizio cinque o sei volte per ciascun lato e, riprovando l'Esercizio «D», si noterà un sorprendente aumento della flessibilità.

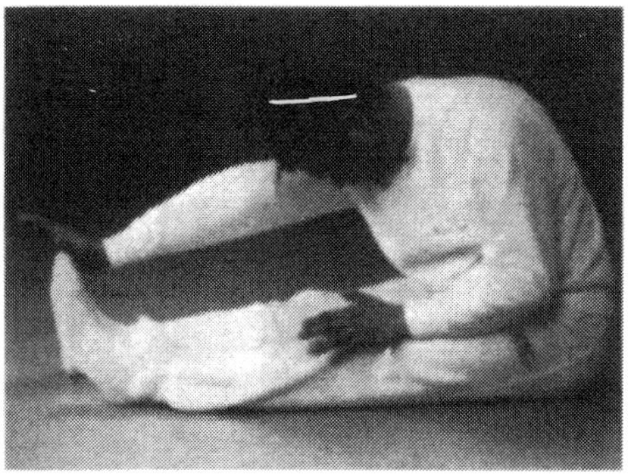

Fig. 59

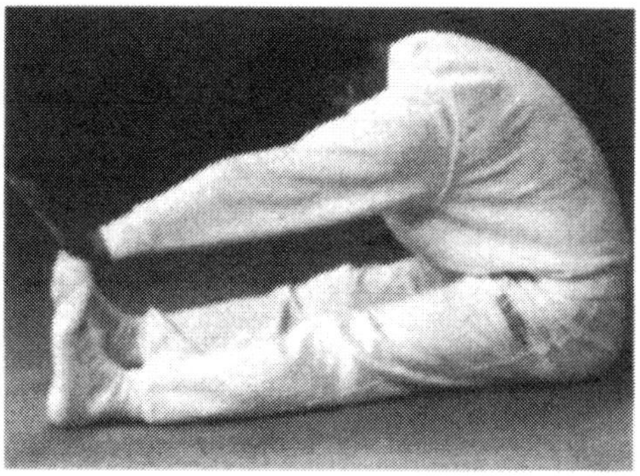

Fig. 60

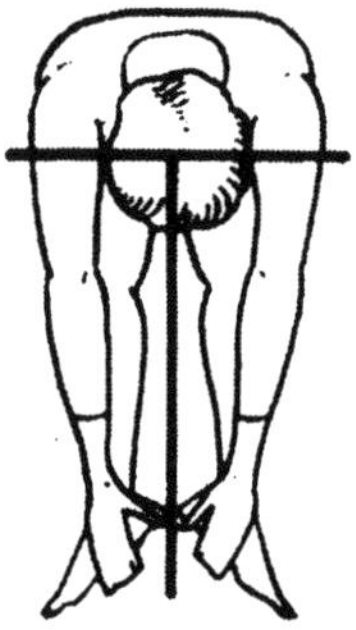

Fig. 61

Esercizio «R» - torsione dell'orso (meridiani di Maestro del Cuore e di Triplice Riscaldatore)

Non è raro vedere un orso in uno zoo andare su e giù da un capo all'altro della gabbia scuotendo la testa. Probabilmente insieme alla testa scuote l'intero corpo, per sopperire alla mancanza di attività fisica. Chi ha difficoltà con l'Esercizio «E», dovrebbe fare l'Esercizio «R». La posizione di partenza è eretta a gambe divaricate e piedi appena più larghi delle spalle, con le mani che afferrano la spalla opposta. Per decidere quale braccio passa sopra all'altro per primo, occorre trovare qual è la posizione più facile provandole entrambe, esattamente come negli Esercizi di Base. Poi, afferrando le spalle nella posizione più facile, allungare le braccia più che è possibile come per abbracciare il corpo (figg. 62-64). La parte superiore del corpo deve essere inclinata in avanti e la testa può pendere avanti senza sforzo. Immaginare che l'intera metà superiore del corpo sia il collo dell'orso e scrollarla di qua e di là. Iniziare ad allungare la parte del braccio che sta sopra con una torsione completa dalla parte opposta. Ruotare fino al punto in cui il tallone della gamba opposta sta per staccarsi dal pavimento. Forzare il tallone a rimanere a terra nello stesso punto.

Con questo esercizio i meridiani di MC e di TR vengono allungati totalmente. Occorre facilitare la torsione nella direzione opposta, semplicemente girandosi senza usare molta energia. Questo è il lato con maggiore resistenza al movimento di torsione, così non bisogna forzarlo nello stretch. È meglio usare più potenza nella torsione dalla parte che offre meno resistenza per portare l'intero corpo in un movimento di rotazione più ampio possibile e poi rimbalzare nella torsione in direzione opposta.

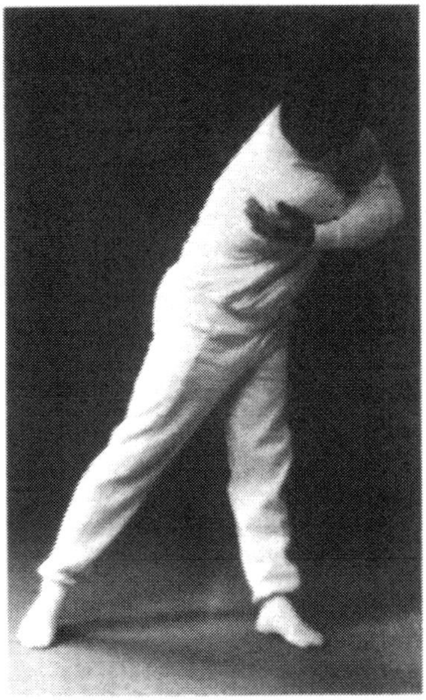

Fig. 62

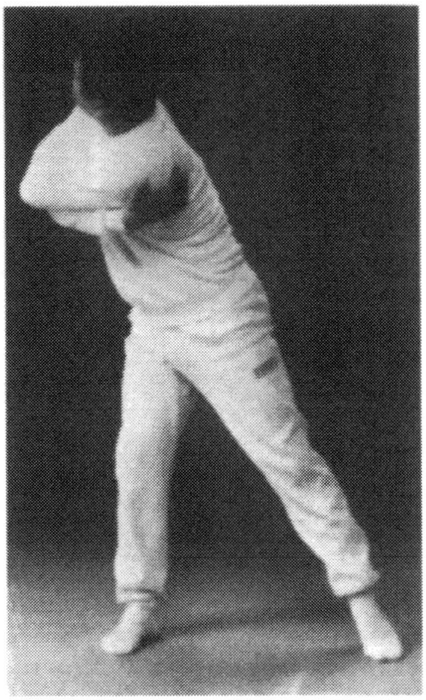

Fig. 63

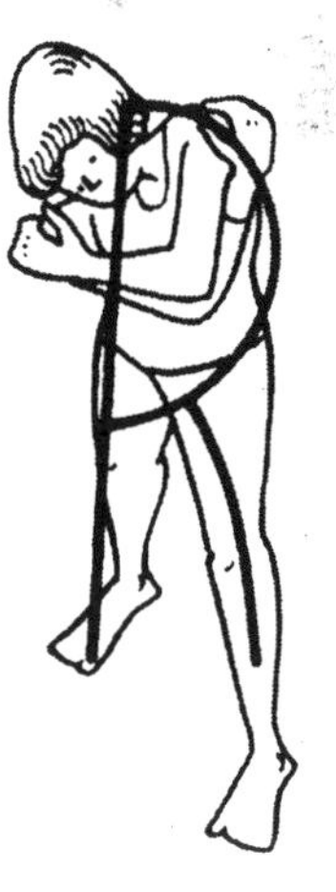

Fig. 64

Esercizio «S» - guardare al di sopra della spalla (meridiani di Fegato e di Vescica Biliare)

Nell'Esercizio di Base «F» si dovrebbe idealmente essere in grado di allargare le gambe fin quasi a formare una linea retta. Ma questo di solito non è possibile, a meno di non aver praticato la «spaccata» da giovani. Inoltre la maggior parte delle persone in questo esercizio trova difficoltà nel flettere il corpo lateralmente e toccare il ginocchio con il capo. Tuttavia non occorre arrivare a questo livello. Il proposito dell'Esercizio «F» è di avvertire le linee di tensione che si formano lungo i meridiani di F e di VB nel tentare di avvicinarsi alla posizione ideale, e poi nell'espirazione rilasciare questa tensione. Quando una persona è così scarsa di flessibilità da non avvertire nessun effetto di allentamento con l'Esercizio «F», può scoraggiarsi e pensare di dover rinunciare a questi esercizi. Dovrebbe allora fare l'Esercizio «S».

Nella posizione seduta dell'Esercizio «F», con le gambe divaricate al massimo, ruotare la parte superiore del corpo nelle due direzioni per vedere in quale delle due lo stretch è più facile e poi ruotare il busto da quella parte guardando all'indietro. Appoggiare le mani a terra dietro, senza incrociarle, dalla parte della torsione. Piegare poi il ginocchio dalla stessa parte e portare il piede verso l'inguine (figg. 65-67). Allungare la gamba tesa mantenendo ben appoggiati a terra alluce e interno del piede. Si dovrebbe sentire tensione alla punta delle dita di mani e piedi nel momento in cui il corpo è al massimo della rotazione e si guarda indietro sopra la spalla. Espirare completamente per lasciare andare questa tensione per poi cambiare e ruotare dall'altra parte, ricordando di andare adagio. Ripetere l'esercizio tre volte per parte, arrivando

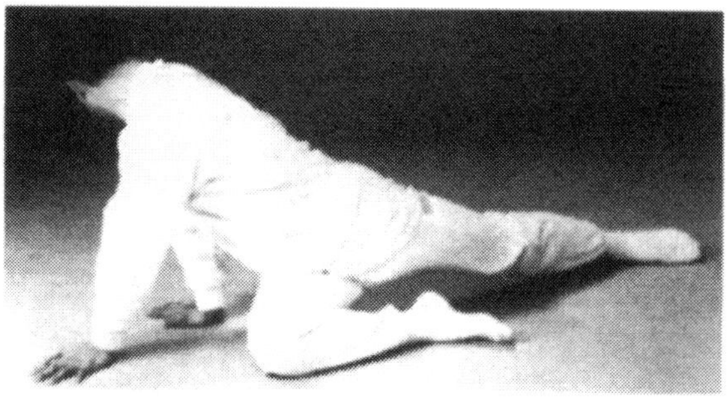

Fig. 65

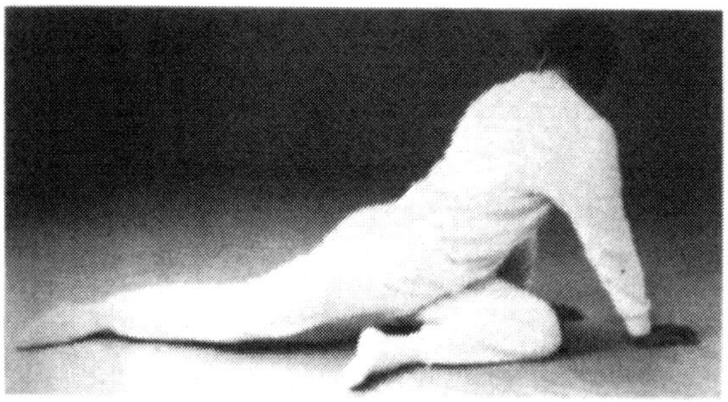

Fig. 66

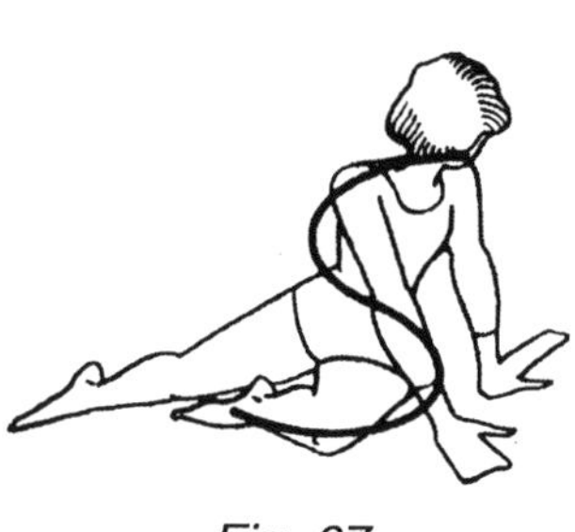

Fig. 67

ogni volta al massimo allungamento. Dopo questo, provare di nuovo l'Esercizio «F». Si noterà senza dubbio un sostanziale miglioramento nella capacità di divaricare le gambe e di flettere il busto lateralmente.

Esercizio «Q» - caduta della testa (meridiano di Vaso Governatore)

Dalla posizione seduta dell'Esercizio «S» divaricare le gambe il più possibile, ma senza creare disagio. Tenere le ginocchia tese e non aprire le gambe in modo esagerato. Intrecciare le dita delle mani dietro la testa e piano piano lasciar pendere la testa verso il basso (figg. 68 e 69). Invece di pensare di dover flettere il busto avanti, basta immaginare che sia il peso delle mani sul dietro della testa che fa piegare avanti il corpo in modo naturale. Quando si cerca di flettere avanti il busto, i muscoli del corpo si tendono e l'allungamento non è né facile né naturale. Il Vaso Governatore, situato sulla spina dorsale, è allungato al meglio lasciando che siano le braccia a tirar giù la testa. Respirare accentuando la lentezza dell'espirazione. Ad ogni espirazione liberare tensione dal corpo in modo che la testa caschi in avanti un po' di più ogni volta. Abbassare la testa più possibile purché ciò non causi sforzo eccessivo. Espirare e lasciare andare una volta di più al massimo punto di stretch e alla fine tornare lentamente a testa e busto eretti inspirando. Un allungamento completo fatto in questa maniera è sufficiente per migliorare la circolazione del ki nel Vaso Governatore.

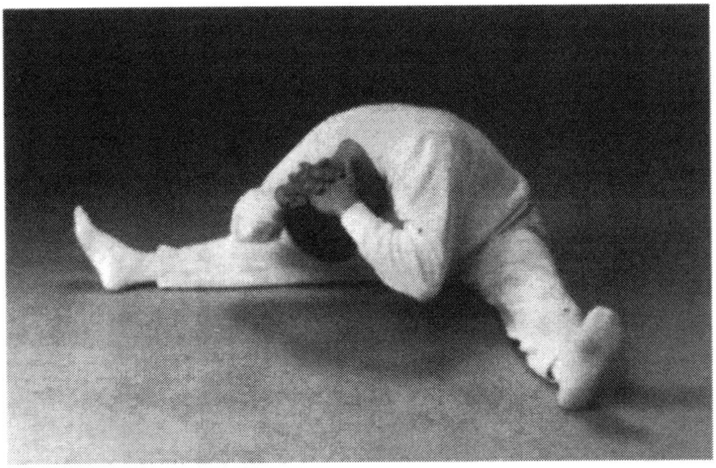

Fig. 68

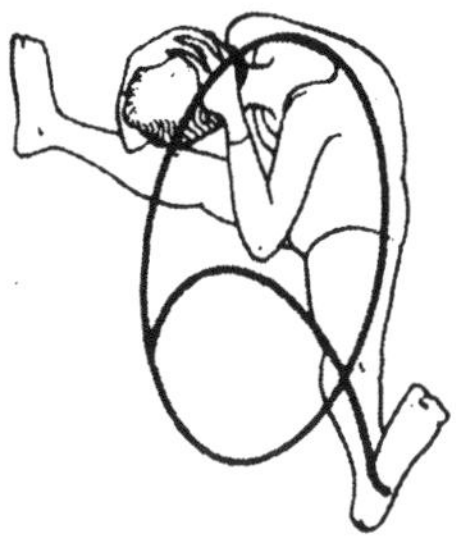

Fig. 69

Esercizio «P» - caduta della pancia (meridiano di Vaso Concezione)

La posizione di partenza per l'Esercizio «P» è quella delle «flessioni». Ma invece di tenere il corpo teso, nell'Esercizio «P» le anche sono un po' più in alto, cosicché il corpo risulta leggermente piegato (figg. 70 e 72). Tale posizione è molto più facile da tenere per la maggior parte della gente. Da questa posizione lasciar cadere la pancia, o addome inferiore, giù verso il pavimento (fig. 71). Non bisogna piegare le braccia come nelle «flessioni», ma tenerle tese e rilassare il resto del corpo tutto insieme. Questo farà cadere la pancia verso terra. Tenendo le spalle proprio sopra le braccia con i gomiti bloccati, le braccia formeranno un supporto stabile anche a muscoli rilassati. Immaginare che nella pancia ci sia un peso di piombo e lasciarlo cadere in basso sul pavimento. La caduta può essere lenta, specialmente se c'è qualche incertezza su questo brusco allungamento della schiena. Ma occorre ricordare di accompagnare la caduta con una espirazione e di rilassare l'intero corpo dopo aver raggiunto la posizione di massimo allungamento. Flettere il capo all'indietro e percepire la tensione nel Vaso Concezione sulla linea centrale durante l'inspirazione. Espirare lentamente e completamente rilassandosi e, quando la testa viene tirata indietro, immaginare che la pancia sprofondi nel pavimento.

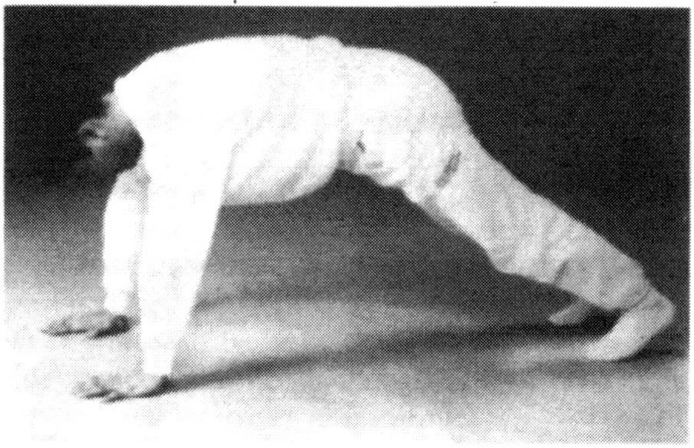

Fig. 70

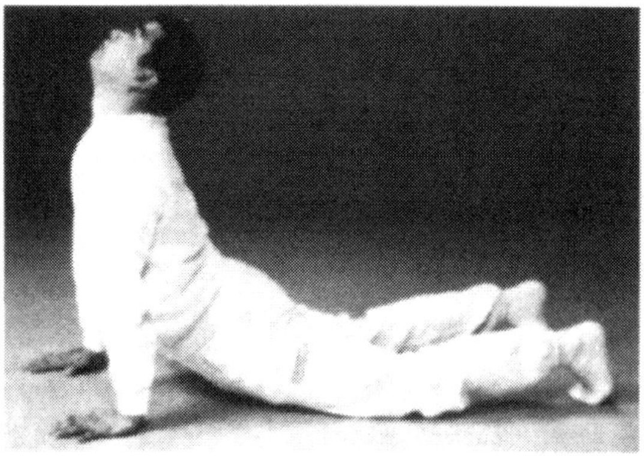

Fig. 71

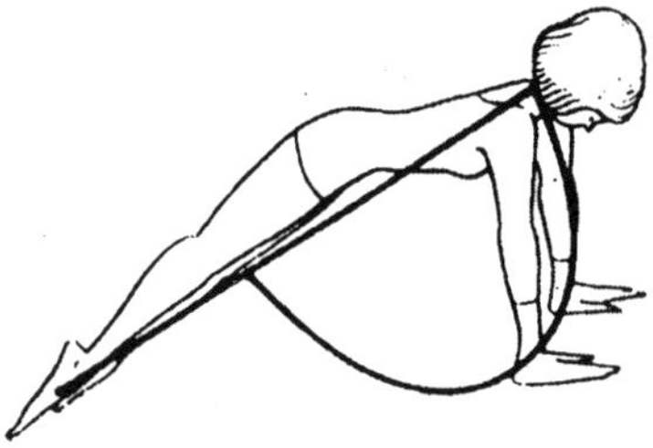

Fig. 72

7. Esercizi sul Lavoro

Gli Esercizi sul Lavoro sono più avanzati rispetto agli esercizi sui meridiani presentati precedentemente e i loro effetti sono più pronunciati. È importante intraprendere ogni nuova serie di esercizi con rinnovata determinazione. Altrimenti non si potrà avere tanto beneficio quanto ci si aspetterebbe. Per di più, se i risultati tardano a venire, ci si può stancare ed abbandonarli prima di aver ottenuto un effetto significativo. Tutte queste spiegazioni sono limitate dai vincoli linguistici. La chiave del successo è la perseveranza e l'acquisire una percezione degli aspetti essenziali di ogni esercizio con il proprio stesso corpo.

Questi esercizi sono chiamati Esercizi sul Lavoro perché possono essere fatti con comodità durante la giornata lavorativa. Poiché di solito è difficile trovare nel posto di lavoro uno spazio sul pavimento per sedersi o per sdraiarsi gli Esercizi sul Lavoro sono eseguibili per lo più in posizione eretta. Essi sono progettati per lavoratori di ambo i sessi, cioè per adulti in generale. Sicuramente ognuno può fare questi esercizi, ma

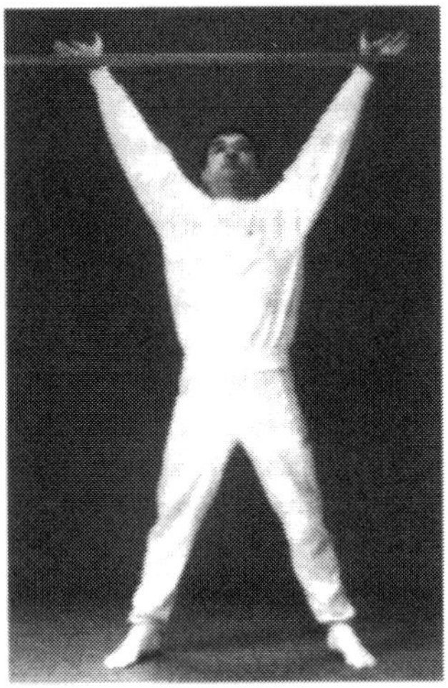

Fig. 73

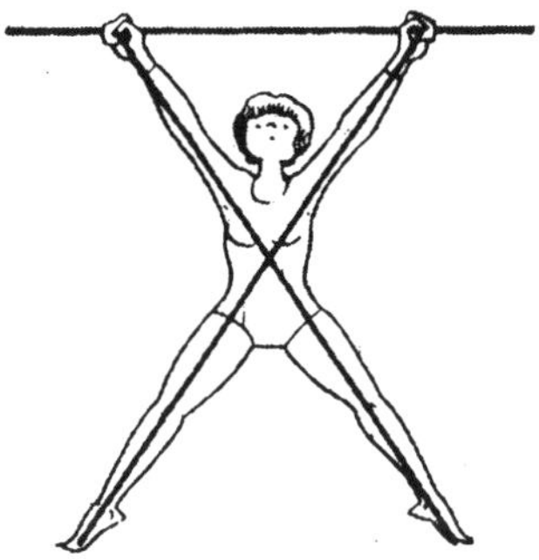

Fig. 74

sarebbe bene avere già una buona pratica degli esercizi per immagini tramite l'esecuzione regolare degli Esercizi di Base. Negli Esercizi sul Lavoro, nella fase di «liberazione del ki» o all'atto di rilassamento tramite lo stretch, entra in gioco una forza considerevole. Così bisogna essere sicuri di essere mentalmente e fisicamente pronti prima di intraprendere gli Esercizi sul Lavoro.

Esercizio «X» (meridiani di Polmone e di Intestino Crasso)

Sia l'Esercizio di Base «A», sia il complementare Esercizio «Y» per l'allungamento dei meridiani di P e di IC sono eseguiti dalla posizione eretta. Così è anche per l'Esercizio «X». Allargare i piedi più della larghezza delle spalle, e alzare le braccia sopra la testa in modo che l'intero corpo formi una grande «X». Poggiare le mani su una trave o una sbarra sopra la testa, oppure di qua e di là del vano di una porta (figg. 73 e 74). Poi pendere in avanti e protendere l'*hara* (il punto centrale) come se fosse il centro di un aquilone quadrato che viene tirato in avanti da uno spago.

Stando sulle punte dei piedi con la pancia protesa in questo modo si avvertono forze di tensione nel petto, nelle braccia e sul dietro delle gambe. A questo punto flettere indietro il capo per uno stretch completo e poi tornare nella normale posizione eretta e rilassarsi. Non bisogna allungarsi tanto velocemente da causare dolore. Immaginare che lo spago legato alla pancia venga alternativamente tirato e allentato per far salire l'aquilone in cielo. Usando tale immagine mentale e ripetendo l'esercizio di allungo tre o quattro volte, le linee di tensione si allenteranno progressivamente e la sensazione nell'*hara* sarà quella di venire tirati in avanti in modo naturale.

Oltre a fornire uno stimolo benefico a muscoli e tendini, viene liberata l'energia che era bloccata ed era causa di tensione nelle parti allungate. Al giorno d'oggi, l'attività quotidiana viene svolta soprattutto dalle braccia e davanti al corpo, e troppo raramente ci permettiamo di fare un grosso sbadiglio o di stirarci totalmente per espandere il torace. Eseguire un allungamento intenso come nell'Esercizio «X» tutto d'un colpo senza preparazione può talvolta causare crampi, così occorre prestare attenzione e raggiungere lentamente il massimo stretch.

Quando si è totalmente pronti, lasciarsi pendere in avanti con la sensazione di essere tirati dall'*hara*. In questa posizione inspirare profondamente in pancia e poi espirare completamente e rilassare l'intero corpo (eccetto le braccia). Immaginare di essere tirati in avanti da uno spago e permettere che il corpo si incurvi come se fosse un aquilone che riceve tutta la forza del vento. Dopo essere rimasti totalmente allungati in tale posizione per un momento, ritornare in posizione eretta. L'obiettivo di questo esercizio è di sostenere il peso con le braccia e permettere al corpo di flettersi in avanti grazie al suo stesso peso. Non forzare la flessione del corpo in avanti.

Esercizio «O» (meridiani di Milza-Pancreas e di Stomaco)

Questo esercizio è chiamato Esercizio «O», perché gambe e braccia, insieme al busto, formano un circolo. L'immagine mentale usata in questo caso è «portare il cibo in alto» che riguarda la postura caratteristica dei meridiani di MP e di S (fare riferimento al cap. 4). Questo esercizio corrisponde all'Esercizio di Base «B» che allunga

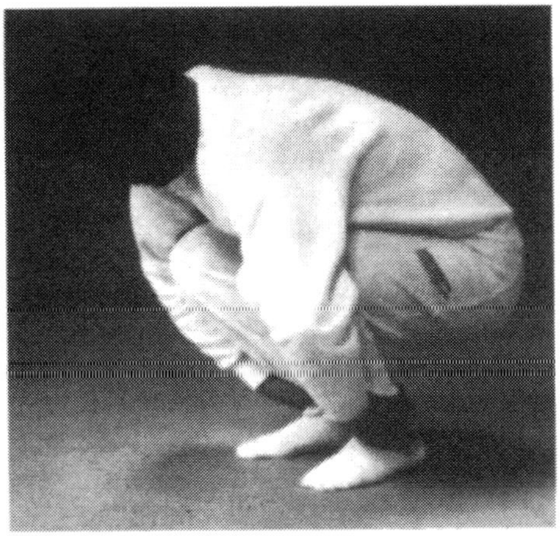

Fig. 75

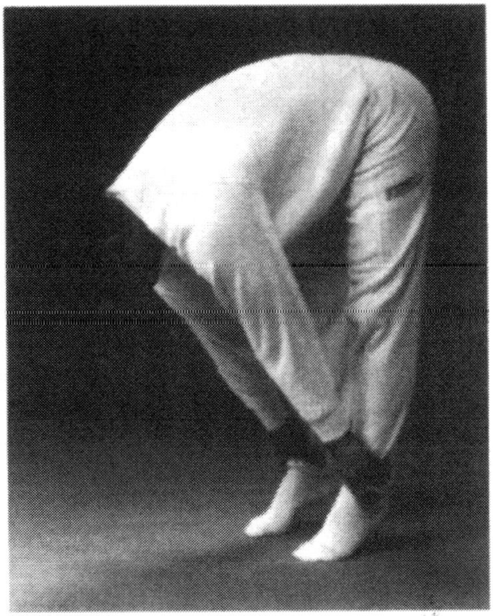

Fig. 76

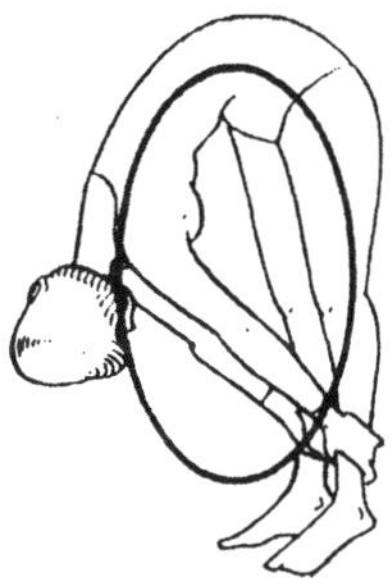

Fig. 77

proprio i meridiani di MP e di S. Ha l'effetto di aumentare l'appetito e di migliorare la digestione e l'assimilazione del cibo.

Iniziare in posizione eretta con le gambe divaricate un po' meno della larghezza delle spalle. Flettere il busto avanti e con le mani afferrare saldamente le gambe appena sopra le caviglie. Accosciarsi nel prendere le caviglie e stendersi di nuovo con l'intenzione di portare in alto ciò che le mani stringono (figg. 75-77). Ovviamente, poiché le mani sono saldamente fissate alla parte inferiore delle gambe, ciò che avviene è l'estensione delle ginocchia mentre il busto è flesso in avanti. Non bisogna però pensare che questo esercizio sia solo un problema di piegare a stendere le ginocchia. Il suggerimento è di farlo con una sorta di esuberanza come se ciò che le mani stringono sia un grosso pezzo di cibo che finalmente viene messo al sicuro. Nell'usare tutta la forza per tirare su le gambe in questo modo, i talloni si solleveranno dal pavimento e si rimarrà in equilibrio sulle punte dei piedi.

Per far pratica, iniziare con sollevamenti leggeri rimanendo in equilibrio sulle punte dei piedi. Concentrarsi in *hara* e sollevarsi dal bacino: questo eviterà di cadere in avanti. È perfettamente normale se viene da fare qualche passo avanti per stare in equilibrio. Dopo poco tempo di pratica, iniziare ad accovacciarsi di più e a respirare in *hara* prima di tirarsi su con forza. Provare a stendersi sulle gambe per circa cinque volte di seguito con quanta forza è possibile. Tutto sommato questo esercizio equivale ad una corsetta attorno all'isolato. Chi pensa di non fare abbastanza può ripetere l'esercizio fino a dieci volte.

Bisogna usare veramente tutta la propria forza per cercare di sollevarsi dal pavimento. Nell'ultima ripetizione sollevarsi con ancora più forza. Tirare prima un respiro profondo in *hara* e immaginare di essere un sollevatore di pesi che sta per sollevare un grosso peso con un movimento veloce e coordinato. Rimanere sulle punte dei piedi per alcuni secondi dopo l'ultimo grande sforzo e poi espirare e rilassarsi. Mettere di nuovo i talloni a terra, accovacciarsi e rilassarsi totalmente.

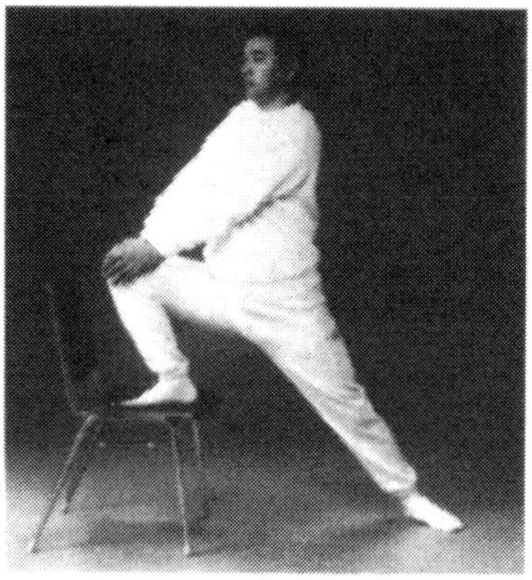

Fig. 78

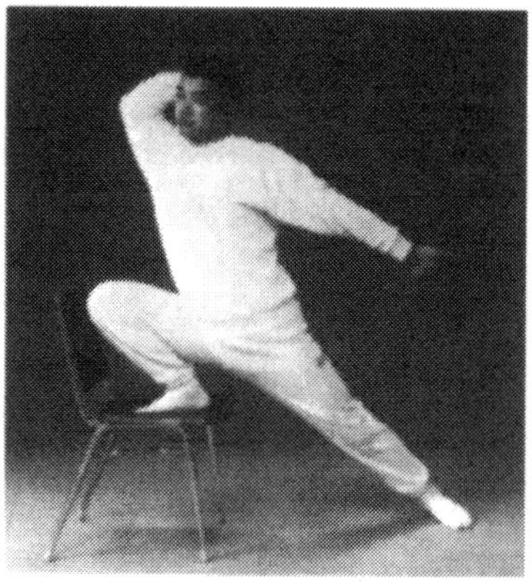

Fig. 79

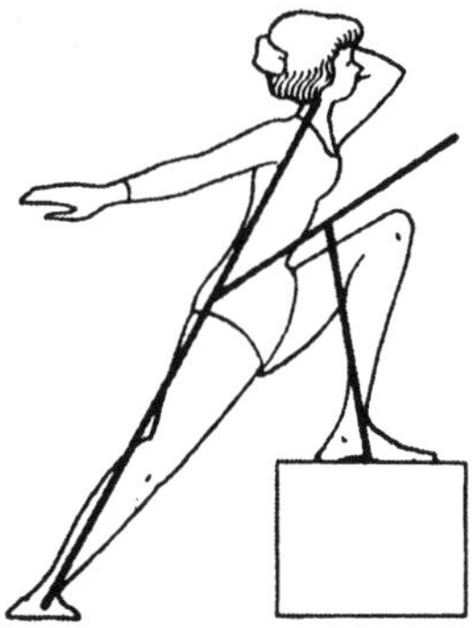

Fig. 80

Esercizio «K»
(meridiani di Cuore e di Intestino Tenue)

L'Esercizio di Base «C», che serve per allungare i meridiani di C e di IT, è basato sulla postura caratteristica che una persona assume nella meditazione. Nell'Esercizio «K» l'azione di allungo riguarda gli stessi meridiani con una posizione molto più dinamica che in qualche modo ricorda la lettera «K». Per eseguirlo bisogna prima procurarsi una sedia o una scatola resistente. È possibile eseguirlo anche ai piedi di una rampa di scale.

Iniziare posando sulla sedia o sul gradino la gamba più flessibile (di solito è la sinistra). Tenere la pianta del piede aderente alla superficie. Estendere l'altra gamba dietro e orientare l'alluce verso fuori cosicché l'interno del piede si avvicini al pavimento. Posare le mani sul ginocchio della gamba sollevata e gradualmente far scendere le anche (fig. 78). Questo porterà in allungo la parte interna delle cosce. Lasciare che il bacino scenda sempre più giù, in modo che la linea dei meridiani di C e di IT all'interno delle gambe venga stirata. È preferibile mantenere ferma la posizione di massimo stretch anche se per poco tempo, piuttosto che rimbalzare su e giù. Quando entrambe le mani sono usate per spingere avanti il ginocchio mentre le anche si abbassano, la linea di tensione all'interno delle cosce si sente molto chiaramente. La cosa importante nello stretching dei meridiani è tenere ferma l'immagine mentale di allungare l'intero corpo e non solo le gambe. In questo modo la sensazione di tensione nei muscoli delle gambe viene ridotta al massimo e le linee dei meridiani possono essere percepite lungo l'intero corpo.

Appoggiare poi sulla nuca la mano dal lato della gamba alzata e sollevare il gomito più in alto possibile (figg. 79-80). Il meridiano di C nel braccio è messo in stretch portando il gomito che è in alto il più indietro possibile. Stendere l'altro braccio indietro con il mignolo rivolto verso l'alto in modo che in questa posizione si formi una linea di tensione lungo il meridiano di IT nella parte alta del braccio. Ora lasciar scendere le anche come nella prima parte dell'esercizio, in modo che il ginocchio della gamba sollevata vada leggermente in avanti. Sentire il peso nell'*hara* e semplicemente lasciare che sia lo stesso peso a stirare il corpo, mentre si fa esperienza di allungamento lungo i meridiani di C e di IT. Quando si espira lentamente in questa posizione, la sensazione di tensione inizierà a sparire. Ciò significa che le linee di tensione si sono alquanto rilassate e il centro di gravità può spostarsi ancora più giù. Quando si inspira di nuovo profondamente, le linee di tensione riappariranno ed espirando lentamente ancora una volta si allenteranno. Dopo aver ripetuto tale respirazione profonda e rilassamento per tre volte circa, ripetere l'esercizio con l'altra gamba. Dopo aver eseguito da ambo le parti, mettersi comodi e lasciare che la respirazione torni alla normalità.

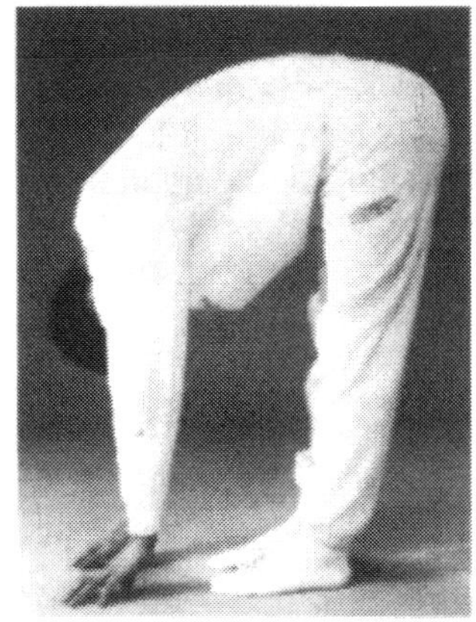

Fig. 81

Esercizio «J» (meridiani di Rene e di Vescica)

L'Esercizio «J» corrisponde all'Esercizio di Base «D» che porta in allungamento i meridiani di R e di V. L'allungamento ottenuto attraverso l'inarcamento all'indietro non è sufficiente per allentare completamente la tensione e lo stress che si accumula nella schiena dopo una lunga giornata di lavoro, specialmente in coloro che svolgono lavori a tavolino. Inarcare il corpo all'indietro diventa molto più facile dopo aver eseguito l'Esercizio «J» per stirare dolcemente le linee lungo i meridiani di R e di V, che sono state tenute in tensione per tutto il giorno. La postura assunta in questo esercizio assomiglia un po' ad una «J» rovesciata, così per comodità l'ho chiamato Esercizio «J».

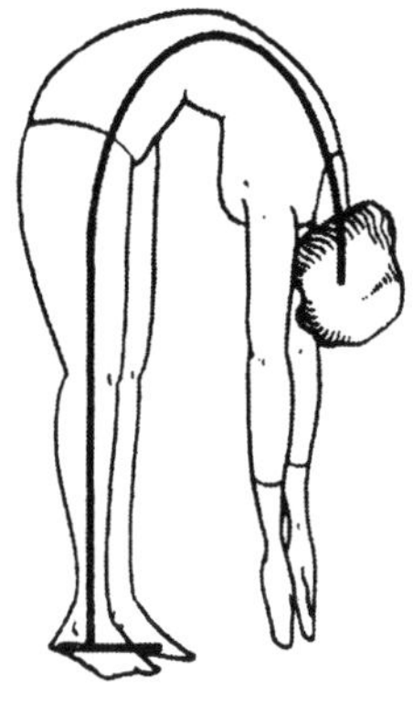

Fig. 82

Stare comodamente in posizione eretta, a gambe divaricate e piedi larghi poco meno delle spalle. Rilassando la parte superiore del corpo, flettersi in avanti e prendere le gambe con entrambi le mani. La cosa migliore sarebbe raggiungere e circondare con le mani i polpacci, ma può anche bastare arrivare a prendere intorno alle cosce. Non forzare la flessione in avanti, ma usare le braccia per tirare dolcemente la testa verso le gambe. Questo farà sì che il corpo si fletta totalmente e naturalmente. Può esserci disagio solo quando si prova a fare la flessione tutta in una volta usando la forza. Una volta che la flessione è portata al massimo, ma in modo confortevole, rilassarsi. Quando si avvertono le linee di tensione, rilassare le braccia, sollevarsi un po' durante l'inspirazione e poi lentamente tirar giù la testa verso le gambe mentre si espira. Ripetere questa parte dell'Esercizio «J» per circa cinque volte percependo le linee di tensione nel dorso e nelle gambe. In questo modo si diventerà consapevoli delle tensioni dei muscoli lungo la schiena e la parte posteriore delle gambe, ma non c'è bisogno di forzare l'allungamento nel tentativo di rilassare tali muscoli. Non essere in grado di flettersi fino in fondo non vuol dire necessariamente che le gambe siano indebitamente dure e rigide. Di solito è solo un'ostruzione del flusso del ki in queste zone che rende difficile la loro estensione totale.

Dopo la flessione in avanti nel modo descritto attraverso l'uso delle braccia, ritornare a busto eretto. Il punto più importante dell'ultima parte dell'Esercizio «J» è semplicemente quello di lasciare che la parte superiore del corpo, dalla vita in su, caschi in avanti. Normalmente quando le persone si flettono in avanti in questo modo, cercano di arrivare con le braccia più in basso possibile. Nella parte finale dell'Esercizio «J», invece, le braccia devono essere tenute completamente rilassate. Iniziare con le braccia che pendono sciolte ai lati del corpo e espirare dall'*hara*. Lentamente flettere in avanti cominciando dalla testa e continuare a flettere rilassando successivamente il collo, le spalle, il tronco (figg. 81 e 82). Si può immaginare questa azione di flessione in avanti come quella di una bambola gonfiabile che si sgonfi. Invece di pensare all'azione del flettere, lasciare semplicemente che la parte superiore del corpo venga dolcemente attirata verso il basso dalla forza di gravità.

Esercizio «G» (meridiani di Maestro del Cuore e di Triplice Riscaldatore)

L'Esercizio «G» corrisponde all'Esercizio di Base «E» e allo stiramento dei meridiani di MC e di TR. Chi trova difficoltà ad assumere la posizione di loto* noterà un netto miglioramento dopo aver praticato questo esercizio per un certo periodo di tempo. Dal momento però che l'effetto di stretching di questo esercizio è davvero potente, bisogna aver molta cura di allungare gradualmente.

Per fare questo esercizio, appoggiare schiena e braccia a una parete e lasciare che esse sostengano il peso del corpo. La superficie del muro deve essere liscia. Le dita dei piedi sono orientate verso fuori, le ginocchia un po' piegate e il peso del corpo abbassato. Portare un piede in appoggio sulla coscia opposta, appena sopra il ginocchio, rimanendo su una gamba. Provare questa posizione da ambo le parti per trovare quale delle due è la più facile da tenere. Eseguire allora l'Esercizio «G» iniziando dal lato più facilitato.

Assumere una postura stabile stando su una gamba, mentre l'altra appoggia sopra il ginocchio piegato. Posare le mani sulle ginocchia e piegare leggermente la gamba portante (figg. 83 e 85). Quando il ginocchio si piega, anche il bacino, che è appoggiato alla parete, dovrebbe abbassarsi un po'. Oltre a ciò, per rendere più stabile la posizione,

*La posizione del loto è la tradizionale postura a sedere dello Yoga e dello Zen. Si assume mettendo il piede destro sulla coscia sinistra e portando il piede sinistro sopra il destro per poggiarlo sulla coscia destra.

le mani sono poggiate su ciascun ginocchio e servono a distendere le gambe e ad aiutare lo stretching della parte interna delle cosce, grazie al loro scaricare su di esse il peso della parte superiore del corpo. Non piegare il ginocchio della gamba portante tutto in una volta. Lasciare che le anche scivolino giù gradualmente e le ginocchia si pieghino verso fuori lentamente; questo eviterà uno stiramento improvviso o eccessivo. Se l'allungamento diventa troppo difficile, risollevarsi di poco diminuendo il piegamento del ginocchio e della gamba portante. Una volta raggiunta una posizione stabile nella maniera sopra descritta, si è pronti per la parte finale dell'Esercizio «G». Incrociando le braccia, afferrare le spalle. Il braccio corrispondente alla gamba portante dovrebbe stare sotto. Flettere il capo avanti lasciando che il corpo in un certo senso si arrotoli su se stesso (fig. 84). L'immagine mentale di questo esercizio dovrebbe essere quella di ritirarsi dentro se stessi o di entrare il letargo. Inspirare profondamente in questa posizione e poi espirare lentamente per rilassare l'intero corpo quanto più sia possibile. Sarà il peso stesso del corpo che porterà il ginocchio ad aumentare il piegamento e il busto a scendere ancora di più verso il basso. Mantenendo la posizione, prendere un altro respiro profondo, espirando poi lentamente e completamente. Bisogna aver molta cura nel non spingersi oltre perdendo l'equilibrio e cadendo. Ripetere respirazioni e allungamento in questo modo per tre volte, poi drizzarsi e invertire la posizione di gambe e braccia e fare l'Esercizio «G» per lo stesso numero di volte in appoggio sull'altra gamba. Infine ritornare in posizione eretta con una sensazione di espansione come se si uscisse dal letargo.

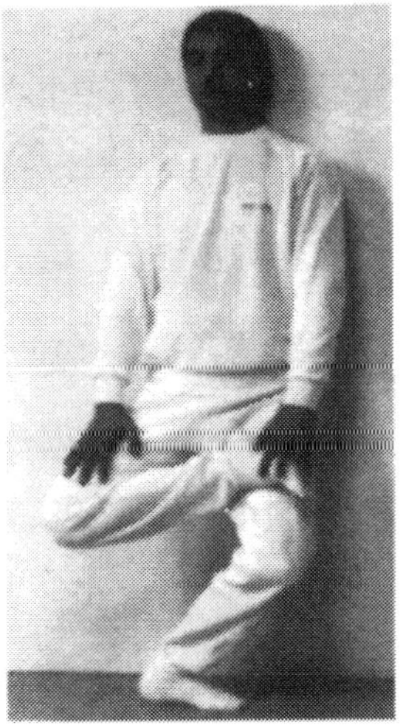

Fig. 83

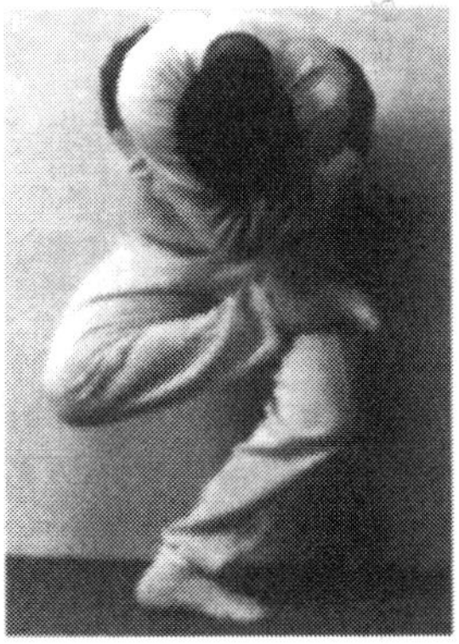

Fig. 84

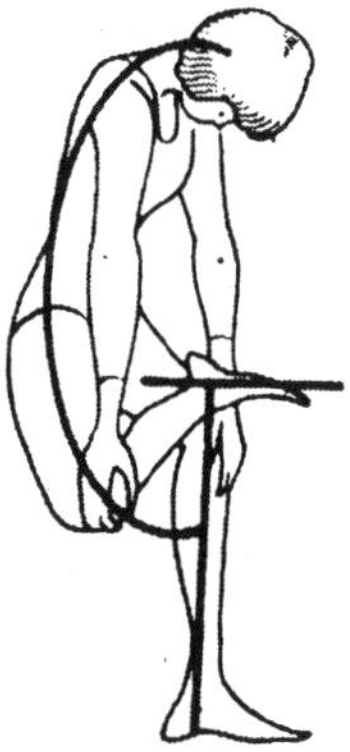

Fig. 85

Esercizio «L» (meridiani di Fegato e di Vescica Biliare)

L'Esercizio «L» corrisponde all'Esercizio «F» e allo stretching dei meridiani di F e di VB. Questo esercizio porta miglioramento nella flessibilità delle articolazioni e nell'elasticità dei tendini a coloro i cui corpi sono diventati rigidi e poco flessibili. I danni ai tendini sono generalmente il risultato di una scarsa circolazione di ki in muscoli e tendini e questo esercizio serve a prevenire distorsioni e strappi. L'Esercizio «L» è particolarmente utile a chi pratica sport intensi.

Nell'Esercizio «L» una gamba è piegata e l'altra tesa lateralmente. Anche abbassate e gambe allungate in questo modo con le mani posate sulle ginocchia è una posi-

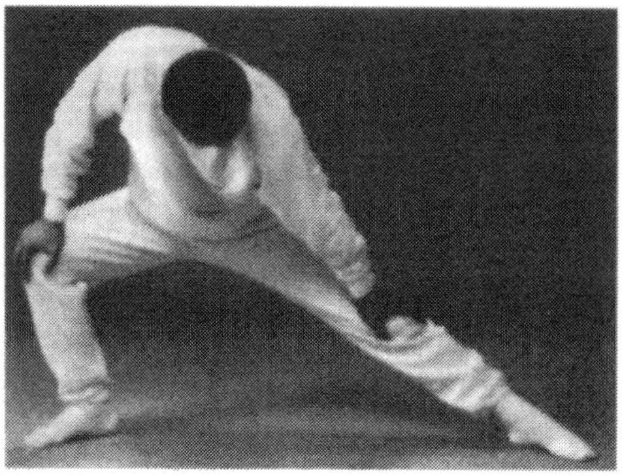

Fig. 86

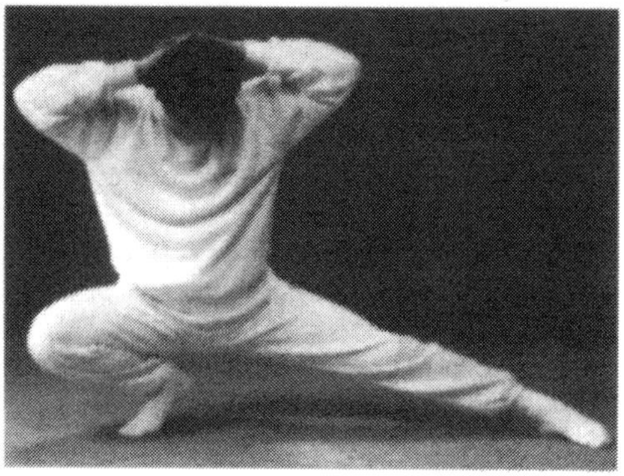

Fig. 87

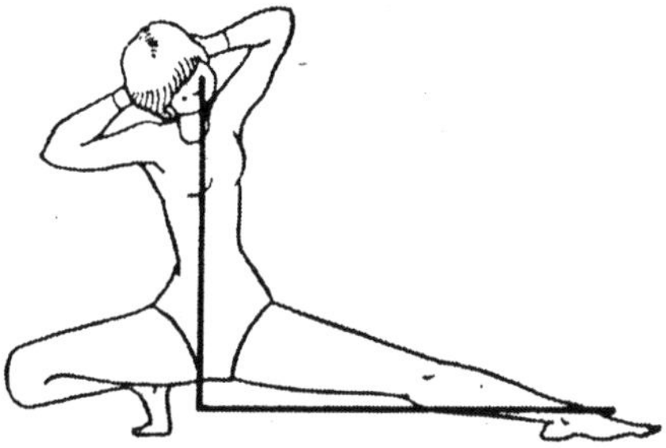

Fig. 88

zione che si vede spesso negli esercizi di riscaldamento per allungare il dietro delle gambe (fig. 86). Lo scopo dell'Esercizio «L», comunque, non è solo quello di allungare muscoli e tendini ma di allentare la tensione lungo le linee dei meridiani. Così non c'è bisogno di spingere sulla gamba tesa per forzare l'allungo. La postura dell'Esercizio «L» può sembrare simile a quella di altri esercizi, ma le mani sono posate sulle gambe solo per mantenere l'equilibrio. Lentamente abbassare il bacino verso il tallone sollevato della gamba piegata. L'altra gamba dovrebbe scivolare verso fuori quanto più può senza forzare, ma mantenendo la punta delle dita del piede a contatto con il pavimento. Anche questo esercizio è uno di quelli da fare iniziando dal lato che si allunga più facilmente, e solo dopo eseguire lo stretch della gamba meno flessibile. Badare a sostenersi con le mani posate sulle ginocchia in modo da controllare l'allungamento e non andare troppo in là. Ripetere questa fase preliminare dell'Esercizio «L» tre o quattro volte per parte.

Una volta abituati a questa posizione, portare le mani dietro la testa e intrecciare le dita. Iniziare dal lato che nella prima fase dell'esercizio è risultato più facilitato. Attenzione a non perdere l'equilibrio. Ruotare un po' il busto e il viso in direzione della gamba tesa (figg. 87 e 88). La mano corrispondente alla gamba piegata dovrebbe essere sulla nuca, mentre l'altra dovrebbe arrivare di lato alla testa, in modo che il gomito si allunghi nella stessa direzione della gamba tesa. Scivolare con il piede della gamba tesa un po' più in fuori, mantenendo le dita a contatto con il terreno. Sedersi sul tallone della gamba piegata. Idealmente durante l'espirazione il sedere dovrebbe lentamente andare giù fino al tallone, ma non importa se ciò non avviene. Una volta che si sarà imparato a rilassare l'intero corpo velocemente e completamente, il sedere andrà tranquillamente ad appoggiarsi esattamente sul tallone e non si perderà l'equilibrio. Questo verrà perso se rimane tensione nel corpo; così occorre rilassarsi ed aver fiducia che il tallone sia in grado di sostenere tutto il peso.

8. *Esercizi per Tipologie*

Esercizi per immagini in funzione delle Tipologie

Il trattamento delle malattie nella medicina orientale in gran parte è un processo intuitivo basato sui principi filosofici, che ricerca e individua le cause che sono alla base. Anche quando due persone mostrano la stessa malattia con sintomi identici, sono attentamente analizzate le differenze individuali nella costituzione e la causa che è alla base della malattia per scegliere il trattamento più adatto per ognuna delle due. Selezionando in questo modo la forma più appropriata di trattamento, si possono ottenere notevoli risultati. La medicina erboristica cinese, l'agopuntura e lo shiatsu sono forme di trattamento naturali ed olistiche e la caratteristica fondamentale più importante in tutti questi metodi è l'uso della «differenziazione delle sindromi» (diagnosi dello squilibrio dei meridiani) per decidere il trattamento più efficace per una persona.

Nella «differenziazione delle sindromi», i segni ed i sintomi di un paziente, ad un dato momento, indicano il «vettore» o la direzione nella quale la sua condizione sta progredendo e questa direzione determina il trattamento. Questi «vettori» possono essere catalogati in sei tipi, in accordo alle sei basilari funzioni o tendenze della vita. Come si è detto prima, queste sei funzioni sono fondamentali per tutte le forme di vita. Ognuna di queste funzioni di base, sviluppatesi in coppie complementari nel corso dell'evoluzione, furono classificate dai Cinesi in coppie Yin e Yang e catalogate in 12 meridiani. Qualsiasi deviazione dell'equilibrio naturale tra queste funzioni essenziali o sviluppi indesiderabili del normale funzionamento della vita può essere corretta nel modo più preciso ed efficace determinando la «sindrome» o il particolare tipo di meridiano che una persona ha, in quel momento, fuori equilibrio.

In contrasto con l'approccio tradizionale cinese, nella medicina occidentale la malattia è analizzata sistematicamente con dati scientifici che riguardano principalmente i fenomeni manifesti o gli effetti apparenti di una malattia. La classificazione delle malattie nella medicina occidentale conduce molto di più allo studio scientifico, giacché si occupa di fenomeni visibili e misurabili. Questo modo di vedere il processo patologico, tuttavia, nel tempo tende a diventare statico, basandosi su analisi di sintomi e scoperte rilevanti solo dal punto di vista clinico.

La «differenziazione delle sindromi» usata nella medicina cinese contiene un elemento dinamico di previsione nel futuro, in funzione del quale indica il trattamento più consono. Questa capacità intuitiva deriva dall'acuta osservazione dei cambiamenti che avvengono come risultato dei poteri curativi naturali che stanno operando nel corpo. Una condizione di un paziente è classificata all'interno di una «sindrome» a seconda del tipo di energia o dello squilibrio del meridiano che in quel momento è fuori equilibrio. In questo approccio si traccia la condizione della persona dal passato al presente, per decidere la direzione o «vettore» in cui la sua condizione fisica è incline a progredire. Così, anche se due persone sembrano avere un problema identico, vengono trattate in modo diverso, se le loro condizioni fisiche stanno progredendo in direzioni differenti.

Analogamente il risultato dello stesso trattamento o regime per la salute può variare molto da persona a persona. Comunemente, si sostiene che i programmi di esercizi abbiano lo stesso effetto per tutti e raramente vengono prese in considerazione le differenze individuali. Le limitazioni di tali approcci «universali» sono tuttavia chiaramente evidenti quando si consideri la questione della nutrizione. La dieta dell'uomo varia considerevolmente con il clima e la posizione geografica. Se tutte le diete fossero uguali, oltre a non soddisfare i gusti diversi delle persone, fornirebbero comunque cibo non adeguato o non digeribile correttamente. La cosa importante, sia che si tratti di alimentazione che di esercizi, è averne a disposizione una vasta gamma che vada bene per sé. Invece di accontentarsi di un regime standard, anche negli esercizi per immagini è particolarmente importante scoprire qual è il tipo di esercizio che più si adatta alla nostra specifica condizione.

Uno dei modi più semplici per classificare gli esseri umani riguarda il loro genere. Benché uomini e donne siano sostanzialmente uguali, tra loro ci sono differenze intrinseche. È chiaro che le cose non possono essere le stesse per entrambi. Gli uomini e le donne si sviluppano fisicamente in modi diversi, anche quando seguono la stessa dieta, così diventa ovvio che i nostri corpi usano la stessa nutrizione in modi diversi. Tale differenza esiste anche nel modo in cui i corpi si sviluppano attraverso l'esercizio fisico. Quando le donne fanno attività fisica, i loro corpi non diventano muscolosi in modo uguale a quelli degli uomini. I corpi delle donne mantengono le loro proporzioni anche se fanno lo stesso allenamento degli uomini. La differenza dello stesso esercizio nel risultato tuttavia non è in realtà così profonda. La differenza di base tra i sessi si trova di più nelle attitudini e nella motivazione che porta ad esercitarsi. Generalmente gli uomini considerano l'esercizio fisico un mezzo per aumentare la salute e diventare più efficienti nell'area di attività scelta, mentre le donne tendono a vedere l'esercizio in funzione del loro aspetto o dell'attrattiva personale. Naturalmente queste attitudini sono semplici tendenze e non sono fisse né nell'uno né nell'altro sesso.

Un altro modo per classificare le persone è il tipo di personalità, che non è legata al sesso. Si possono distinguere tre tipi di base, a seconda delle inclinazioni o dall'orientamento che esse hanno verso l'aspetto fisico, emozionale o intellettuale. Questi orientamenti nascono dalle ragioni che le persone hanno per esercitarsi: il primo tipo trae piacere nel lavorare e costruire il corpo; il secondo trae gioia dalla personale espressione attraverso il movimento del corpo; il terzo tipo trova soddisfazione nel seguire un piano e raggiungere un traguardo. Tali orientamenti sembrano derivare da disposizioni congenite.

A seconda del tipo di persona che sta insegnando un sistema di esercizi, la presentazione dello stesso differisce sostanzialmente in relazione all'orientamento di quell'individuo. Il poter seguire le istruzioni dipende in parte dalla capacità di ciascuno di adeguarsi all'orientamento di base dell'insegnante.

Quel che c'è di speciale negli esercizi per immagini è che ogni persona può scegliere sia gli esercizi che meglio soddisfino le proprie preferenze ed il proprio tipo fisico, sia il programma e i traguardi personali. Lo scopo principale nel praticarli è quello di diventare più sani ed attraenti attraverso il raggiungimento di un equilibrio nelle funzioni del ki (meridiani), che sono essenziali per la vita. Perciò ognuno deve scegliere quegli esercizi che sono più adatti alla propria situazione e praticarli al fine di raggiungere uno stato di salute equilibrato e naturale. Non c'è bisogno di fare tutti gli esercizi come una routine. Si può omettere gli esercizi o movimenti faticosi o difficili e fare quelli più facili e divertenti. Gli esercizi facili sono spesso quelli più adatti ed utili.

Nell'esecuzione dei sei Esercizi di Base, la maggior parte delle persone trovano alcuni esercizi più difficili di altri. Alcuni esercizi sono più difficili, perché c'è un ostacolo nel fluire del ki nel meridiano interessato. In altre parole il corpo è «bloccato» in quelle zone. Ho già spiegato come il rilassamento e il lasciare andare il ki, ne migliori la circolazione attraverso tutto il corpo. Nel fare gli esercizi per ciascuno dei dodici meridiani con l'intento di trovare quali sono i più difficili, diverrà chiaro dove il corpo tende ad essere «bloccato» ed in che modo è fuori equilibrio. Si può imparare quale meridiano abbia il maggior blocco energetico anche facendo attenzione ai sintomi o problemi fisici e confrontandoli con i sintomi associati a ciascun meridiano.

Il motivo per cui i meridiani sono stati classificati in 12 tipi nella medicina orientale è che tutte le variazioni dei processi vitali possono essere coperte da 12 categorie. Nelle Cinque Fasi principali tutti i fenomeni sono classificati in cinque categorie le quali, poiché lo Yin e lo Yang sono dentro ogni fase, sono ulteriormente suddivise in 10 rami. Questa classificazione cerca di dividere le cose secondo la loro natura essenziale.

La classificazione in sei categorie derivò invece dal Principio dei 3 Yin e 3 Yang* che segue i cambiamenti che si verificano nel tempo. Le 6 categorie di 3 Yin e 3 Yang furono divise nelle coppie Yin e Yang per creare le 12 categorie del sistema dei meridiani. In altre parole ciò significa che nel tempo il ki passa attraverso 12 trasformazioni di base.

Forse qualcuno sa che il calendario tradizionale cinese è composto dalla combinazione di 10 rami e 12 branche. I 10 rami sono costituiti dalle relazioni spaziali delle Cinque Fasi (Est, Ovest, Nord, Sud e Centro) mentre le 12 branche sono concepite per tracciare le relazioni temporali (12 mesi dell'anno). Nel calendario cinese questi

*Il Principio dei 3 Yin e 3 Yang è un sistema di classificazione tradizionale orientale nel quale le malattie sono divise in sei stadi di base per tracciare l'evolversi di una malattia. Ogni coppia dei meridiani regolari è associata ad ognuno degli stati come segue:

Intestino Tenue e Vescica	*Yang Maggiore*
Triplice Riscaldatore e Vescica Biliare	*Yang Minore*
Intestino Crasso e Stomaco	*Yang Brillante*
Pomone e Milza-Pancreas	*Yin Maggiore*
Cuore e Rene	*Yin Minore*
Maestro del Cuore e Fegato	*Yin Assoluto*

due sistemi sono combinati per esprimere tempo, date, mesi ed anni nei termini delle sei combinazioni di rami e branche. In accordo con la tradizione tutte le attività vitali dell'uomo sono soggette al naturale ciclo temporale dello Yin e dello Yang: coloro che vivono in armonia con questo ciclo si mantengono robusti e coloro che vanno contro di esso muoiono prima del tempo.

Ristabilire l'equilibrio dell'energia

Negli Esercizi di Base l'enfasi principale è posta sull'imparare a rilassare le linee di tensione per rimuovere, usando la Respirazione per immagini, i blocchi energetici. Gli Esercizi Complementari servono per raggiungere un rilassamento maggiore e allentare le ostruzioni del ki attraverso l'uso dell'immagine. Lo scopo degli Esercizi sul Lavoro è di migliorare ancora di più la circolazione del ki. Negli Esercizi per Tipologie spiegherò come cambiare o ripristinare l'equilibrio nell'energia di una persona lavorando con Kyo e Jitsu, cioè con quello che può essere chiamato il segreto della medicina orientale.

In tutti gli esercizi per immagini è importante non forzare i movimenti che risultino difficili ed evitare gli stiramenti dolorosi. Molti altri sistemi di esercizi, tra cui lo Yoga, enfatizzano questo stesso aspetto. Ma raramente vengono date istruzioni su come poter fare quei movimenti o stiramenti che risultino difficili. Eseguire gli esercizi difficoltosi più e più volte finché non vengano fatti correttamente è un processo lungo che richiede una grande pazienza. Fin troppo spesso le persone perdono la pazienza, si sforzano o lasciano perdere tutto.

In Giappone viene spesso usata la frase *kibun-o-kaete*, che letteralmente significa cambiare il ki (atteggiamento) o dirigere il ki (attenzione) in una direzione totalmente diversa (nell'uso quotidiano questa frase significa cambiamento di atteggiamento). Un'ostruzione di ki o, in termini psicologici, una fissazione, può essere rimossa dirigendo il ki (attenzione) in una direzione diversa e totalmente nuova. C'è comunque in noi una forte tendenza a preoccuparci soltanto di ciò che si impadronisce della nostra attenzione. Più ci vien detto di non preoccuparci più ci preoccupiamo. Così succede che, negli esercizi di stretching, anche se ci vien detto di non forzare le cose e di dimenticare gli esercizi difficili, se abbiamo problemi con un esercizio particolare, ciò usualmente ci infastidisce e abbiamo difficoltà ad accettarlo.

È come se consigliassimo ad una persona che soffre di insonnia: «quando hai difficoltà ad addormentarti, dimentica di voler dormire, rilassati ed accetta le cose come sono». Questo tipo di consiglio di solito è di scarsa utilità. È la mente cosciente dell'insonne che desidera dormire ed è sempre la mente cosciente che dovrebbe provare a dimenticare di aver voglia di dormire. Fino a che la mente rimane fissa sul tentativo di addormentarsi, il suo ki rimane bloccato. Perciò bisogna mostrare a questa persona come liberare, appunto, il ki bloccato. Il metodo più efficace per cambiare la direzione del ki è quello di fare qualcosa di completamente diverso.

Questa è esattamente la ragione per cui le persone cercano la ricreazione dopo il lavoro. Qualche volta una forma di ricreazione può essere anche semplicemente il non lavorare. Se però arriviamo a sentirci obbligati a fare un'attività ricreativa, questa non è ricreazione in senso vero. Il modo per liberarci da ogni preoccupazione è dirigere il ki (attenzione) verso qualcosa di diverso rispetto a ciò di cui ci stavamo occupando.

La condizione Jitsu può essere paragonata a qualcosa che ci preoccupa, mentre ciò di cui non si è coscienti può essere chiamato Kyo.

Nella medicina orientale è denominata Jitsu la linea di tensione (tensione muscolare, malessere o una sensazione sorda e pesante) prodotta stirando le membra in un modo che risulti difficile. Il carattere cinese corrispondente a Jitsu (in cinese *Shi*) rappresenta una casa riempita al massimo. Nella medicina tradizionale ciò denota una condizione Yang di pienezza. È facile capire come il movimento possa diventare difficoltoso in una casa piena. Le condizioni Jitsu vengono sempre trattate con tecniche *Sha* (in cinese *Xie*). *Sha*, o metodi di sedazione, servono a «disperdere» o trasferire energia da una zona all'altra. Il modo più efficace per disperdere dal Jitsu l'energia in eccesso è quello di modificare l'equilibrio del ki trattando il Kyo.

Il Kyo, in contrapposizione al Jitsu, è una zona in cui l'energia è carente, dove c'è poca o nessuna restrizione al movimento. Il carattere cinese corrispondente alla parola Kyo (*Xu*) rappresenta un tumulo con una cavità al centro. Kyo, o vuoto, è qualcosa che non è molto evidente e quindi difficile da trovare. La qualità di «vuoto» del Kyo non implica il fatto che in quel punto non ci sia nulla, ma piuttosto che è difficile da afferrare, perché è arduo vederlo e toccarlo. Kyo viene considerato come la controparte Yin del Jitsu, che è invece una condizione Yang. L'aspetto Yin include tutto ciò che non si manifesta come Yang. Il Kyo può quindi essere considerato come la controforza che fa emergere il Jitsu.

Lo scopo principale della medicina orientale è di fornire un trattamento *Ho* (in cinese *Bu*) per condizioni Kyo. Nelle tecniche Ho si raccoglie e si attira l'energia del ki laddove essa è carente. Attirare l'energia verso il Kyo (tonificazione) è il modo più efficace per modificare l'equilibrio energetico e alleviare la condizione Jitsu. Qui sta la meraviglia e il mistero dell'efficacia della medicina tradizionale cinese. Questo grande principio è difficile da insegnare senza un esempio vivente, ma cercherò comunque di trasmettere il suo significato nelle pagine seguenti.

Il principio base della medicina orientale è che «la carenza di ki è Kyo e l'eccesso di ki è Jitsu». Sia il Kyo che il Jitsu sono il risultato della dinamica del ki nel corpo. Le categorie di Kyo e Jitsu vengono anche usate per descrivere la condizione generale di una persona. Una condizione di debolezza e carenza di energia fisica viene considerata Kyo, mentre una condizione di forza e di pienezza di energia viene considerata Jitsu. Poiché Jitsu significa abbondanza di energia, si tende in genere a considerarlo più desiderabile del Kyo. Ma dal momento che il Kyo è una insufficienza di ki, che ha un estremo bisogno di essere reintegrata e Jitsu una condizione di iperattività, che richiede quindi una sedazione, entrambe le condizioni possono essere considerate come una deviazione dell'equilibrio naturale.

Per le condizioni Kyo bisogna evitare forti stimolazioni o trattamenti radicali, ma di solito si possono trattare le condizioni Kyo senza grossi pericoli, purché vengano rispettate le più comuni regole di prudenza. Invece le persone con condizioni Jitsu corrono maggiormente il pericolo di venir danneggiate da rimedi estremi, poiché tendono di più ad avere reazioni eccessive. Kyo e Jitsu possono anche essere messi a confronto con la differenza d'età. Le persone più giovani hanno la vitalità necessaria a superare la maggior parte dei problemi fisici, ma la loro condizione può fluttuare drasticamente. Così la loro condizione può a volte andare troppo in là nella direzione sbagliata. Alle persone anziane, invece, occorre più tempo per guarire da una malattia, ma la loro condizione normalmente rimane stabile. Una persona anziana che ha problemi di salute ha bisogno di metodi più tranquilli e pazienti per ristabilire la propria riserva di energia. Nel caso di persone giovani gli interventi curativi possono essere più drastici, e tali trattamenti ottengono spesso buoni risultati. Ciò grazie al surplus di energia che permette loro di affrontare meglio trattamenti invasivi o radicali. Inoltre essi sono in grado di recuperare più velocemente.

In ogni caso Kyo e Jitsu non sono principi assoluti, bensì concetti relativi, che non sono in sé né buoni né cattivi. Essi sono molto simili allo Yin e allo Yang, in quanto descrivono due tendenze opposte. La sola differenza sta nel fatto che Kyo e Jitsu descrivono la disponibilità e la condizione funzionale del ki o energia vitale. Nella teoria dello stress formulata dal Dr. Hans Selye, questo stesso fenomeno – la alterazione del ki nel processo vitale – viene descritto come resistenza contro i fattori che creano stress. La distorsione del ki si verifica in risposta allo stress sotto forma di resistenza contro stimoli avversi, ma il significato particolare di Kyo e Jitsu sta nella distinzione fra l'accettazione passiva di uno stimolo avverso e la resistenza attiva ad esso. Kyo e Jitsu sono concetti che esprimono in modo appropriato la reazione o distorsione del ki, sia nel suo aspetto positivo che negativo, per descrivere così con più accuratezza la condizione degli organismi viventi. Un esempio molto semplice di ciò è la stanchezza. Immaginiamo di essere stanchi alla fine di una giornata di duro lavoro: la reazione fisica ovvia che sentiamo è la stanchezza; l'altra reazione è che la stanchezza ci fa dormire bene la notte in modo da recuperare la nostra vitalità.

La zona Jitsu del corpo è più visibile e più facile da trovare, perché è tesa e resistente a qualunque forza che su di essa venga applicata. Così la sensazione al tocco è di durezza e rigidità. La persona toccata ha spesso un'esperienza di disagio o di dolore. Per contro una zona Kyo è carente di energia. Questa carenza di ki non è chiara ed evidente, e ciò rende la zona Kyo difficile da individuare. È difficile affermare con sicurezza, facendo solo una ricerca superficiale, che una tal cosa manca, ma tale mancanza diventa evidente se la si cerca dappertutto e si scopre che non c'è.

Entrambi gli aspetti Kyo e Jitsu sono distorsioni o squilibri del ki e se il Jitsu, che è pieno e traboccante di energia, è più evidente, è perché è il Kyo che dà al Jitsu la sua energia. Quando una caratteristica Jitsu diventa manifesta, questo è il segno che da qualche altra parte ci deve essere l'aspetto Kyo. Le persone che hanno un aspetto baldanzoso spesso nascondono delle debolezze. In giapponese la parola *kyosei* (forza vuota) significa bluff o falsa dimostrazione di coraggio. Se una persona è veramente forte, in genere evita di mostrare la propria forza. Il nostro stomaco è un buon esempio della dinamica del Kyo. Quando lo stomaco è vuoto le mani e la bocca entrano in azione per riempirlo. Quando lo stomaco si riempie le mani e la bocca interrompono la loro attività e si riposano. Se una persona desidera continuare a mangiare anche quando lo stomaco è già pieno, significa che c'è qualche parte che deve ancora essere soddisfatta.

Se il Jitsu (tensione) è resistenza alle forze che portano il corpo fuori equilibrio, è anche energia che lavora per ristabilire uno stato di salute equilibrato. Quindi gli squilibri possono anche essere considerati come una forza per riportare armonia ed equilibrio (fig. 89). Imparando ad identificare Kyo e Jitsu, si trova la chiave per ripristinare l'armonia. Solo diventando pienamente consapevoli dei vari squilibri o alterazioni del corpo, si potrà trovare il modo di correggerli. Una volta riconosciuti gli squilibri, il modo più semplice di riportare l'equilibrio di energia è quello di reintegrare il ki carente nella zona Kyo. Il Jitsu, o condizione evidente, esiste per indicare la presenza del Kyo. Bisogna fare prima qualcosa al Kyo, perché il Jitsu possa aver sollievo. Poiché

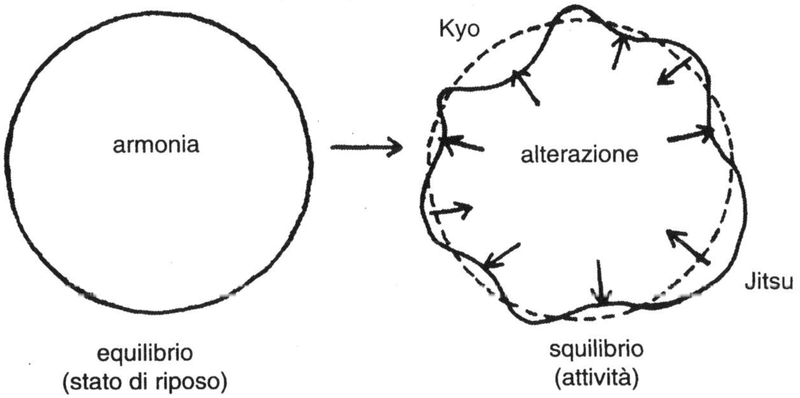

Fig. 89

il Jitsu, o problema evidente, esiste per manifestare la presenza del Kyo, concentrarsi sul Jitsu, per rettificare la situazione, significa impedire al Jitsu di fare il suo lavoro; di conseguenza la resistenza aumenta e il sintomo si aggrava.

Il principio primario del trattamento nella medicina orientale è Kyo Jitsu-Ho Sha (Xu Shi-Bu Xie in cinese), cioè rinforzare il Kyo e disperdere il Jitsu. La regola degli esercizi per immagini in cui, invece di forzare un movimento, ci si muove sempre in direzione del facile, è fondata su questo fondamentale principio di bilanciamento degli aspetti Kyo e Jitsu nel nostro corpo. Il corpo si autocorregge più prontamente quando evitiamo il dolore e lavoriamo con, anziché contro, le dinamiche del nostro sistema energetico. Se per correggere una distorsione viene fatto un aggiustamento strutturale con la forza, il corpo resiste naturalmente ad uno stimolo così intrusivo e la correzione solitamente non ha effetto duraturo.

La presenza di dolore e resistenza in un particolare movimento ci indica che il corpo non vuole muoversi in quella direzione, ed è inutile forzarlo. In ogni caso l'approccio passivo di lasciare che il problema si risolva da solo è altrettanto insoddisfacente. L'aspetto Jitsu che manifesta dolore o altri sintomi ci fa sapere che c'è un aspetto Kyo da qualche altra parte. La regola è che l'aspetto Jitsu viene soddisfatto solamente quando l'energia carente nell'aspetto Kyo è tonificata (rinforzata) e dolore e sintomi vengono così alleviati. Quindi mentre non si deve usare la forza per fare stiramenti e movimenti difficili, si deve comunque fare qualcosa per rendere tali movimenti più facili, altrimenti l'aspetto Jitsu, o difficoltà nel movimento, è incapace di trovare sollievo dal suo ruolo di richiamare l'attenzione sulla presenza del Kyo.

Quando lo stesso movimento viene fatto a destra e a sinistra, il lato che è più in difficoltà è quello Jitsu. Perciò il movimento viene ripetuto più volte nell'altra direzione, quella più facile, accompagnato dalla Respirazione per Immagini, per attirare il ki verso quel lato. Si fa in questo modo perché la direzione più facile è collegata all'aspetto Kyo che è carente di ki, e ripetere il movimento dal lato più facile serve a rifornire quel lato di ki. Dopo aver fatto questo, il movimento verso il lato Jitsu diventa palesemente più facile. L'allentamento della condizione Jitsu dà prova che il Kyo è stato tonificato.

Nel fare gli Esercizi per Tipologie si scoprirà che alcuni sono più difficoltosi. Eseguendo l'intera serie di esercizi, l'aspetto Kyo si tonificherà senza che ci se ne accorga e, come risultato, ogni esercizio diventerà più facile. È sempre utile fare all'inizio gli Esercizi di Base per avere un'idea generale di quale meridiano è Kyo o Jitsu. Così, quando si arriva a fare gli Esercizi per Tipologie, ci si può limitare a quei pochi esercizi che sono più difficili. Si può poi isolare un altro Esercizio per Tipologie che sia facile e che permetta di rilassarsi e aumentare la flessibilità. Invece di cercare di intensificare gli esercizi difficili, è meglio cercare un esercizio tra quelli facili che serva ad allentare la tensione che è causa di difficoltà. C'è sempre un esercizio che è il più adatto a questo scopo, sebbene all'inizio sia difficile trovarlo. Non bisogna avere fretta nel cercare l'esercizio che renda più facili gli stiramenti difficili. Alla fine si imparerà ad apprezzare il sorprendente effetto che gli Esercizi per Tipologie hanno sull'eliminazione dei sintomi Jitsu.

Diventare consapevoli degli squilibri

Ogni persona vede le cose dal proprio punto di vista. Automaticamente ognuno mette se stesso al centro quando giudica se le cose sono avanti o dietro, sopra o sotto, e si rende pietra di paragone quando giudica la dimensione degli oggetti, siano essi grandi o piccoli. Anche quando non ci consideriamo pietra di paragone, invariabilmente, quando esaminiamo qualcosa, imponiamo i nostri standard. Anche le qualità astratte come salute, bellezza e felicità sono considerate secondo il nostro metro di giudizio. È come se tutti gli individui fossero vivi solo perché ogni individuo ha una consapevolezza che lo pone al centro. E se ognuno guarda le cose da un proprio punto di osservazione, in senso assoluto nessuno ha realmente la prospettiva corretta. Ogni individuo non ha altra scelta che vedere le cose in modo deviato o distorto. La morte può essere vista come qualcosa che rende tutte le cose uguali, mentre la vita può esistere solo quando c'è squilibrio e alterazione. Vivere può essere considerato come l'atto reale del creare distorsioni e squilibri.

I sei orientamenti di base dei processi vitali negli animali (i 12 meridiani nelle sei coppie Yin e sei Yang), sono il risultato degli squilibri creati dal movimento. Comunque, finché un organismo riesce a spostarsi con fluidità da una situazione ad un'altra, le funzioni vitali procedono in modo normale e bilanciato. Così, sebbene gli squilibri siano parte necessaria della vita, se ci fissiamo in una posizione di squilibrio o rimaniamo bloccati in una situazione, questo ci porterà alla fine ad avere delle disfunzioni e dei disturbi causati dall'inibizione di altre funzioni del ki. Nell'Estremo Oriente coloro che mostravano un potere consistente in tutti i rami di attività senza rimanerne attaccati a nessuna erano chiamati *Shinjin* (persone vere). C'erano i saggi ed i mistici i quali, come le nuvole fluttuanti e l'acqua che scorre, vivevano senza attaccarsi alle cose del mondo.

Comunque sia, per le persone comuni essere vivi significa avere degli squilibri e questi squilibri si modellano sulle sei funzioni basilari correlate ai meridiani. Idealmente tutte le funzioni basilari dovrebbero equilibrarsi l'una con l'altra, ma è difficile raggiungere un equilibrio soprattutto nella società attuale dove vige la specializzazione nel lavoro. Inoltre le persone nascono con delle tendenze che le predispongono verso certi squilibri particolari. Ci sono infatti diversi livelli di squilibrio in un individuo, che derivano da caratteristiche congenite, caratteristiche acquisite e condizioni derivanti dal proprio usuale stile di vita. Se non vengono corretti, tali squilibri alla fine portano a malattia.

Teoricamente è possibile identificare i vari squilibri, o tipologia di meridiano di una persona e riportarli ad una condizione perfettamente bilanciata. Ma nella maggioranza dei casi, in realtà, ciò non è possibile, perché le dinamiche responsabili degli squilibri tornano ad agire nella stessa zona di prima. Anche se si insegnasse ad una persona l'esercizio più adatto per correggere gli squilibri, ci vorrebbe molta pazienza e si incontrerebbero degli ostacoli per eseguirlo nel modo corretto. Il risultato più probabile sarebbe, per la persona, di scoraggiarsi e di lasciar perdere l'esercizio prima di averlo imparato bene. È invece più naturale, e riesce meglio, se lo sforzo iniziale viene reso relativamente facile. Tuttavia le persone vogliono sempre sapere qual è l'esercizio ideale e cercano di imitare qualunque esercizio venga considerato il migliore. Il punto è che nessun esercizio è ideale per tutti, e serve del tempo per trovare l'esercizio che meglio si adatti alle nostre specifiche condizioni e per impararlo correttamente.

Negli esercizi per immagini, lo scopo, piuttosto che quello di offrire un set di esercizi ideale per tutti, è di insegnare a diventare consapevoli dei propri squilibri e ad imparare gli esercizi più utili per sé. La chiave per riportare in equilibrio il ki sta nel capire qual è l'esercizio più facile da eseguire e qual è l'esercizio che causa la tensione maggiore lungo il meridiano. La tensione può essere eguagliata ad un'ostruzione del ki e la causa principale della difficoltà dal movimento non è la rigidità nei muscoli o nelle articolazioni. Il movimento diventa facile, una volta che il ki ostruito viene liberato. Si può iniziare l'esercizio rilassando più che si può le parti in questione per mezzo di una lunga espirazione. Non c'è bisogno di tirare o forzare i muscoli ed i tendini contratti.

Un grande senso di salute e benessere arriverà naturalmente come risultato della capacità di riconoscere gli squilibri in termini di meridiani e della capacità di prendersi sistematicamente del tempo per liberare la tensione. Questo aiuterà a mantenere costantemente un equilibrio nelle funzioni vitali di base e a godere di ottima salute.

Esercizio «a» (meridiano di Polmone)

Stando in piedi a gambe divaricate un po' più della larghezza delle spalle, portare le mani dietro la nuca a dita intrecciate. Tirare i gomiti indietro per aprire il torace e guardare un po' verso l'alto.

Il portare le mani dietro la testa e l'allungarsi in questa maniera viene naturale dopo aver studiato o lavorato con molta concentrazione. Talvolta si fa qualcosa di simile quando, seduti sulla sedia, si allungano le gambe, appoggiando la schiena sullo schienale e allungando le braccia dietro con i gomiti flessi. L'Esercizio «a» è molto simile a questo tipo di stretch, con la differenza che si esegue in posizione eretta.

Poi portare il corpo in rotazione di qua e di là quanto più è possibile (figg. 90-92). Comparando il movimento nelle due direzioni, uno risulterà più difficoltoso o si sentirà un po' più resistenza. Dopo aver deciso quale lato è più in difficoltà, ruotare più volte nella direzione più facile. Iniziare inarcando il dorso nella direzione più facile e poi, inspirando, ruotare lentamente, nella stessa direzione, la parte superiore del corpo. Mantenere la torsione appoggiando sul tallone del piede dalla parte della rotazione. Sollevarsi sulle dita dell'altro piede mentre si continua ad inspirare. Mantenere la posizione di massima torsione, mentre si espira profondamente, liberando ki. Cercare di rilassarsi durante l'allungo. L'intero corpo potrà allentarsi un po' mentre si espira e si potrà andare un po' oltre ciò che sembrava fosse il limite della tensione. Espirare ancora una volta profondamente e rilassare al limite della torsione e ciò permetterà di ruotare ancora un po'. Ripetere tale respirazione e allungamento cinque volte circa dalla parte più facile e poi tre volte da quella più difficile per allentare ancora un po'. La progressione della torsione sarà più evidente dal lato che era più in difficoltà.

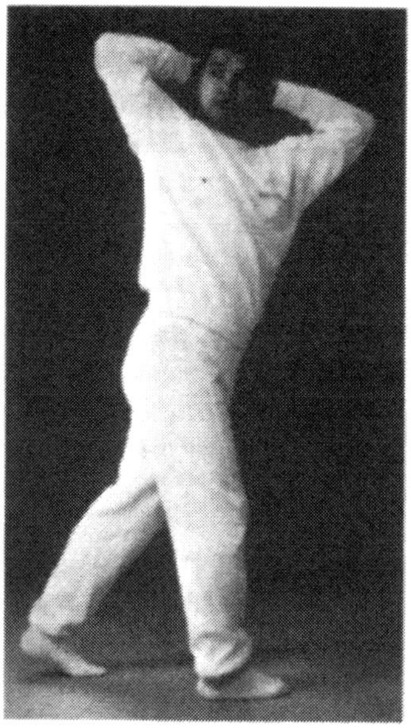

Fig. 90

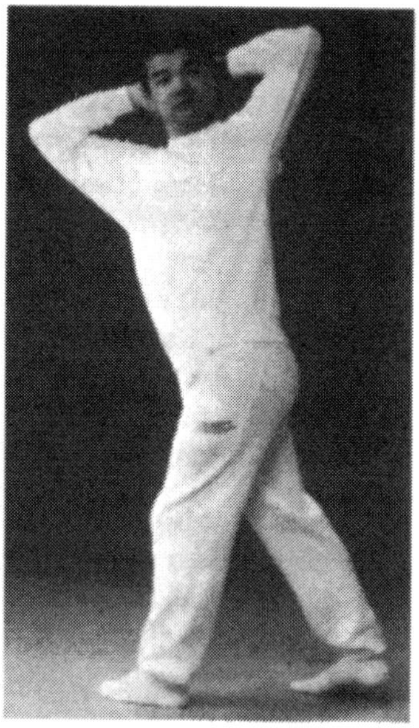

Fig. 91

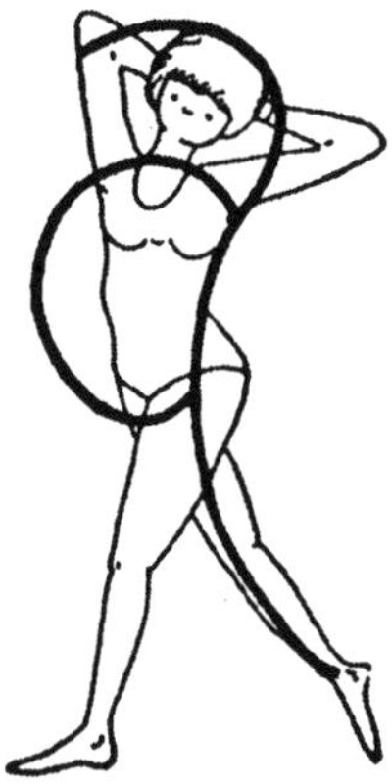

Fig. 92

Esercizio «y» (meridiano di Intestino Crasso)

Finito l'Esercizio «a», appoggiare le mani, intrecciate e a palme in giù, sopra la testa. I talloni sono uniti e le dita dei piedi puntano verso fuori. Semipiegare le ginocchia anch'esse puntate verso fuori e trovare una posizione di stabilità (figg. 93 e 95). Successivamente stendere le gambe e andare sulle punte dei piedi allungando tutto il corpo verso l'alto (fig. 94). Stendere anche le braccia a mani intrecciate e palmo verso l'alto. Guardando in alto, allungarsi il più possibile tenendo le braccia completamente tese. Le mani sono intrecciate, ma non i pollici, in modo che il massimo dello stretching arrivi sugli indici. Inspirare durante questo allungamento completo verso l'alto, poi espirare e rilasciare ki. Ci si sentirà più leggeri e ciò permetterà un allungamento ancora maggiore. Poi lentamente tornare in appoggio sui talloni e abbassare le anche piegando le ginocchia. Riportare contemporaneamente le mani intrecciate a contatto con il vertice del capo.

Non c'è destra e sinistra in questo esercizio; ripetere lo stesso movimento da sette a dieci volte per allungare e rilasciare il ki nel meridiano di Intestino Crasso lungo tutto il suo percorso nel corpo.

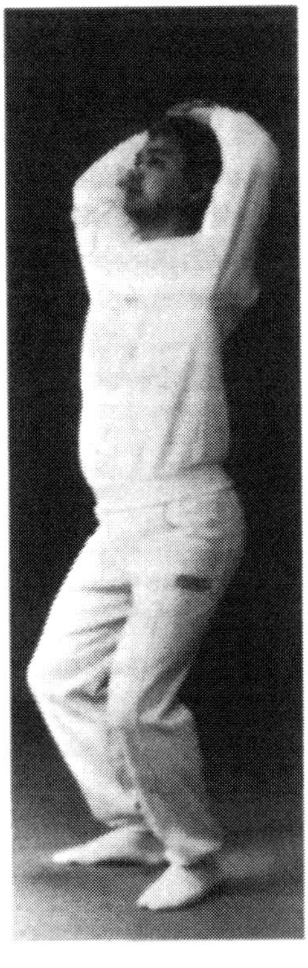

Fig. 93

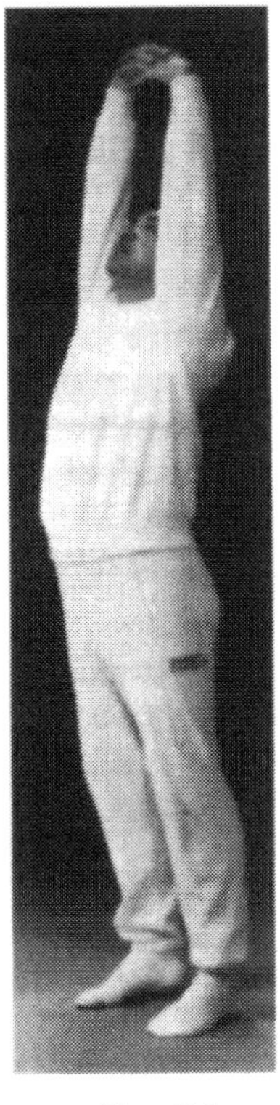

Fig. 94

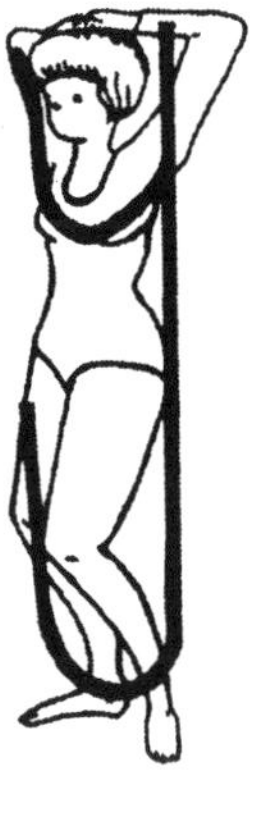

Fig. 95

Esercizio «w» (meridiano di Stomaco)

Stare su un piede, l'altra gamba flessa dietro, la mano dallo stesso lato che tiene strette le dita del piede (fig. 96). Stendere l'altro braccio in fuori in direzione opposta al primo. Provare per prima cosa l'esercizio da tutte e due le parti per determinare la più facile e iniziare ad eseguire l'Esercizio «w» da quella parte.

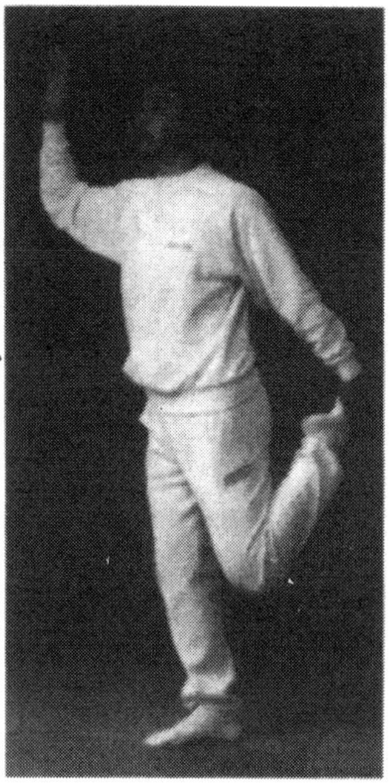

Fig. 96

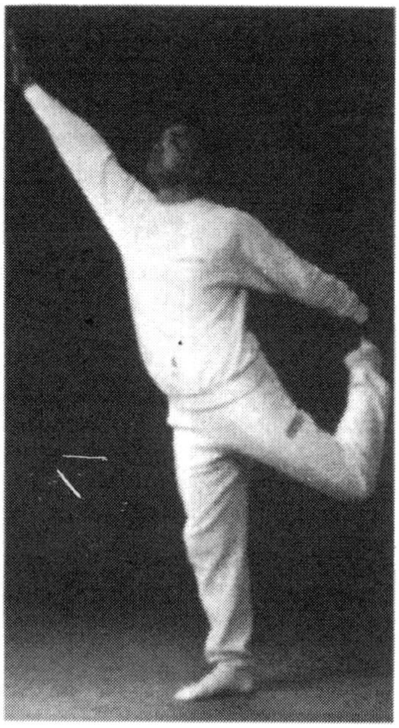

Fig. 97

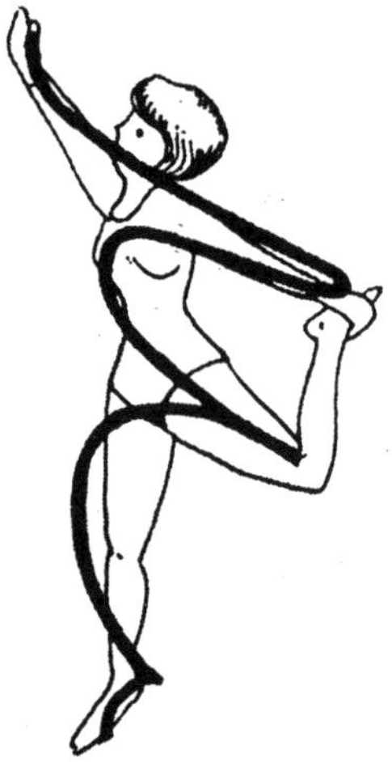

Fig. 98

Inspirando lentamente, tirare verso l'alto il piede della gamba flessa dietro, in modo che la gamba si stiri il più possibile (figg. 97 e 98). Mantenere tesa la gamba portante, mentre il braccio dalla stessa parte si stende fuori-alto con anulare e mignolo un po' tirati verso dietro. Dopo una profonda inspirazione con un massimo allungamento in questa posizione, espirare e rilasciare ki per un allungo ancora maggiore. Dopo cinque ripetizioni dal lato più facile, cambiare ed eseguire dalla parte con più difficoltà. Si noterà che lo stretching da questa parte è diventato notevolmente più facile rispetto al primo tentativo. Il bilanciamento tra parte destra e sinistra dovrebbe risultare sostanzialmente migliorato dall'aver messo l'accento sul movimento o lo stretching della parte più facilitata e aver ripetuto lo stesso movimento solo qualche altra volta dal lato con più difficoltà.

Esercizio «b» (meridiano di Milza-Pancreas)

Seduti a terra, gambe tese avanti e mani in appoggio dietro e lateralmente al bacino, in modo da poter sostenere il corpo da dietro (fig. 99). È un po' come stare seduti su

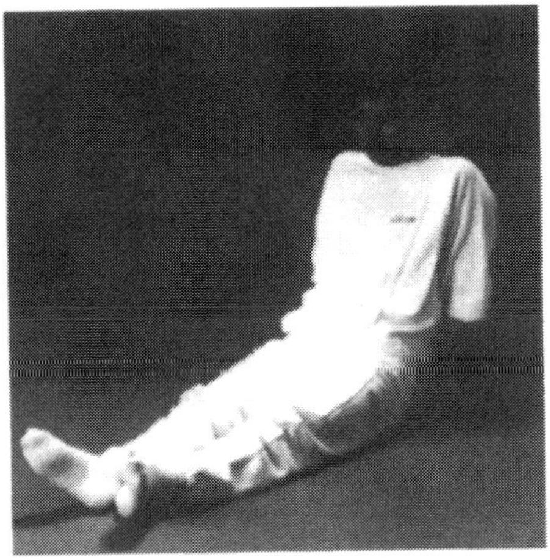

Fig. 99

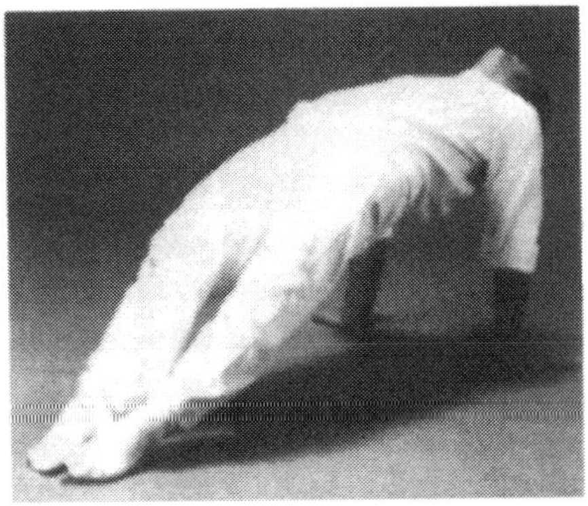

Fig. 100

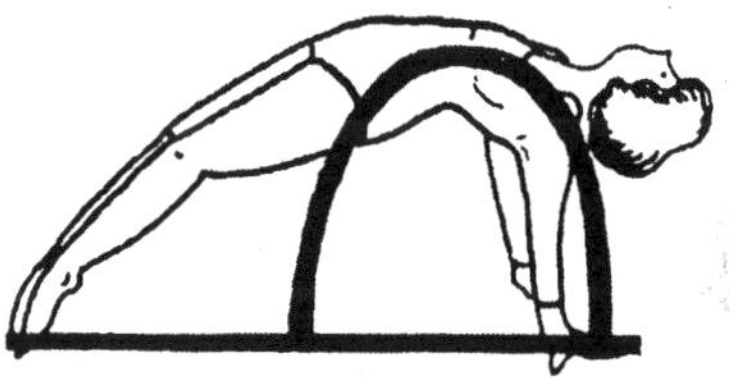

Fig. 101

un prato rilassati. Le dita delle mani possono stare comodamente allargate e così i piedi. Da questa posizione iniziare ad inspirare lentamente sentendo che il corpo si riempie di ki, mentre si porta il bacino il più possibile verso l'alto (figg. 100 e 101). In modo naturale l'addome formerà un arco e il capo si abbandonerà all'indietro. Inarcare tutto il corpo ed allungare i piedi tenendo le dita il più possibile a contatto con il terreno.

Raggiunta questa posizione con la pancia spinta in alto al massimo, lentamente espirare. Il corpo si rilasserà un po' e ciò renderà possibile inarcarlo ancora un po' di più. Attenzione a non esagerare nella progressione del movimento. Questo esercizio allunga e facilita lo scorrere del ki lungo tutto il corso del meridiano di Milza-Pancreas. Non essendoci destra e sinistra in questo esercizio, basta ripeterlo da sette a dieci volte per rendere più fluido il ki del meridiano.

Esercizio «c» (meridiano di Cuore)

Per l'Esercizio «c» sarebbe meglio assumere la posizione seduta del loto, con le gambe incrociate una sopra l'altra, come è in uso nello Yoga e nello Zen. Se questa posizione è impossibile, va bene anche la posizione di mezzo loto o semplicemente a gambe incrociate. Dalla posizione seduta rotolare sulla schiena tenendo le gambe incrociate, fino ad arrivare nella posizione in appoggio sulle spalle (figg. 102 e 104). Sostenersi appoggiando le mani contro la schiena. Stando in equilibrio, spingere verso l'alto la zona della cintura. Nuca, spalle e parte superiore delle braccia diventano la base di appoggio in questo stare sulle spalle, ma occorre porre attenzione nel non stirare troppo il collo.

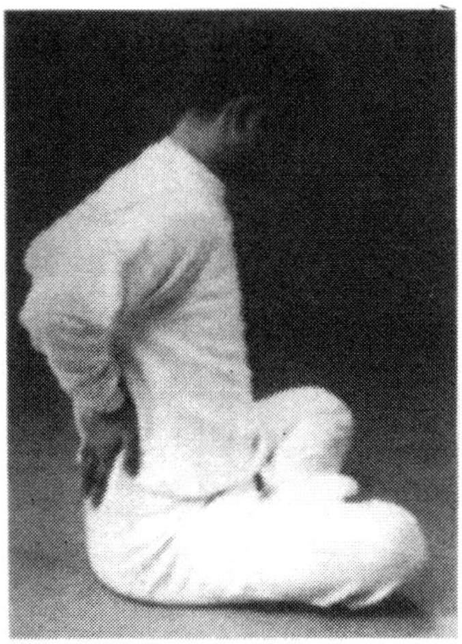

Fig. 102

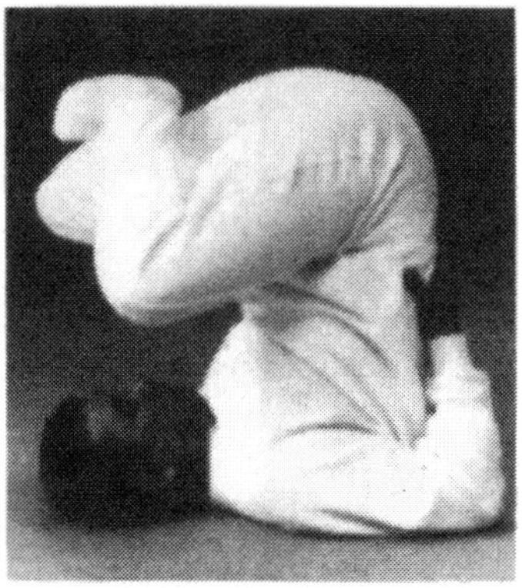

Fig. 103

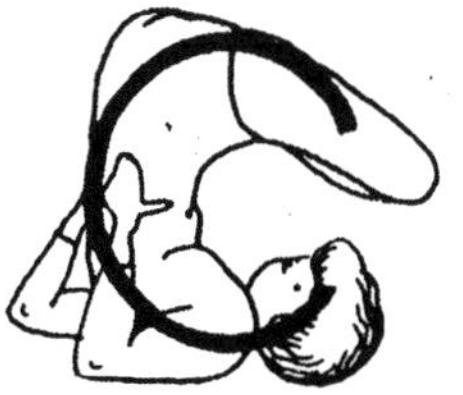

Fig. 104

Visto di lato, il corpo così incurvato ricorda la lettera «c». L'intero percorso del meridiano di Cuore è in allungo in questa posizione. Se la posizione è quella del loto, le gambe rimarranno legate l'una all'altra con le ginocchia allargate in fuori. Ma se le gambe sono solo incrociate, bisognerà fare uno sforzo speciale nel tenerle insieme, aprendo le ginocchia verso fuori. Inspirare profondamente in tale posizione e dopo aver percepito la linea di tensione, espirare fino in fondo e rilasciare ki. Questo rilasserà l'intero corpo, che sarà in grado di incurvarsi ancora di più. Inspirare ed espirare lentamente ancora una volta prima di togliere le mani dall'appoggio sul dorso e ritornare alla posizione iniziale seduta a terra.

Dopo che la respirazione sarà tornata di nuovo calma e regolare, rotolare nuovamente nella stessa posizione sulle spalle e con una inspirazione profonda iniziare di nuovo ad allungare. L'allungamento può avvenire senza troppo sforzo grazie all'azione della gravità. Malgrado ciò qualcuno può trovare difficoltà ed il pericolo è quello di causare uno stiramento al collo per un'azione improvvisa o eccessiva. Cinque ripetizioni di questo esercizio sono sufficienti per migliorare il fluire del ki lungo il meridiano di Cuore.

Esercizio «u» (meridiano di Intestino Tenue)

Iniziare l'Esercizio «u» dalla posizione seduta a gambe incrociate dell'Esercizio «c», e portare il piede sinistro sotto la gamba destra fino ad arrivare oltre l'anca. Poi portare il piede destro ad appoggiare sopra la gamba sinistra vicino all'articolazione dell'anca. In questo modo le ginocchia saranno davanti, il destro sopra il sinistro e i piedi incrociati di qua e di là. Alzare il braccio destro e, flettendo il gomito, portare la mano dietro la schiena, mentre il braccio sinistro passando per basso va dietro e afferra la mano destra (figg. 105-107). Molte persone non riescono all'inizio a raggiungere l'altra mano, così provate a fare lo stesso movimento invertendo la posizione di gambe e braccia. Decidere quale posizione è più facile e iniziare l'Esercizio «u» da quella parte.

Inarcare leggermente la schiena per espandere il torace ed avere una miglior presa delle dita delle mani. Il palmo della mano più in alto è verso la schiena, mentre l'altro

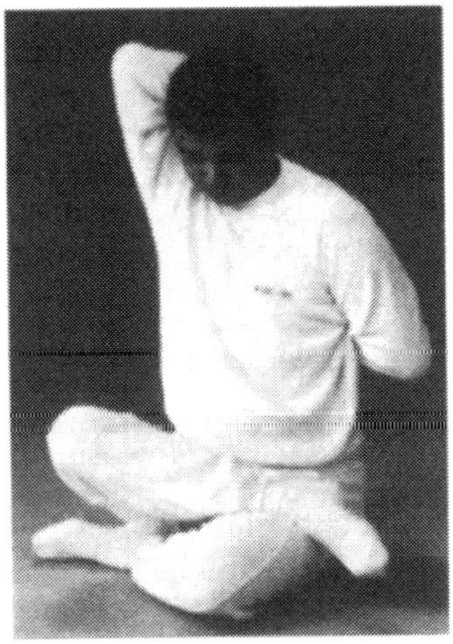

Fig. 105

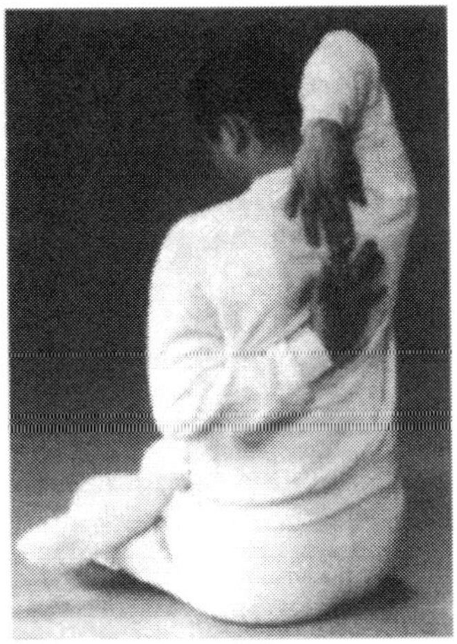

Fig. 106

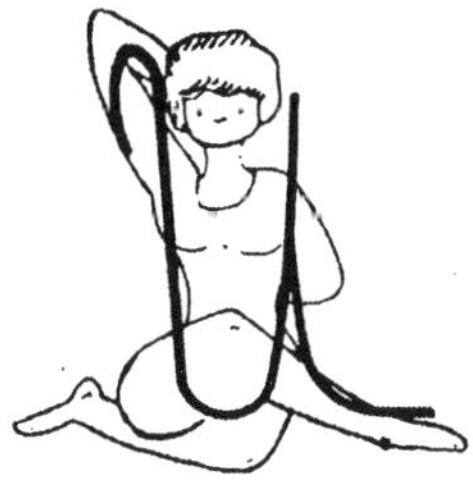

Fig. 107

è verso l'esterno. Inspirare profondamente una volta raggiunto il massimo stretch. Poi, espirando completamente, liberare ki. Ciò permetterà di rilassare l'intero corpo e di migliorare la presa delle mani. Ripetere respirazione e allungamento per circa cinque volte. Poi eseguire lo stesso esercizio invertendo la posizione per altre tre volte.

L'Esercizio «u» riprende la posizione yoga del «bue». Si dice che questa posizione curi mal di testa e insonnia, oltre a migliorare le funzioni sessuali. È comunque raro che si spieghi il perché. La ragione di questi effetti è più comprensibile per chi ha familiarità con i meridiani, perché è evidente come questa posizione allunghi il meridiano di Intestino Tenue e migliori la circolazione del ki.

Esercizio «t» (meridiano di Vescica)

Sedere a terra con le gambe unite e piegate, e i piedi a terra. Afferrare i piedi dall'esterno e tirarli verso di sé avvicinando ancora di più le ginocchia al petto (figg. 108 e 110). Poi inspirare lentamente estendendo gambe e ginocchia (fig. 109). Mantenere fermamente la presa delle mani sui piedi, in modo che la parte superiore del corpo sia

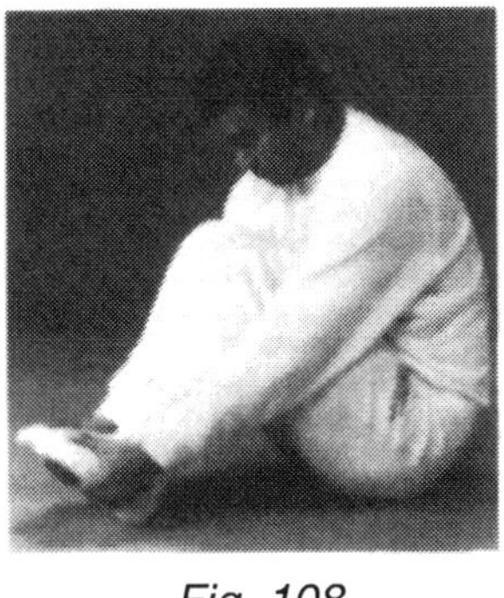

Fig. 108

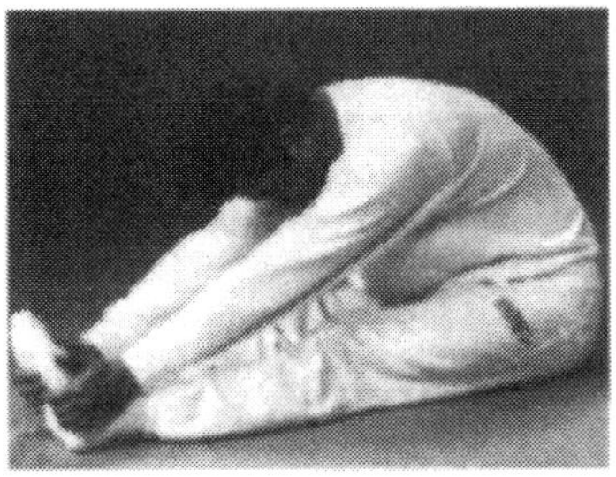

Fig. 109

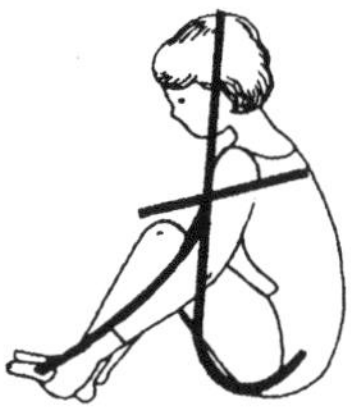

Fig. 110

tirata in avanti dallo stendersi delle gambe. L'ideale sarebbe riuscire a stendere completamente le gambe con la testa che arriva a toccare le ginocchia, ma non c'è bisogno di forzare tale posizione, se ciò comporta troppa tensione nella schiena. Anche se le ginocchia rimangono un po' piegate, allungare le gambe per flettere il busto avanti quanto più si può, continuando ad inspirare. Fermarsi un momento nella posizione raggiunta, poi espirare rilasciando la tensione generata lungo il meridiano di Vescica. Si potrà avvertire che la rigidità e la tensione si allenta momentaneamente e il corpo potrà flettersi in avanti un altro po'. Ritornare allora alla posizione iniziale tirando le ginocchia verso il petto. Poi di nuovo allungarsi inspirando, rilassare e allungare ancora di più espirando. Ripetere la sequenza fino a dieci volte.

In quest'epoca moderna, così piena di pressioni e di stress, molte persone accumulano una gran quantità di tensione lungo il meridiano di Vescica che corre lungo la parte posteriore del corpo. Non è così facile liberarsi di questa tensione e rilassarsi. Ma attraverso la pratica di esercizi per immagini come l'Esercizio «t», si può imparare a rilassarsi sia mentalmente che fisicamente. La chiave è nell'imparare a liberare ki (rilassamento durante lo stretching) mentre si espira completamente, con l'aiuto di una chiara immagine mentale di allentamento.

Esercizio «d» (meridiano di Rene)

Iniziare dalla stessa posizione dell'Esercizio «t» con le gambe tese avanti. Rotolare sulla schiena portando entrambe le gambe dietro oltre la testa in modo che il corpo si arrotoli come un gambero (figg. 111 e 112). Invece di raggiungere di slancio la posizione, andare prima supini, poi portare con moto uniforme le gambe sopra la testa. Se c'è bisogno di supporto perché le anche rimangano in alto, mettere le mani a sostegno della schiena. Il peso delle gambe dovrebbe portare i piedi a toccare il pavimento. In ogni caso non è importante che i piedi tocchino il pavimento, così non occorre forzare. Chi arriva facilmente a toccare terra con i piedi, tenga le braccia a terra per favorire il bilanciamento. Nel percepire la tensione nel dorso e nelle gambe, lasciarle andare il più possibile espirando completamente in modo da potersi allungare ancora un po'. Dopo di che tornare seduti nella posizione di partenza e poi di nuovo rotolare sulla schiena. Si scoprirà che ad ogni ripetizione il corpo diventa più flessibile e l'esercizio più facile. Ripetere la sequenza lentamente per non più di dieci volte.

Questa posizione nello yoga è chiamata l'«aratro», e si dice che migliori le funzioni di tiroide, milza, fegato e reni, che stimoli il sistema nervoso e accresca la vitalità. Ri-

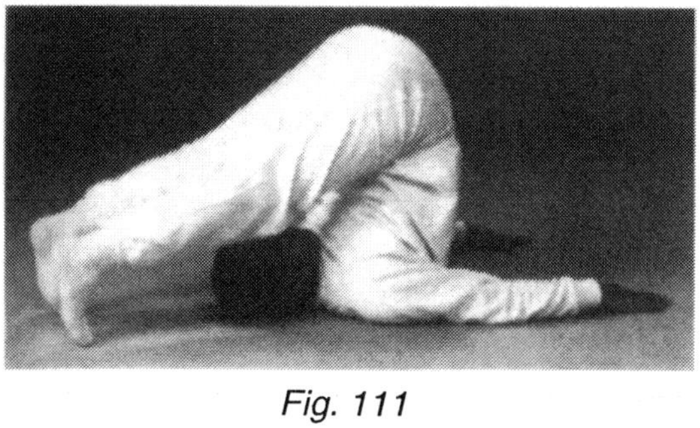

Fig. 111

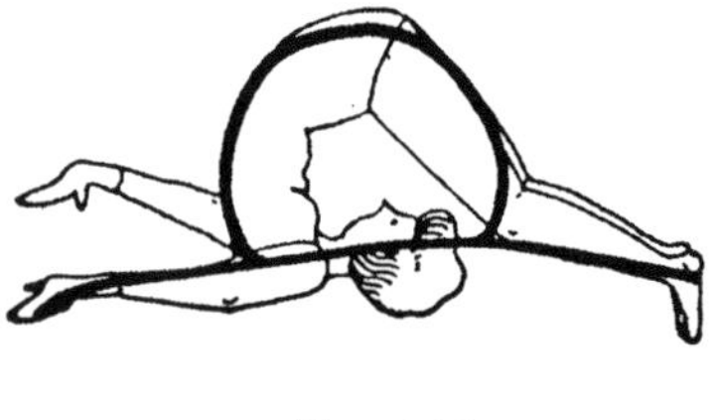

Fig. 112

guardo al suo effetto sui meridiani essa stimola soprattutto il meridiano di Rene. Spesso nello yoga è data molta importanza al mantenere le gambe e i piedi tesi, ma nell'Esercizio «d» non occorre preoccuparsi di tali particolari. Basta respirare attraverso l'*hara* e, invece di forzare lo stretch, lasciare che sia il peso stesso ad allungare il corpo.

Esercizio «e» (meridiano di Maestro del Cuore)

Stare in posizione eretta con le gambe divaricate, piedi larghi meno delle spalle e dita orientate quanto più si può verso fuori. I piedi dovrebbero stare su una linea il più possibile retta con le dita che puntano in direzione opposta. Per ottenere questa posizione, piegare le ginocchia, un po' accosciandosi. Le mani sono dietro la schiena a dita intrecciate e palme girate verso l'alto (fig. 113). Ora, inspirando, piegare ulteriormente le ginocchia e accosciarsi ancora un po', stendere le braccia e portarle verso l'alto (figg. 114 e 115). Mentre le braccia salgono, il busto si inclina in avanti e anche il viso guarda verso terra. Trattenere il respiro per un attimo dopo essere scesi al possibile senza troppo disagio, con le braccia sollevate al massimo. Si dovrebbe percepire la tensione lungo il meridiano di Maestro del Cuore. Dopo ciò espirare completamente e liberare ki per poter poi accosciarsi di più e far salire le braccia ancora più in alto, dietro la testa. Non c'è limite al quanto far scendere il corpo e sollevare le braccia. Il punto più importante è avvertire il rilasciamento della tensione entro i limiti della propria capacità di allungarsi.

L'Esercizio «e» migliora il flusso del ki nel meridiano di Maestro del Cuore. Diversamente dall'Esercizio «E» che allunga sia il meridiano di MC che quello di TR, l'Esercizio «e» è specifico per Maestro del Cuore. Tantissime immagini mentali possono essere usate per questo esercizio, ma quella di sporgersi appena al di là del margine di un dirupo sembra particolarmente appropriata. Immaginare di tenersi stretti a una corda che passa dietro di sé.

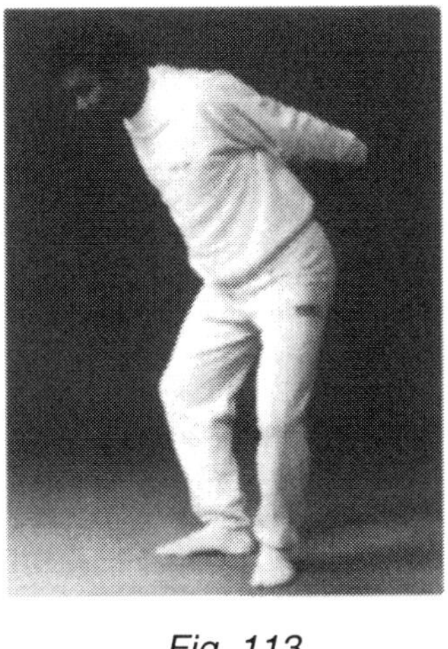

Fig. 113

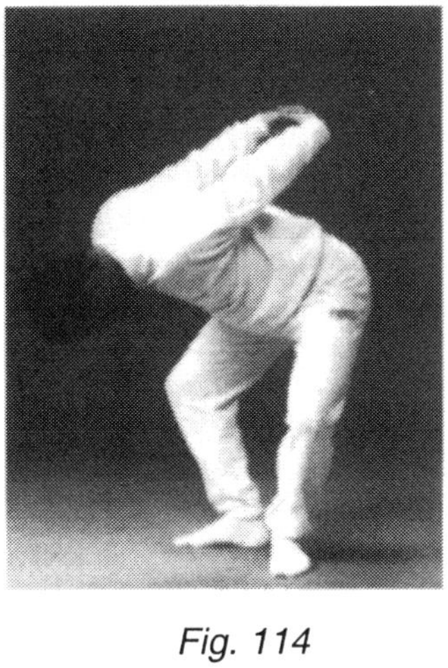

Fig. 114

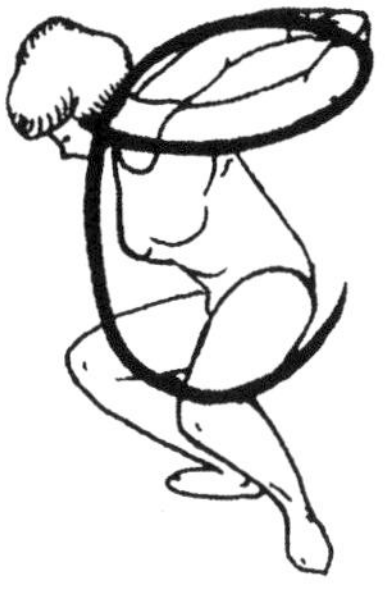

Fig. 115

Esercizio «r» (meridiano di Triplice Riscaldatore)

In piedi, a gambe divaricate un po' più delle spalle. Intrecciare le dita delle mani sopra la testa a palme rivolte in su. Poi flettersi leggermente a destra e a sinistra, lasciando che il busto ruoti un po' verso dietro (figg. 116 e 118). Nell'esecuzione, il meridiano di Triplice Riscaldatore verrà allungato per l'intero lato del corpo.

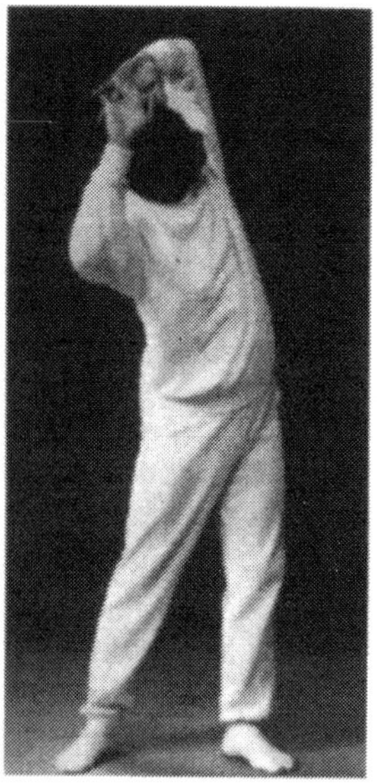

Fig. 116

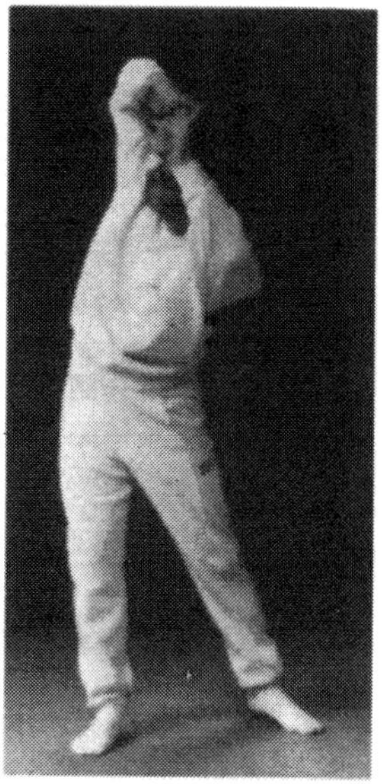

Fig. 117

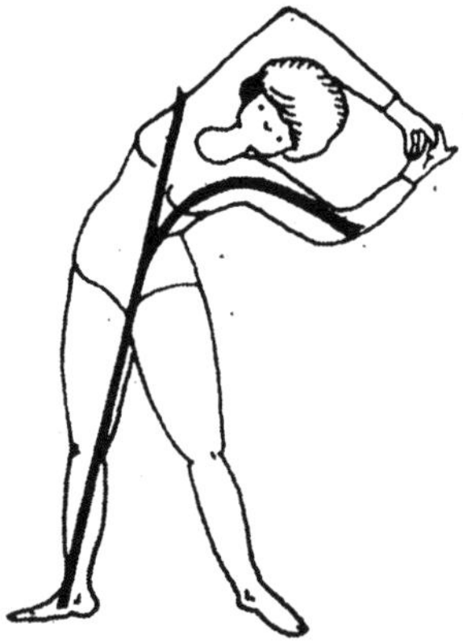

Fig. 118

È molto importante sentire lo stretch lungo il dietro del braccio fino alla spalla. Flettersi fino a che si avverte che l'allungamento si estende dal fianco lungo tutta la parte laterale della gamba. Flettere anche il capo nella posizione in cui si senta la connessione con l'intero percorso del meridiano di TR di un lato del corpo. Se si fa l'esercizio solo con la volontà cosciente, l'attenzione sarà solo sui muscoli e si sarà in grado di sentire solo certe aree di tensione muscolare. La sensazione di «tensione» lungo il meridiano si può sentire solo seguendo la sensazione nelle braccia, flettendo lentamente il busto e ruotandolo in modo naturale e coordinato. Gli esercizi per immagini sono in certo qual modo simili al Tai Chi, in quanto la sensazione del ki non può essere sentita o seguita a meno che i movimenti non siano eseguiti con lentezza e all'unisono.

Provare questo esercizio da ambo le parti per trovare quella più flessibile. Iniziare da quella parte e portarsi nella posizione mentre si tira un profondo respiro. Quando la tensione nel meridiano arriva in fondo alla gamba, espirare completamente e liberare ki, accentuando un po' la flessione, mentre il corpo si rilassa. Non forzare oltre questo allungamento, solo lasciare che accada. Ripetere questo stretching circa cinque volte dalla parte più facile e poi circa tre volte dall'altra parte.

Esercizio «s» (meridiano di Vescica Biliare)

Sdraiarsi su un fianco con il tronco sollevato e sostenuto da un braccio che appoggia a terra sul gomito. Afferrare dall'interno con la mano libera il ginocchio della gamba che sta sopra. Sollevare la gamba sostenendola con il braccio (figg. 119 e 121). Continuando a sollevare la gamba, scivolare con la mano dal ginocchio verso il piede. Il viso è girato verso il piede sollevato. Il braccio portante poggia a terra con l'avambraccio e il palmo un po' in avanti per bilanciare.

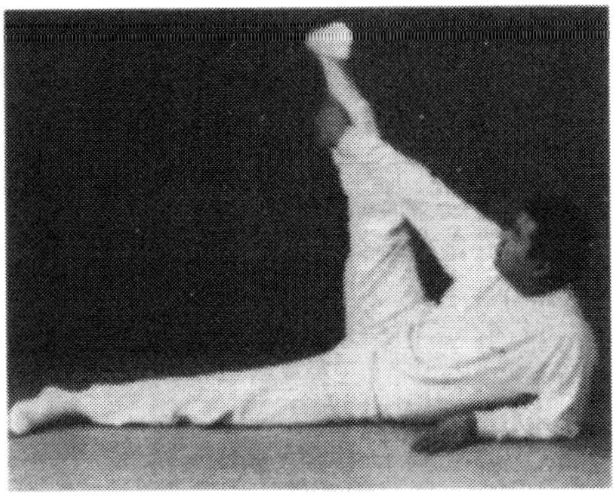

Fig. 119

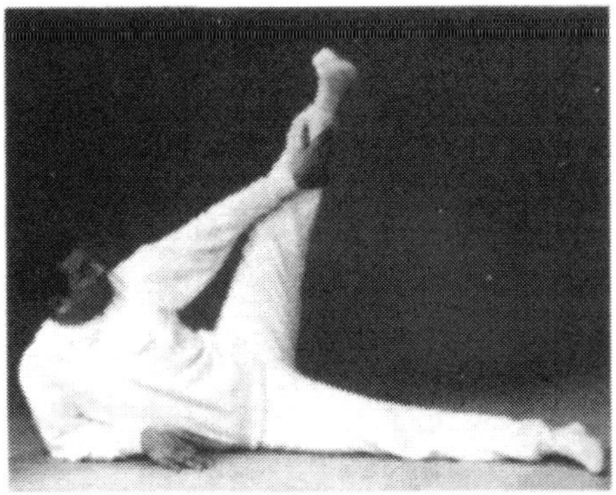

Fig. 120

Sollevando la gamba quanto più in alto sia possibile, si avvertirà una linea di tensione formarsi lungo il fianco e l'esterno delle gambe. Questo è il percorso del meridiano di Vescica Biliare. La linea di tensione si sentirà più chiaramente se le gambe sono distese e il bacino poggia di lato invece che sul gluteo. Occorre anche, insieme all'allungamento della gamba, allungare il braccio che la sostiene, arrivando ad afferrarla il più possibile verso il piede.

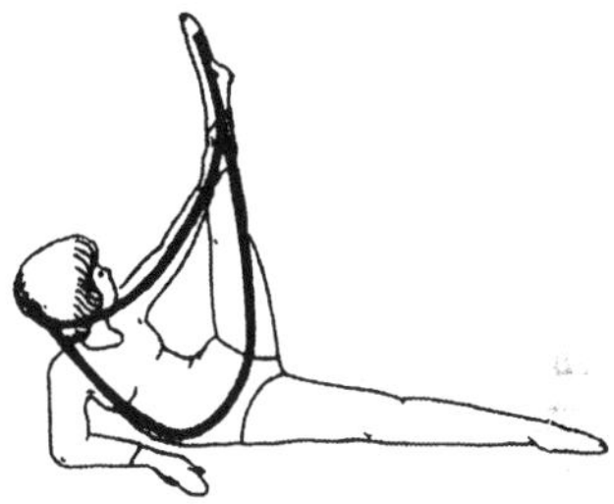

Fig. 121

Determinare quale gamba si solleva e si allunga più facilmente provando l'esercizio da ambedue i lati. Iniziare da quello più facilitato e inspirare mentre si solleva la gamba. Espirando rilasciare ki e allungare un altro po'. Ripetere l'esercizio per cinque volte circa, poi cambiare lato e ripetere per altre tre volte.

Esercizio «f» (meridiano di Fegato)

L'Esercizio «f» corrisponde alla posizione yoga del triangolo. Iniziare stando in piedi a gambe divaricate e punte dei piedi verso fuori. Le braccia sono in fuori a livello delle spalle e a palma in giù (fig. 122). Piegare lentamente un ginocchio inspirando e lasciare che il corpo si inclini da quel lato (figg. 123 e 124). Scendere fino a

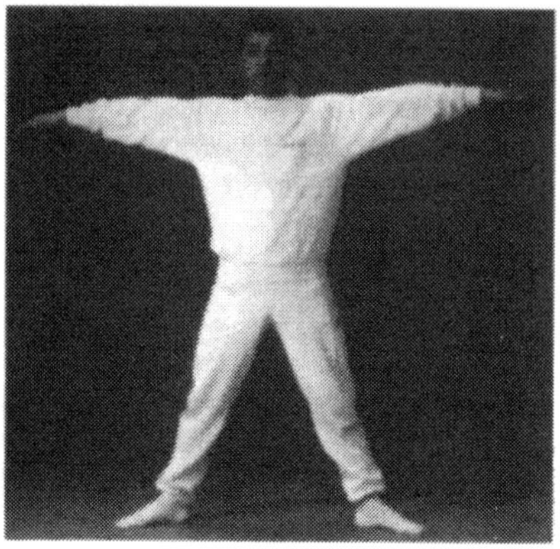

Fig. 122

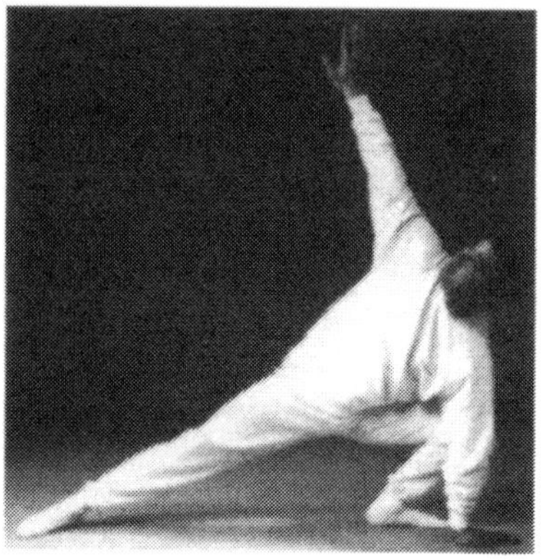

Fig. 123

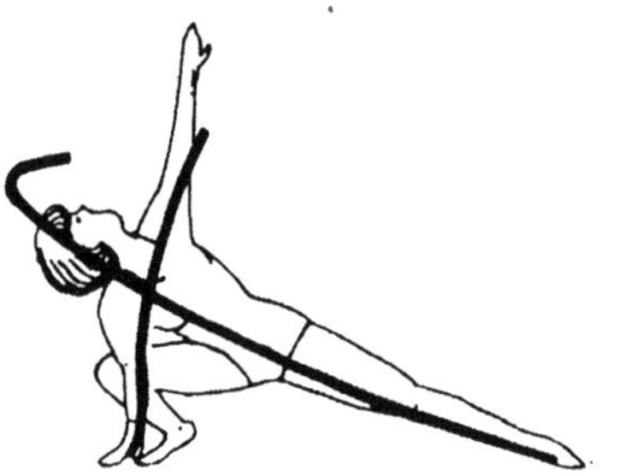

Fig. 124

toccare le dita del piede della gamba piegata. Mentre un braccio arriva a toccare terra, l'altro si solleva fino ad arrivare a puntare verso l'alto. Continuare a guardare in avanti, mentre si scende lateralmente. In questa maniera si potrà percepire la tensione lungo il meridiano di Fegato. Provare l'esercizio da ambedue i lati confrontando l'intensità di tensione e cominciare dal lato con meno difficoltà. Allungarsi al massimo mentre si inspira e poi, espirando, lasciare che la tensione si allenti e permetta di scendere ancora un po' oltre nella stessa direzione. Ripetere l'esercizio cinque volte circa dal lato facilitato e altre tre dalla parte opposta.

Il movimento fatto iniziando dal lato più facile, o più flessibile, ha effetto anche sull'altro lato, tanto da facilitarne poi l'esecuzione. Questo dovrebbe far chiaramente comprendere come nel corpo tutto sia connesso. È sbagliato considerare la parte flessibile come quella buona e la parte meno flessibile come cattiva. Ciascuna svolge un ruolo specifico all'interno dell'equilibrio complessivo del corpo. La non flessibilità è il risultato di ostacoli al fluire del ki. Una volta che si è imparato a liberare con efficacia il ki, si sarà in grado di sperimentare direttamente come la mancanza di flessibilità sia spesso dovuta a cause non dipendenti dalla condizione di muscoli, tendini ed articolazioni. Si deve arrivare a percepire quel piccolo allungamento extra che accompagna l'espirazione dopo che il limite del movimento era già stato raggiunto.

Ognuno degli esercizi per immagini va ripetuto diverse volte non per forzare l'allungo ogni volta di più, ma per sentire ogni volta il rilassamento che è determinato dalla liberazione di ki. Non commettere l'errore di ripetere questi movimenti meccanicamente. È invece molto importante, durante la ripetizione dei movimenti, percepire i sottili cambiamenti che avvengono nel corpo ad ogni respiro.

9. Esercizi per immagini per migliorare l'aspetto fisico

Esercizi e aspetto esteriore

Gli standard di bellezza o di bell'aspetto variano per epoca e cultura, ma sembra che la maggior parte degli standard di bellezza siano basati sull'aspetto esteriore. Ci possono essere variazioni, ma generalmente alcuni tipi di donne vengono definite «belle donne» e tutto ciò che avvicina una donna a quei modelli viene considerato come qualcosa che produce bellezza. Tali stereotipi di bell'apparenza valgono anche per gli uomini.

Una struttura muscolosa in un uomo è di solito considerata attraente, ma questa eredità ci viene dal tempo in cui la forza mostrata dalla struttura muscolare aveva un reale valore funzionale. Mentre molti sistemi di esercizi e programmi per migliorare il proprio aspetto riescono oggigiorno a portare le persone più vicino a qualche modello stereotipato di bellezza, l'effetto di tali programmi è raggiunto non tenendo nel minimo conto le caratteristiche peculiari dell'individuo e le sue necessità.

Nell'ingegneria meccanica odierna è considerato poco saggio disegnare la forma esterna di una macchina prima di averla costruita. Nella costruzione di un macchinario, il progetto più bello è considerato quello che può svolgere le sue funzioni nel modo più efficiente. La bellezza delle macchine ad alta prestazione come macchine da corsa, aerei e razzi è valutata in termini di massima efficienza. Tale modalità di progettare macchine riconferma l'opera della natura che produce sempre le forme più adatte allo svolgimento di determinate funzioni. Questo può essere considerato bellezza naturale. Il corpo umano è un capolavoro della creazione della natura semplicemente perché è il più adeguato per la grande varietà di attività che l'essere umano intraprende. La cultura nella Grecia antica era basata sulla ginnastica, che aveva lo scopo di sviluppare una forma umana armoniosa e perfetta. Oggi il nostro concetto di bellezza è per lo più limitato a determinate caratteristiche superficiali e sembra che abbiamo perso di vista l'essenza di ciò che determina un buon aspetto. La salute, che può essere definita un processo di crescita sana sia mentale che fisica, è un requisito indispensabile per una vera bellezza.

In questo senso, l'esercizio mirato al miglioramento dell'aspetto esteriore in realtà non può essere separato dall'incrementare capacità fisiche in ogni area della vita. Non è davvero benefico esercitare solo alcune parti del corpo nella speranza di creare quelle caratteristiche strutturali che si vorrebbe avere. Gli esercizi per avvicinare una persona nel suo aspetto esteriore a un qualche modello ideale hanno un valore discutibile se consideriamo la persona come un intero. Le potenzialità dell'essere umano, sia mentali che fisiche, variano grandemente da un individuo all'altro. Se l'esercizio non è adeguato alla persona nel suo intero, probabilmente i suoi effetti non saranno profondi, né dureranno a lungo. Solo le attività intraprese per rispondere a un più profondo bisogno di trovare maggior appagamento nella vita possono determinare cambiamenti intensi e durevoli. Per questo motivo, invece di far esercizi solo per migliorare il proprio aspetto, la cosa migliore è operare per raggiungere il più alto livello di efficienza in ogni campo della vita.

La medicina orientale, basata sulla regola di nutrire la vita e accettare le diversità, ritiene che salute e bellezza, così come l'appagamento nella vita, vengano dal rafforzamento del processo vitale che è unico per ciascun individuo. Per ottenere questo più efficacemente, occorre diventare consapevoli dell'orientamento di base dei processi della propria vita o a quale tipologia essi appartengano. Più che essere una classificazione di caratteristiche superficiali, la tipologia è una definizione non rigida di squilibri originati dalle nostre inclinazioni mentali e fisiche. Accrescere la bellezza o le attrattive di una persona, quindi, può essere visto come una strada per portare il suo intero processo mentale e corporeo a muoversi nella giusta direzione.

Io fui uno dei primi a sostenere la necessità di trattamenti di bellezza basati sulla prospettiva orientale della vita. Perciò ho sviluppato lo «shiatsu della bellezza», spiegando i suoi effetti dal punto di vista dei meridiani. Dopo qualche tempo la medicina orientale cominciò a ricevere attenzione per la sua efficacia riguardo ai trattamenti di bellezza. Forse fu il suo approccio olistico, in cui si cerca di trattare la persona nella sua interezza, a conquistare l'interesse a livello popolare. Tuttavia questi «trattamenti di bellezza» generalmente consistono solo nell'impiegare gli *tsubo* o punti di agopuntura in funzione del massaggio estetico. Se si vuole realmente usare la medicina orientale per migliorare l'aspetto, la tipologia personale (squilibrio di meridiani), che spiega le differenze individuali, deve essere la considerazione di base da cui partire. Le tipologie, a seconda dei meridiani, sono una rappresentazione delle tendenze essenziali di ogni individuo, che si rapporta sia alla famiglia e all'ambiente di lavoro, che alle abitudini e attitudini personali. Queste tipologie sono una classificazione di squilibri di meridiani che esistono in ognuno di noi.

Idealmente una persona dovrebbe essere in perfetto equilibrio ed avere una personalità armoniosa e nessun difetto caratteriale. Una tal persona saprebbe condurre una vita gioiosa, lavorando con entusiasmo in armonia con gli altri. Sebbene sia possibile raffigurarsi questo stato ideale e sforzarsi di vivere in modo ad esso conforme, a parte che sarebbe molto difficile mantenerlo a lungo, questo perfezionismo potrebbe far perdere di vista quel qualcosa di essenziale in ciascuno di noi. Alla stessa maniera, sebbene ognuno aspiri ad essere bello e attraente come condizione ideale, queste sono anche qualità che è impossibile standardizzare o misurare con oggettività.

Sovrappeso e tipologie di meridiani

Per la maggior parte delle persone, avere qualche chilo in più è di gran lunga una delle preoccupazioni maggiori che riguardino bellezza e aspetto. Nel mondo animale una parte sostanziale dell'attività quotidiana è diretta alla ricerca di cibo. Essere sempre in un leggero stato di fame, per gli animali selvatici, è ciò che determina la loro agilità, prontezza di riflessi e bell'aspetto. Nella società civilizzata il problema della fame è diminuito e al suo posto si è instaurato un clima di eccessiva indulgenza e di esagerato assorbimento calorico. Possiamo quasi stimare il livello di progresso raggiunto da una civiltà dal numero degli individui in sovrappeso. In effetti oggi l'obesità può essere considerata una delle maggiori minacce alla nostra salute.

Oggigiorno essere in sovrappeso indica una mancanza di autocontrollo e in alcune imprese le persone troppo obese sono considerate inadatte a ricoprire posizioni manageriali. L'essere in sovrappeso non riguarda solo l'aspetto esteriore e la condizione fisica di una persona, ma diventa anche la causa di varie malattie. Non è affatto sicuro, però, che tali problemi nel fisico sarebbero risolti solo perdendo il peso in eccesso. I criteri per determinare se uno è obeso o no sono dedotti dal peso medio di persone di una determinata altezza. Tali criteri, tuttavia, non hanno relazione diretta con l'aspetto di una persona, con la scioltezza e la grazia del suo muoversi, o con il senso di benessere. Il problema principale da affrontare, quando si nota una tendenza all'obesità, è la condizione di squilibrio nella propria vita e la conseguente predisposizione alla malattia. Perciò lo sforzo di controllare il proprio peso dovrebbe corrispondere allo sforzo di ripristinare l'equilibrio nella propria vita. È come dire lavorare per aumentare il livello della propria salute e del proprio benessere.

L'obesità, di per sé, non può essere chiamata una malattia, ma è una condizione che conduce a molti problemi di carattere fisico e, in casi estremi, diventa difficile svolgere le normali attività quotidiane. La causa dell'obesità consiste semplicemente in un surplus eccessivo di calorie immesse con il cibo a fronte dell'energia consumata. Tale surplus di calorie si accumula a poco a poco nel corpo sotto forma di grasso. In molti casi le persone in sovrappeso non sono affatto consapevoli di mangiare troppo e molto spesso esse fanno una notevole quantità di attività fisica. Anche quando si dice a una persona di mangiare di meno e di muoversi di più, ciò non è facile da applicare, soprattutto se essa non è convinta che questo sia l'origine del problema. Inoltre fare una dieta può ridurre il livello di energia della persona e il troppo movimento tutto d'un colpo può mettere il cuore sotto sforzo, il che può essere pericoloso.

Il principio dei meridiani, su cui sono basati gli esercizi per immagini, è un concetto che affonda le radici nella medicina orientale e il sistema di meridiani è associato con i processi di base della vita. In questo sistema energetico il raggiungere uno stato di equilibrio produce salute. L'approccio fondamentale della medicina orientale, che è quello di guardare ai problemi del fisico come causati da squilibri nella circolazione dell'energia, si può applicare anche in caso di eccesso di peso. La soluzione è sempre quella di ripristinare il bilanciamento energetico.

Secondo la medicina moderna, l'obesità è dovuta a uno squilibrio tra calorie assunte e spese, a disfunzioni organiche, a squilibri ormonali e a problemi di natura psicologica. Non si può certo rifiutare la validità teorica di tali conclusioni razionali, ma quando si passa all'aspetto pratico del problema di ridurre peso, poiché questi vari fattori sono presenti in differenti combinazioni, è difficile decidere quale strada seguire.

Nella medicina orientale i tipi di squilibri sono accertati non in base ad un'analisi scientifica, ma in una prospettiva olistica e le condizioni fisiche e psicologiche vengono distinte in categorie secondo i meridiani. Ridurre peso non è differente dal curare una malattia e la dieta non è separata dai fattori psicologici. Nelle pagine che seguono sono presentate sei tipologie di base di obesità associate con le sei coppie dei meridiani Yin-Yang, per dare un'idea di quali siano i meridiani coinvolti e trovare la strada che conduce ad un maggior benessere fisico e mentale.

Tipo A (meridiani di Polmone e di Intestino Crasso)

Caratteristica di questo tipo di persona in sovrappeso è una attività respiratoria poco vigorosa. Da giovani hanno sofferto spesso di tonsilliti o di infezioni respiratorie ricorrenti e la debolezza del loro sistema respiratorio li ha spesso portati ad astenersi da attività fisiche intense. In altri casi non mostrano interesse per gli sport o l'hanno perso già dalla giovane età. In ogni caso si tratta di persone che non hanno molte opportunità di fare attività fisica e raramente hanno l'occasione di respirare profondamente. Di solito sono individui tranquilli con una carnagione pallida, pelle sottile con scarsa sudorazione. Tendono a rifiutare qualsiasi lavoro che affatichi fisicamente.

Persone di questo tipo hanno i muscoli non molto manifesti e un aspetto grassottello. Tutto il corpo ha un aspetto tondeggiante e il grasso si accumula in parti che generalmente rimangono magre per facilitare il movimento. Le parti dove il grasso dovrebbe essere bruciato durante l'attività fisica, diventano invece depositi di adipe.

Gli esercizi più importanti per persone di questo tipo sono quelli che stimolano i meridiani di Polmone e di Intestino Crasso. Questo migliorerà la funzione respiratoria e aumenterà il desiderio di muoversi. Insieme con gli esercizi sui meridiani si consigliano delle camminate a ritmo sostenuto, che nel tempo potranno trasformarsi in corsette.

Tipo B (meridiani di Milza-Pancreas e di Stomaco)

Le caratteristiche di una persona appartenente a questo tipo di obesità sono quelle di un'eccessiva preoccupazione per i dettagli, l'ossessiva ricerca di cibo in assenza di fame reale e il non sentirsi mai soddisfatta. Generalmente tali persone sono nervose, mangiano troppo velocemente e fanno troppo poco movimento in relazione alla quantità di cibo che consumano. Preferiscono i cibi dolci e ad alto contenuto liquido. Hanno problemi di eruttazione e di flatulenza e spesso si lamentano di tensione alle spalle e di dolori all'articolazione del ginocchio. Il grasso in tali persone tende ad accumularsi sul torace, sulla zona dello stomaco e sulle gambe, ma, a dispetto di ciò, la pelle delle gambe e braccia tende ad essere secca e ruvida.

Persone di questo genere spesso diventano diabetiche, ma poiché è raro che sia diabete mellito*, le iniezioni di insulina e le restrizioni della dieta sembrano solo fiaccare la loro energia.

*Il diabete mellito è una disfunzione metabolica causata da secrezione insufficiente di insulina. I sintomi principali sono eccessiva sete, fame e stimolo ad urinare insieme alla presenza di glucosio nel sangue e nelle urine.

Dato che questi tipi di persone tendono ad essere comunque preoccupate, lo scoprirsi diabetici non fa altro che ingigantire il problema. Così, piuttosto che imporre strette restrizioni di dieta, è meglio chiedere loro di ridurre la quantità di cibo e di masticarlo meglio. Il recupero è molto più veloce quando ciò sia accompagnato da una salutare pratica di attività fisica, che stimoli soprattutto i meridiani di Milza-Pancreas e di Stomaco.

Tipo C (meridiani di Cuore e di Intestino Tenue)

Chi appartiene a questa categoria ha un po' troppo autocontrollo e sa soffrire senza lamentarsi. Tende ad essere teso e ad usare modi formali. Le persone di questo tipo corrono sempre di qua e di là come se fossero molto occupate. Spesso avvertono come un po' di febbre in testa e sudore al palmo delle mani, mentre la parte bassa del corpo si raffredda con facilità. Tendono anche ad avere dolore nella parte bassa della schiena o una sensazione di pesantezza alle gambe.

Sono molti coloro che appartengono a questa categoria, specie tra le donne, che in questo caso soffrono anche di problemi ginecologici. Donne di questo tipo che hanno mestruazioni irregolari e una tendenza alla freddolosità, tendono ad andar su di peso già in giovane età. Quelle che invece non hanno tali problemi tendono ad ingrassare dopo la menopausa.

Chi appartiene a questo tipo deve stare attento perché c'è una predisposizione a problemi cardiaci. La zona del girovita diventa larga e flaccida, mentre la distinzione tra cosce e tronco non è più chiara, in quanto anche e gambe sono ingrossate. Ci può essere grande tensione e rigidità tra collo e spalle e spesso anche mal di testa e vertigini. Il problema non è molto manifesto nella giovane età, ma i problemi di natura fisica, di qualsiasi genere, iniziano ad apparire più in là negli anni. Ciò è associato con la «stagnazione di sangue» di cui parla la medicina orientale. Chi appartiene a questa categoria dovrebbe ridurre il consumo di frutta e fare esercizi che migliorino la funzione dei meridiani di Cuore e di Intestino Tenue.

Tipo D (meridiani di Rene e di Vescica)

Chi appartiene a questa tipologia tende ad essere emozionalmente instabile, facile alla tensione e ad agitarsi per un nonnulla. Spesso è irritabile e presenta sintomi associati con disfunzioni del sistema nervoso autonomo, quali insonnia e mal di testa. Parte bassa della schiena ed arti si raffreddano facilmente e la minzione diventa più frequente. Talvolta gambe e braccia sembrano gonfie, sebbene possa non esserci alcun reale gonfiore. Inoltre la pelle tende a diventare scura e poco elastica. Tali persone devono fare attenzione ad evitare l'ipertensione renale*.

Persone in sovrappeso di questo tipo hanno in genere un aspetto gonfio. Si preoccupano di ogni più piccola cosa e siccome sono poco motivate, facilmente sono prese

*L'ipertensione renale consiste in un'alta pressione sanguigna causata da disturbi renali in cui una maggior ritenzione dei liquidi causa un aumento di volume del sangue ed un innalzamento della pressione.

da fatica e apatia. Spesso sudano per lo più al viso e alle mani e c'è una tendenza alla ritenzione di liquidi nel corpo. Se prendono un raffreddore, spesso si protrae e congestione nasale e tosse persistono per lungo tempo. In questi casi il gonfiore aumenta. In genere persone di questo tipo soffrono di scarsa nutrizione causa una dieta non bilanciata: invece di mangiare un pasto intero, esse tendono a mangiucchiare di continuo. La cosa migliore per persone come queste è di non mangiare tra i pasti e di ridurre il consumo di liquidi. Gli esercizi più benefici sono quelli che stimolano i meridiani di Rene e di Vescica.

Tipo E (meridiani di Maestro del Cuore e di Triplice Riscaldatore)

Le persone in sovrappeso di questa categoria hanno una cattiva circolazione del sangue e una pelle sensibile che dà facilmente problemi. C'è una tendenza alle allergie, spesso hanno foruncoli ed eruzioni cutanee. Soffrono il solletico e mal sopportano il tempo umido. Sono facili ai raffreddori e ai mal di gola. Altri sintomi comuni a questo gruppo di persone sono una sensazione di testa bollente mentre le estremità sono gelate, pesantezza alla testa, respiro corto, palpitazioni e pressione del sangue fluttuante.

Le persone di questo tipo ingrassano soprattutto nella parte alta del corpo ed anche collo, spalle e braccia sembrano gonfiarsi. Nella realtà è però raro che l'aumento di peso sia considerevole. Spesso la zona dello stomaco appare gonfia ma è più piena di gas che di grasso. Generalmente c'è un senso di oppressione al petto e poca forza di resistenza e di perseveranza. L'intero corpo sembra teso e gonfio, c'è poca resistenza fisica e spesso ci sono molti disturbi qua e là per il corpo. La cosa migliore per queste persone è espellere i liquidi dal corpo tramite il sudore almeno una volta al giorno. Liberando il corpo dai materiali in eccesso, diventeranno gradualmente più leggere e più in forma. È importante evitare esercizi bruschi ed estenuanti e non fare diete drastiche. Gli esercizi che stimolano i meridiani di Maestro del Cuore e Triplice Riscaldatore sono i più utili per questa categoria di persone in sovrappeso.

Tipo F (meridiani di Fegato e di Vescica Biliare)

Una caratteristica comune di tale tipo di persone in sovrappeso è quella di mettere molta energia nel lavoro e anche di mangiare e bere abbondantemente. Riescono con facilità a schiacciare pisolini e a fare una pausa in quasi ogni situazione. Tendono alla pressione alta. Quando arrivano alla mezza età, fanno meno lavoro che richieda sforzo fisico o smettono di fare sport, così calano le possibilità di fare movimento, mentre crescono le opportunità di uscire per mangiare e bere. Alla fine questo porta al rigonfiamento dello stomaco e in qualche caso il girovita continua a crescere fino a che arriva al punto in cui i pantaloni scivolano giù con facilità. Molte persone come queste occupano posizioni di responsabilità ed hanno iniziato a sentire gli effetti dell'invecchiamento. Tale tipo di obesità è comune tra gli uomini, ma molte sono le donne professioniste che appartengono a questo gruppo. Queste persone tendono ad avere il collo grosso e la loro iperattività è spesso associata all'ipertrofia della prostata o della tiroide.

Petto e addome in questi individui diventano molto voluminosi e il fare una dieta non solo non riesce a ridurre la loro taglia, ma li fa sentire con l'energia scarsa. Di solito accumulano molto più stress del normale e spesso hanno gli occhi affaticati. Raramente perdono molto peso con un programma moderato di esercizi, così molti di loro si rassegnano a rimanere grassi. Invece il fare attività fisica regolare è per essi una necessità assoluta per dimagrire. Dovrebbero diminuire drasticamente il consumo di carne e di prodotti caseari e fare esercizi che stimolino i meridiani di Fegato e Vescica Biliare.

Ognuno desidera avere o acquisire una linea attraente e un numero incalcolabile di persone si sforzano di continuo di perdere peso e rimanere snelle. C'è una gran varietà di pubblicità di programmi dimagranti per venire incontro a tale richieste. Ognuno di questi metodi ha i suoi meriti e le sue manchevolezze. Da una prospettiva diversa, il significato di tale varietà è che non è così facile restare magri e che molte persone non ci riescono. Per questa ragione è importante tenere ben saldo in mente l'obiettivo, fare sforzi consistenti e non mettere troppa impazienza nell'attendere i risultati. Gli esercizi per immagini, a parte il loro reale beneficio per mantenersi snelli, hanno un approccio olistico che accresce le capacità del corpo in termini soprattutto di funzionalità. Così si può essere certi che una pratica regolare, insieme ai suggerimenti dati riguardo a ciascuna tipologia, produrrà nella globalità i migliori risultati.

10. Esercizi a Terra

Uno dei problemi fondamentali della maggior parte dei metodi per dimagrire è che l'unico scopo che si propongono è la perdita di peso e poca o nessuna attenzione è data al significato che sta dietro la perdita di peso. Così essi trascurano le cause del problema e ignorano il fatto che la perdita di peso può talvolta essere nociva alla salute e al benessere della persona. Gli esercizi che si propongono il dimagrimento devono invece essere svolti all'interno di un approccio olistico con movimenti atti a riportare l'intero corpo in equilibrio. Negli esercizi per immagini ciascuno può decidere a quali esercizi dare più enfasi per migliorare il proprio equilibrio fisico globale. Quando si lavora per perdere peso e per migliorare il proprio aspetto, è di particolare importanza fare esercizi tagliati su misura delle necessità personali. Bisognerebbe imparare bene ogni serie di esercizi sui meridiani e poi praticare regolarmente una combinazione di essi che più si addica alla propria costituzione fisica. La sequenza seguente di esercizi è stata progettata specificamente per chi è interessato a fare esercizi per migliorare il proprio aspetto e soprattutto diventare più snello.

Uno degli obiettivi principali di questi esercizi è quello di determinare a quale tipologia di meridiani si corrisponde, al fine di comprendere meglio la ragione della propria attuale condizione fisica. Le sei tipologie di sovrappeso sono categorie generali che indicano quale delle sei funzioni essenziali della vita è alla base della causa. Tali sei funzioni possono essere ulteriormente suddivise in aspetti Yin e aspetti Yang, che corrispondono ai dodici meridiani. Proprio come gli Esercizi per Tipologie, anche gli Esercizi a Terra sono collegati a ciascuno dei dodici meridiani.

Come ho già spiegato precedentemente, la combinazione Kyo-Jitsu di dodici meridiani crea centoventi possibili tipi di squilibri di meridiani. Il fare esercizi per un aspetto migliore, per perdere peso, o per la salute, è molto più efficace quando si determinano in anticipo i meridiani squilibrati e si eseguono quindi con regolarità gli esercizi più adatti. È senz'altro vantaggioso eseguire l'intera sequenza degli Esercizi a Terra, ma la cosa migliore è identificare il proprio «tipo» di squilibrio per concentrarsi maggiormente sugli esercizi più adatti. Si può continuare a fare l'intera sequenza degli Esercizi a Terra anche dopo aver capito a quale «tipo» si appartenga; basta ridurre il numero di ripetizioni degli esercizi meno utili. Non c'è alcun bisogno di migliorare l'esecuzione o di eseguire in modo più intenso gli esercizi più difficili. Invece è meglio mettere l'accento sul fare gli esercizi piacevoli nel modo più rilassato e gioioso. Così facendo si noterà che gli esercizi che prima sembravano difficili, senza compiere sforzi particolari diventano più facili.

Fare solo gli esercizi piacevoli, tuttavia, raramente porta buoni risultati. Per avere il massimo del risultato, occorre eseguire l'intera sequenza degli Esercizi Tipo o degli Esercizi a Terra per identificare lo squilibrio energetico esistente e portare un miglioramento generale nella circolazione del ki. Per prima cosa occorre trovare la condizione Jitsu, più superficiale e più evidente, che si manifesta con tensione, difficoltà di movimento o mancanza di flessibilità. Poi occorre cercare le condizione opposta al Jitsu, o aspetto Kyo, che è nascosta sotto la superficie, ma è causa principale delle condizioni Jitsu.

Dopo aver trovato a quale categoria di persone in sovrappeso si appartenga, o aver deciso quale squilibrio di meridiani si abbia, bisogna concentrarsi sugli esercizi per i meridiani più utili per il proprio «tipo». Questo è un approccio veramente semplice ed efficace per ripristinare un equilibrio generale ed aumentare il proprio stato di salute e di benessere. Quando facciamo esercizi focalizzandoci solo sul movimento di parti distinte del corpo, ciò aumenta lo squilibrio e non porta salute. Questo principio può essere applicato anche alla dieta, dove anche i cosiddetti alimenti salutari possono essere non salutari, se usati al posto di una dieta equilibrata. Una dieta rigorosamente vegetariana con riso integrale può essere valida in certi casi, ma può anche produrre degli squilibri se presa troppo alla lettera. Ciò che va capito è che tutto ciò che fa veramente bene alla salute è piacevole, non complicato e mantiene nell'organismo un sano equilibrio.

Gli Esercizi a Terra sono progettati per essere eseguiti facilmente e in poco tempo sul letto o sul pavimento. Dal momento che possono essere anche fatti sul letto, non richiedono alcuna preparazione e uno sforzo minimo. Dopo la spiegazione dell'esercizio sono elencati gli effetti che ciascun esercizio produce in termini di miglioramento dell'aspetto fisico, in modo che chi desidera può lavorare in modo più specifico su determinati aspetti. Questa sequenza di esercizi, se eseguita prima di alzarsi dal letto al mattino, permette di iniziare la giornata totalmente svegli e pieni di energia. Tali esercizi possono anche essere fatti in ordine inverso alla sera, subito prima di andare a letto, per favorire un sonno profondo e ristoratore.

Per renderli ancora più efficaci si può immaginare, nello stato di dormiveglia al mattino, prima di essere totalmente svegli, di diventare sempre più sani ed attraenti. Uno dei momenti migliori per esercitarsi nell'arco della giornata è al mattino presto, in quanto è come avere una buona partenza. L'ideale è farli prima di cominciare le attività quotidiane. Osservando quali sono i movimenti difficili possiamo scoprire le tensioni che ancora resistono nel corpo e rilassare e allungare quelle parti, cosicché il fluire libero e in equilibrio dell'energia ci permetta di iniziare la giornata nel modo migliore. Durante l'esecuzione è meglio se si riesce a non pensare di fare esercizi. L'ideale sarebbe lasciarsi svegliare lentamente dal destarsi dell'energia all'interno del corpo. Questo avviene dal muovere ed allungare il corpo in ogni direzione.

Il modo ideale per fare questi esercizi prima di andare a dormire sarebbe quello di lasciar gradualmente andare ogni tensione e stress della giornata con l'intento di contattare il corpo per vedere come sta. Una buona immagine mentale è quella di usare tutti i movimenti per ritirare la propria coscienza dal mondo esterno e attirarla verso l'interno. Entrando in contatto con tutte le parti del corpo e rilassandosi lasciando andare via la tensione da ciascuna parte, si cadrà in un sonno profondo e ristoratore.

Esercizio «j» (meridiano di Intestino Crasso)

All'inizio del risveglio mattutino immaginare che sia l'inizio della primavera, quando ogni cosa nella natura comincia a nascere e gli animali escono dal letargo. L'Esercizio «j» fornisce un'occasione per esprimere questo iniziale movimento della vita attraverso un movimento dell'intero corpo che si dimena e si contorce come un bruco. Iniziare premendo talloni e spalle sul letto o a terra scrollando il corpo liberamente (figg. 125 e 126). Tenere rilassato il punto vita e lasciare che si curvi di qua e di là.

Una volta abituati a questo movimento, si può aumentare il moto del punto vita e il resto del corpo si muoverà in modo sincrono come un piccolo animale che sta facendosi strada attraverso il terreno per uscire fuori. Iniziare con movimenti lenti da parte a parte e lasciare che sia l'energia dall'interno del corpo a farli crescere. Sentire l'energia dormiente nel corpo attivarsi per iniziare il giorno. Durante il sonno l'energia è equamente distribuita nel corpo, ma all'inizio del risveglio essa viene raccolta in determinate aree per dare inizio all'attività. Pensare a questo esercizio come a un movimento per risvegliare l'energia latente del corpo.

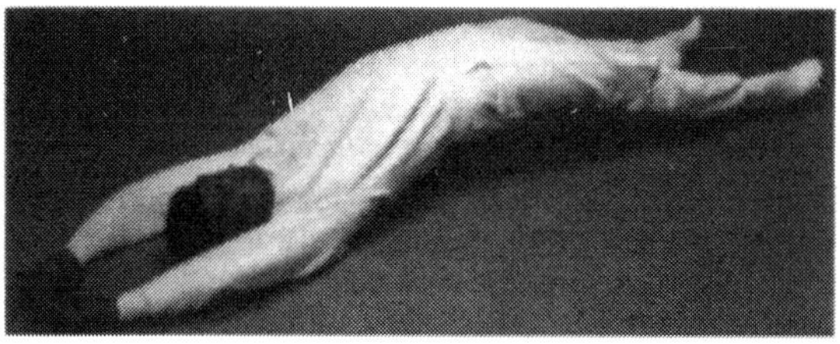

Fig. 125

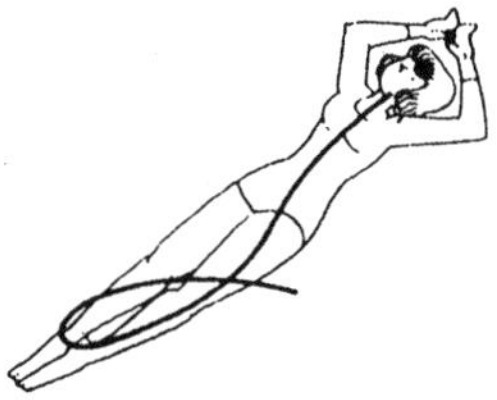

Fig. 126

Esercizio «i» (meridiano di Milza-Pancreas)

Appena varcata la soglia del risveglio, portare attenzione al corpo e diventare consapevoli dei piedi. Stendere il corpo e tirare lentamente le dita dei piedi verso l'alto in modo che l'allungamento si estenda al dietro delle gambe e del corpo (figg. 127-129). Poi stendere lentamente i piedi con le dita puntate in giù in modo da allungare la parte frontale del corpo. Immaginare che i piedi stiano tirando il resto del corpo; infine ruotarli facendo dei grandi circoli in modo che il movimento raggiunga ogni parte del corpo. È importante che il movimento all'inizio non sia forzato. Andare lenti e lasciare che l'energia cresca a poco a poco.

Esercizio «h» (meridiano di Polmone)

Dopo l'esercizio precedente il risveglio è quasi totale, ma il ki non ha ancora raggiunto la punta delle dita dei piedi. Perché ciò accada, piegare un ginocchio e poi stendere la gamba velocemente come per dare un calcio (figg. 130-132). Lo scopo di

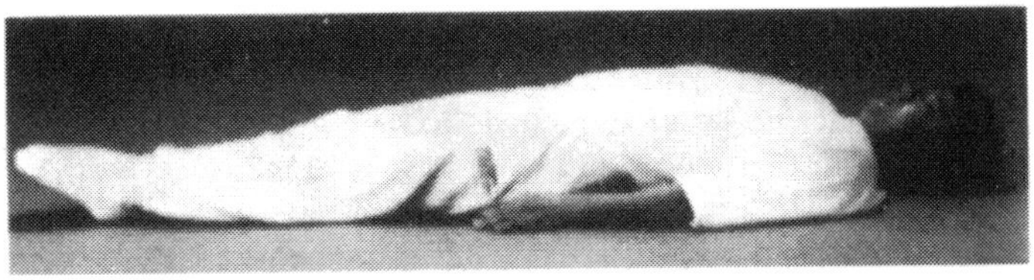

Fig. 127

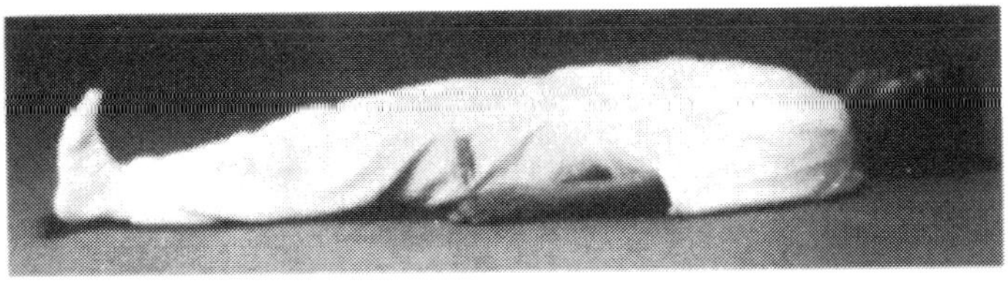

Fig. 128

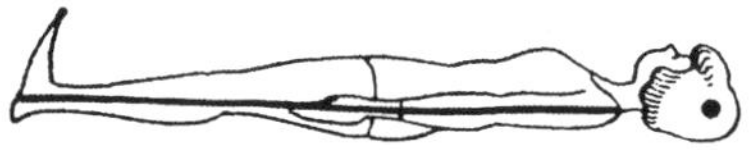

Fig. 129

questo esercizio non è soltanto quello di piegare e stendere le gambe, così non bisogna piegare e stendere il ginocchio meccanicamente. Il punto essenziale riguarda il riportare con forza la gamba in estensione, mantenendo però le gambe decontratte, in modo che la vibrazione possa essere avvertita lungo l'intero arto. Se la gamba viene estesa usando soprattutto la forza muscolare, si potrà sentire solo l'allungamento dei muscoli, ma non la percezione della vibrazione lungo la gamba. È importante fare una pausa per sentire l'energia che corre lungo la gamba prima di piegare e stendere l'altra.

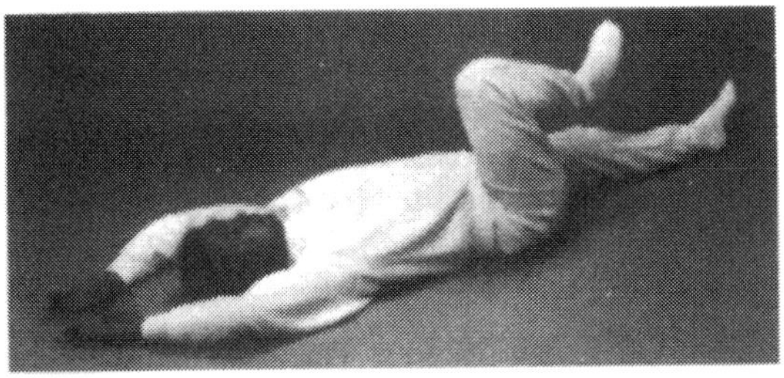

Fig. 130

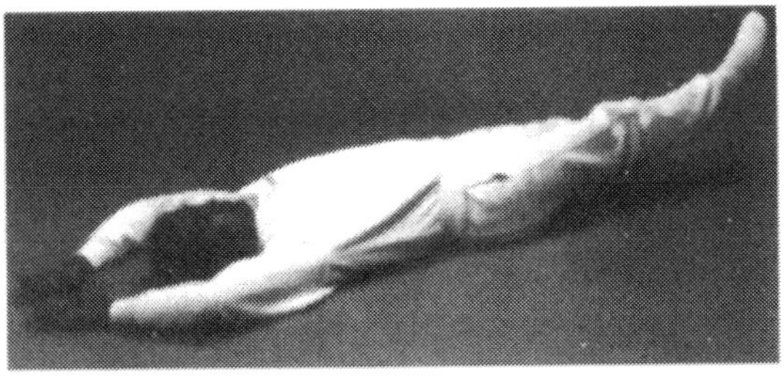

Fig. 131

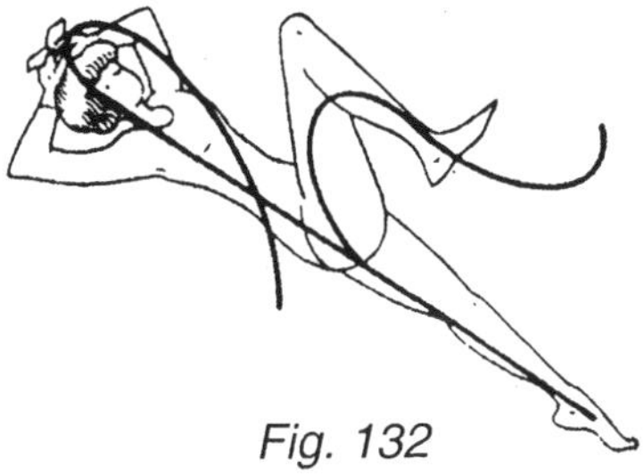

Fig. 132

Dopo aver alternato le gambe per quattro-cinque volte, flettere tutte e due le ginocchia e stendere le gambe insieme con forza. In questo modo l'allungamento dalla testa ai piedi sarà come una frustata. Le gambe si riempiranno di energia fino alla punta dei piedi. All'inizio non flettere troppo le ginocchia. Un angolo di 90° è sufficiente; poi, nel ripetere l'esercizio, portare gradualmente le ginocchia sempre più verso l'alto. Questo servirà ad evitare crampi ai polpacci.

Effetti degli Esercizi «j», «i» e «h»

L'effetto principale degli Esercizi «j», «i» e «h» è di rassodare gli arti inferiori e di renderli più snelli e anche di rendere le caviglie più flessibili. I meridiani di P e di IC sono correlati al piegare e stendere le gambe, mentre il meridiano di MP ha a che fare con il movimento dell'articolazione del ginocchio.

Le donne con problemi ginecologici e altri disturbi tendono ad avere gambe informi con tono muscolare basso e talvolta con lo stesso spessore dall'inizio alla fine. Le gambe sembrano pesanti e il loro passo, nel cammino, sembra gravato in modo non naturale. Fare esercizi con le gambe è di particolare importanza per queste donne, e gli esercizi che sono più adatti alla loro condizione sono la via più breve per ottenere la salute e gambe belle.

Esercizio «z» (meridiano di Stomaco)

Dopo aver flesso e disteso alternativamente le gambe nell'Esercizio «h», portare le ginocchia flesse al petto e sostenerle con le mani in presa sotto le ginocchia (figg. 133 e 136). Arrotolare il corpo portando le ginocchia al petto con naturalezza, invece

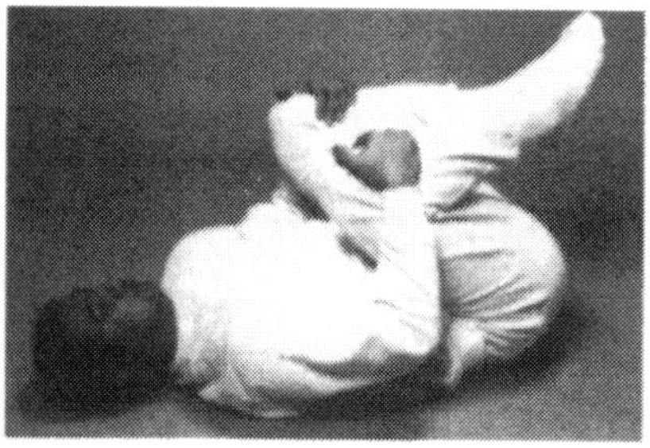

Fig. 133

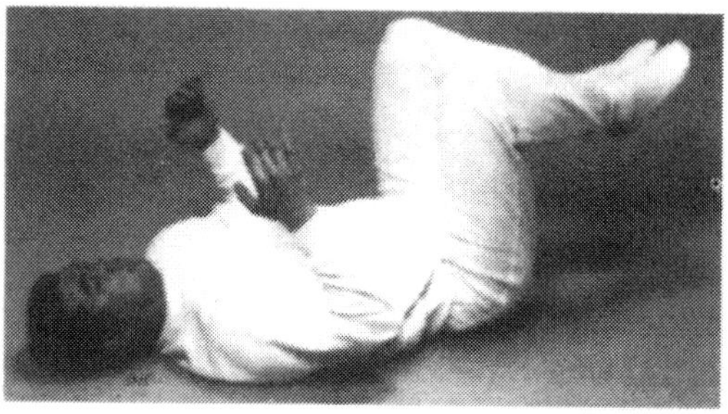

Fig. 134

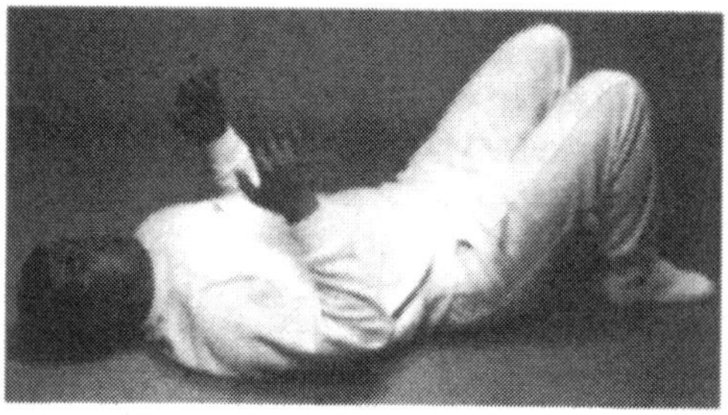

Fig. 135

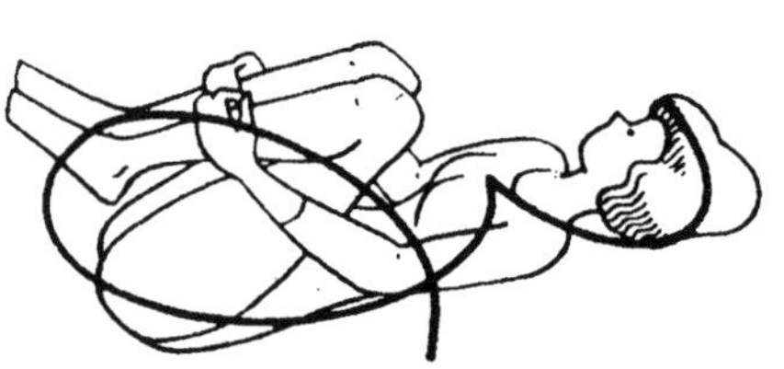

Fig. 136

di usare la forza per fletterle, e tenerle con le mani in modo altrettanto naturale. Non cercare di portare le ginocchia più vicino al petto con le braccia, semplicemente tenerle nella posizione per un momento in modo rilassato e poi lasciarle andare (figg. 134 e 135). Le gambe scenderanno naturalmente fino a che i piedi toccheranno terra, mentre le ginocchia rimarranno piegate. Non stendere le gambe. L'esercizio «k» inizia da questa posizione. Finito l'Esercizio «k», fare ancora una volta l'Esercizio «z». Se l'Esercizio «k» viene fatto correttamente, ripetendo l'Esercizio «z» si dovrebbe notare un chiaro miglioramento nella flessibilità. Eseguire sempre l'Esercizio «z» sia prima, sia dopo l'Esercizio «k» per notare la differenza.

Esercizio «k» (meridiano di Triplice Riscaldatore)

Flettere le ginocchia al petto e mettere le mani dietro la nuca con i gomiti a terra. Rilassarsi un momento in questa posizione, e poi lasciare che le ginocchia unite vadano a terra di lato dalla parte che si preferisce (figg. 137-139). Le ginocchia dovrebbero arrivare al pavimento senza sforzo. Poi lentamente riportarle al centro, quindi lasciare che scendano dall'altra parte. L'azione di allungamento della zona della vita da quest'altra parte dovrebbe essere più forte, per cui è meglio non cedere all'impulso di portare le ginocchia a terra usando la forza. Non c'è nessun problema se le ginocchia da questa parte non toccano terra.

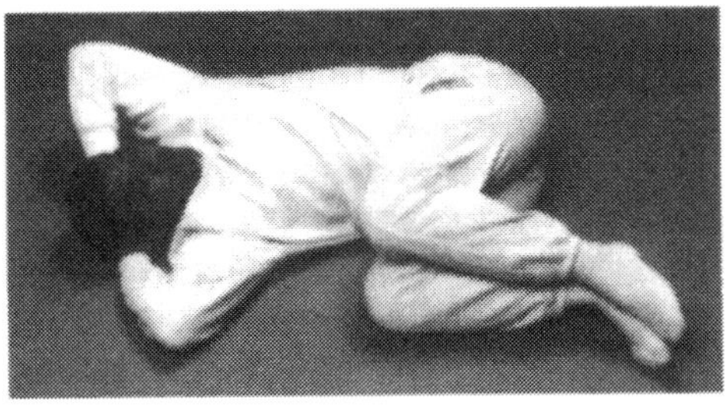

Fig. 137

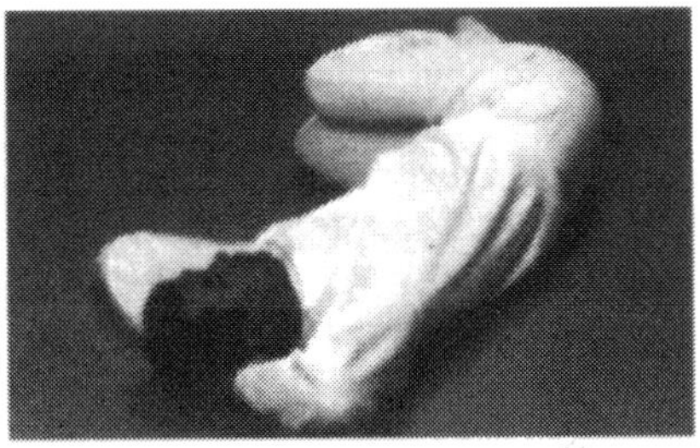

Fig. 138

Quando il movimento di torsione è ripetuto per circa 3 volte dal lato più facile, le ginocchia arriveranno a terra con più facilità anche dalla parte più difficile. L'azione di torsione a livello della vita dovrebbe aumentare ad ogni ripetizione, in modo da estendere l'allungamento fino a spalle e braccia. Lo scopo dell'esercizio viene raggiunto quando si avverte che il movimento di torsione porta l'estensione fino ai gomiti. I suoi effetti possono essere verificati eseguendo per una volta l'Esercizio «z». Si potrà notare come la zona della vita sia diventata molto flessibile e come le ginocchia vadano molto più in su senza sforzo.

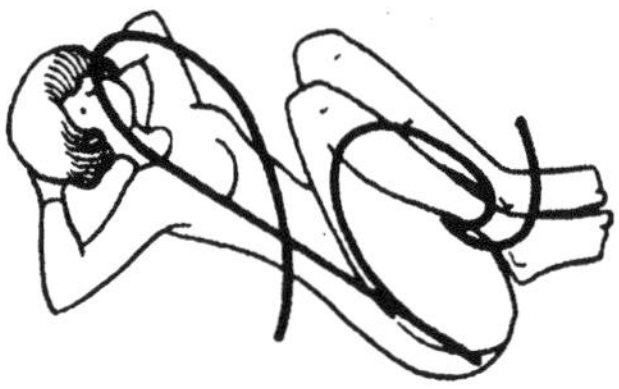

Fig. 139

Effetti degli Esercizi «z» e «k»

Gli Esercizi «z» e «k» non lavorano solo sulla zona della vita, ma migliorano la circolazione del ki lungo il meridiano di S che corre sulla parte frontale del corpo, così come lungo il meridiano di TR che scorre sui lati. Stimolando il meridiano di S si riduce il grasso eccessivo e si facilita lo sviluppo appropriato della muscolatura. Stimolando il meridiano di TR, si rimuove l'eccessivo accumulo di liquidi sotto la pelle e si ottiene un corpo dal profilo più netto. Così questi esercizi sono efficaci nello snellire il corpo facendo emergere le sue forme naturali.

Tali esercizi sono anche utili per prevenire il dolore alla bassa schiena, comune in persone dopo la mezza età, in quanto raramente fanno buoni esercizi che muovono la zona della vita e dei lombi. Quando il movimento del punto vita non è armonico, tutti i movimenti diventano goffi e un carico improvviso o uno sforzo può causare uno «slittamento discale» o uno strappo nell'area lombare. Se si ha dolore alla parte bassa della schiena, questi esercizi devono essere fatti lentamente e con cautela. Movimenti improvvisi e forzati possono aggravare la condizione. La chiave per trovare sollievo è quella di fare il movimento prima dalla parte più facile e poi, senza forzare, provare dall'altra parte.

Esercizio «n» (meridiano di Cuore)

Dopo l'Esercizio «k» tenere le ginocchia unite e piegate e poggiare a terra i piedi vicino al bacino (fig. 140). Poggiando le mani dietro la vita, alzare il bacino sostenendolo poi con le braccia (figg. 141 e 142). Invece di provare solo a sollevare il bacino, è meglio immaginare di muovere le ginocchia in avanti per creare una linea di allungamento dalle ginocchia alle spalle, in modo che l'addome si distenda e le anche salgano automaticamente. Dar sostegno alla zona della vita sorreggendola con i gomiti e le mani.

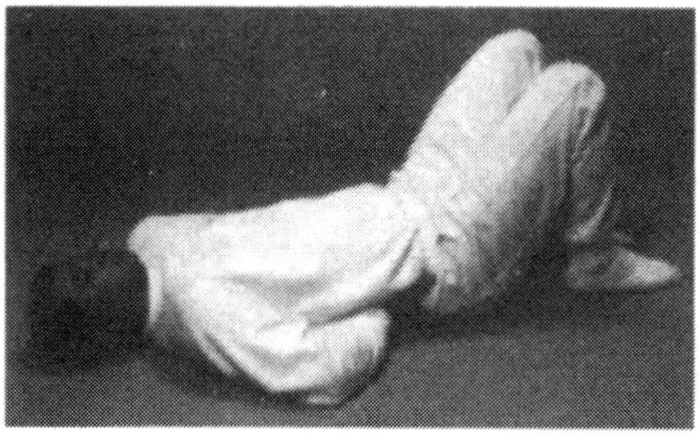

Fig. 140

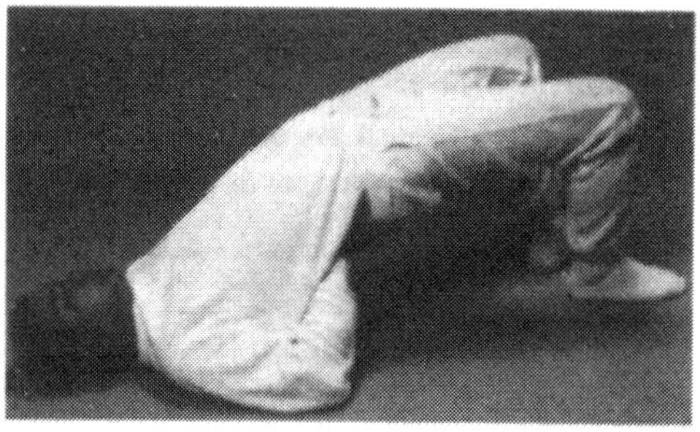

Fig. 141

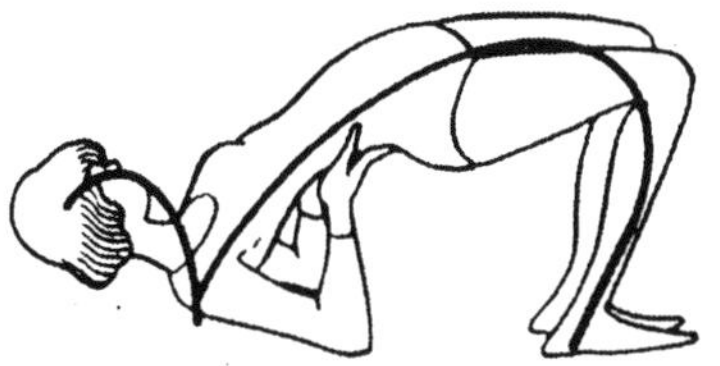

Fig. 142

Respirare ed estendersi per un momento in questa posizione ad arco, poi rilassarsi ed espirando ritornare con il bacino a terra. Non lasciare cadere a terra bruscamente le anche, ma rendere la discesa più dolce sostenendo il loro peso con la parte inferiore delle gambe. Appoggiare poi le braccia a terra e rimanere sdraiati sul dorso rilassando ogni muscolo del corpo. Poi ancora una volta sollevare il bacino e ritornare a formare un arco dalle ginocchia alle spalle. Inspirare profondamente e per un momento mantenere la tensione dello stretch, sostenendo il punto vita da sotto con le braccia. Poi espirare e ritornare in appoggio a terra. Rilassare il corpo e sentirlo caldo e leggero. Ripetere l'esercizio per quattro o cinque volte.

Esercizio «g» (meridiano di Maestro del Cuore)

Partendo dalla posizione iniziale dell'Esercizio «n», lasciare che le ginocchia scendano lateralmente, mentre i piedi rimangono uniti. Intrecciare le mani sopra la testa, con i palmi verso il vertice (figg. 143 e 145). Tenere i gomiti a terra. Poi visualizzare l'energia che entra dalla parte posteriore dell'*hara* (la zona inferiore della schiena) e scorre in ogni direzione su e giù per il corpo per raggiungere la punta delle dita delle mani e dei piedi. Nel percepire l'energia che si diffonde, estendere il corpo allungando completamente gambe e braccia (fig. 144). Questo esercizio è più efficace se le dita dei piedi sono stirate il più possibile, fin quasi a toccare terra. È però importante non forzare troppo il movimento per evitare crampi ai polpacci. La cosa migliore è fare lo stretch due o tre volte e poi intensificarlo gradualmente.

Dopo aver completato l'allungamento e aver percepito il corpo colmo di energia, emettere un lungo respiro e rilassare ogni tensione nel corpo, mentre braccia e gambe tornano nella posizione iniziale. L'immagine mentale da usare qui è quella che è il rilassamento che fa tornare braccia e gambe nella posizione con naturalezza. Cercare di non fare il movimento intenzionalmente. Quando è fatto bene, l'intero corpo si sente leggero e come espanso. Portare la consapevolezza all'interno alla ricerca di eventuali tensioni ancora rimaste nel corpo. Poi ancora una volta percepire l'energia con l'inspirazione che entra dalla parte posteriore dell'*hara* e allungarsi completamente, mentre l'energia riempie il corpo intero dalle dita delle mani alla punta dei piedi. Per ottenere il miglior risultato ripetere lo stretch cinque o sei volte.

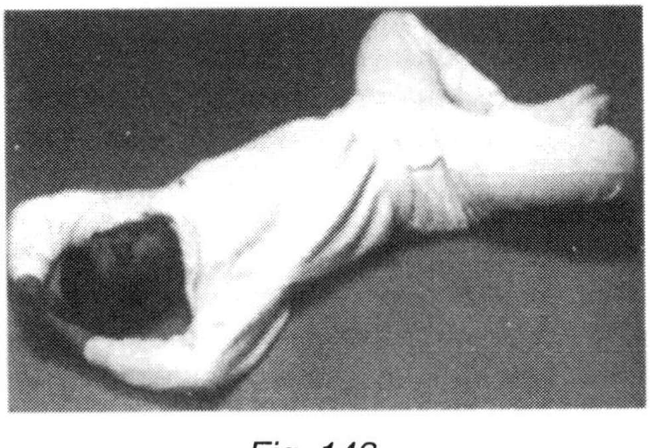

Fig. 143

Effetti degli Esercizi «n» e «g»

Gli Esercizi «n» e «g» in particolare hanno l'effetto di migliorare nelle donne la forma dei seni. I seni non migliorano la forma o la solidità solo per esercizi

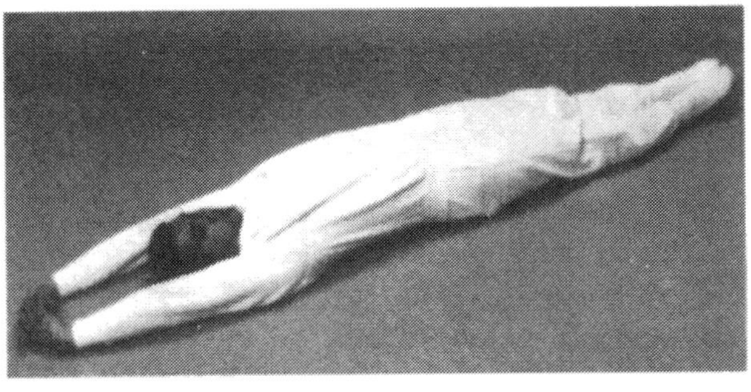

Fig. 144

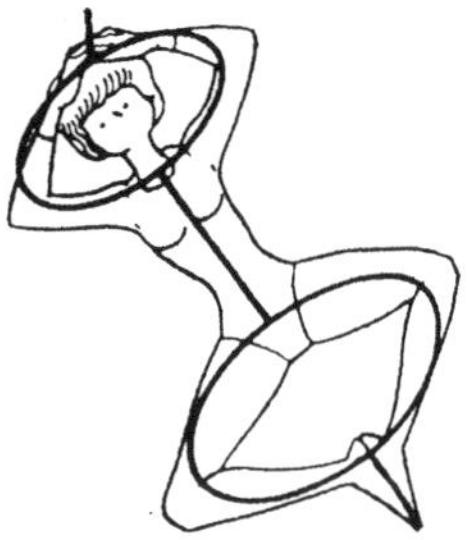

Fig. 145

fatti nell'area del torace. I meridiani di Cuore e di Maestro del Cuore corrono sopra i seni e lo stato funzionale di tali meridiani è correlato con la loro forma. L'attivazione della funzione di questi meridiani fa sì che i seni femminili acquistino più forma in un insieme armonico con l'intera figura.

Una scarsa o insufficiente produzione di latte nelle mammelle è spesso associata con problemi dei meridiani di Cuore o di Maestro del Cuore. Spesso madri con scarsa lattazione, che tendono ad essere ansiose, hanno qualche distorsione nelle vertebre toraciche superiori. Naturalmente correggere questi problemi richiede qualche aggiustamento a livello spinale, oltre al fare esercizi che influenzino direttamente i meridiani nell'area del torace.

Esercizio «l» (meridiani di Vaso Concezione e di Vaso Governatore)

Tenere le gambe distese dopo lo stretching dell'Esercizio «g». Intrecciare le mani dietro la testa con i gomiti a terra. Se si fa l'esercizio sul letto, mettere qualche coperta sul corpo al di sotto della zona della cintura. Il peso in più sulla metà inferiore del corpo, renderà l'esercizio più facile. Normalmente nel fare l'esercizio di venire seduti da supini per tonificare i muscoli addominali, i piedi sono tenuti fermi da un'altra persona. Altrimenti l'esercizio diventa difficile per la maggior parte delle persone, perché i piedi tendono a sollevarsi da terra. Molti sono quelli che vorrebbero praticare regolarmente questo movimento, ma che rinunciano perché non sempre c'è qualcuno disponibile per tenere fermi i piedi ed essi non conoscono altri modi di mantenere le gambe a terra da soli. Non c'è bisogno di uno speciale congegno per tenere giù i piedi. Basta appoggiare una trapunta o una coperta sulle gambe. Con un leggero peso sopra, le gambe rimarranno appoggiate a terra. Se in questo esercizio si fa uno sforzo repentino per alzare la parte alta del corpo, gli arti inferiori si contraggono e tendono ad alzarsi da terra. Ciò non accade se si mette un po' di peso sopra le gambe per tenerle a terra, mentre il busto si solleva con facilità, aiutato dall'immagine mentale di usare le braccia per tirarsi su lentamente (figg. 146 e 147). Perciò non usare la forza del rimbalzo, ma sollevare ogni volta il corpo come se fosse la testa a tirarlo in avanti e in alto. In questo modo il livello di tensione è mantenuto costante in tutto il corpo e l'area addominale, ricevendo un carico uniforme, si tonifica.

La cosa importante in questo esercizio è tirare su la testa non più di quanto possa. Non c'è niente da guadagnare nel compiere uno sforzo oltre i limiti. Ripetere questo esercizio almeno cinque o sei volte.

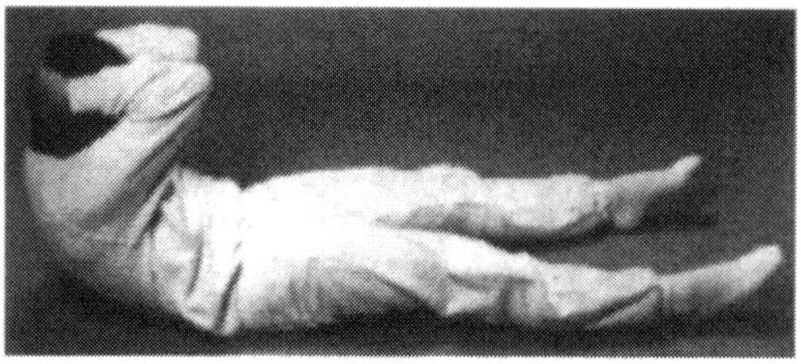

Fig. 146

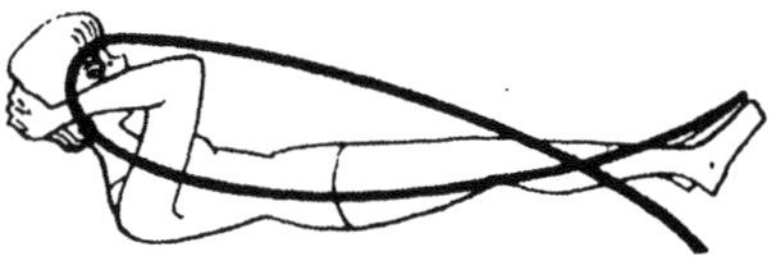

Fig. 147

Esercizio «H» (meridiano di Rene)

Per questo esercizio togliere qualsiasi coperta da sopra il corpo. Stare sdraiati sul dorso con le braccia in fuori e le gambe staccate. Portare in verticale una gamba tesa e poi, mantenendola tesa il più possibile, abbassarla lateralmente (figg. 148 e 150). Riportare indietro la gamba e provare lo stesso movimento con l'altra per vedere quale di esse presenta meno problemi. Iniziare dalla parte più facilitata e sollevare la gamba tesa. Abbassarla poi dalla parte opposta ad angolo retto in modo che la zona della vita subisca una torsione (fig. 149). Le braccia dovrebbero essere allungate in

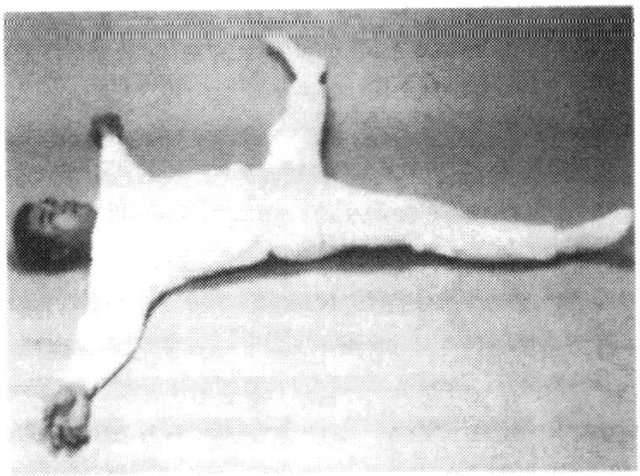

Fig. 148

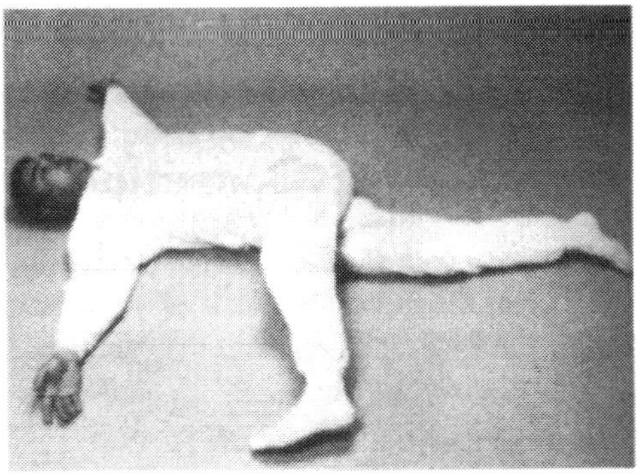

Fig. 149

fuori in modo che la parte superiore del corpo non debba muoversi troppo. Poi di nuovo riportare la gamba in verticale e farla scendere dall'altra parte.

Ripetere lo stesso movimento tre o quattro volte da questa parte più facile, poi eseguire lo stesso movimento con l'altra gamba. Si dovrebbe notare in questa un miglioramento nell'esecuzione del movimento.

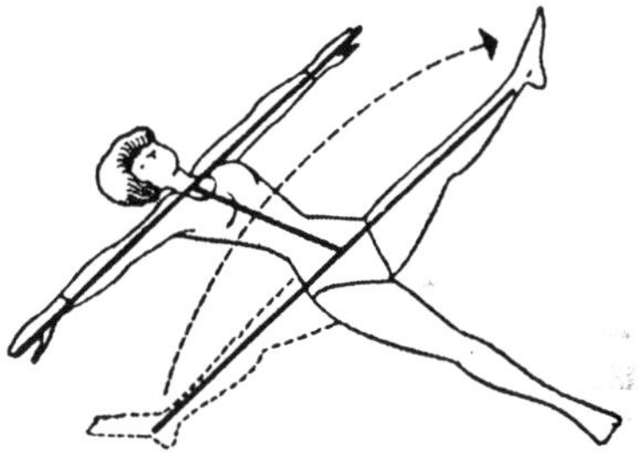

Fig. 150

Effetti degli Esercizi «I» e «H»

L'Esercizio «H» stimola il meridiano di Rene e serve a migliorare il tono dei muscoli nella zona della vita e dei fianchi. Poiché esercizi che lavorino in modo così settoriale non portano di per sé troppo beneficio, l'Esercizio «h» è appaiato con l'Esercizio «l», che porta in allungo il Vaso Concezione e il Vaso Governatore, per attivare il ki nelle due zone del corpo, quelle dorsale (Yang) e quella frontale (Yin). L'Esercizio «l» lavora sui muscoli addominali per rendere la zona della vita più snella, ma i suoi effetti non sono limitati a vita e fianchi. In Oriente la zona della vita, o regione pelvica, è considerata la parte vitale del corpo dove è concentrato il ki per tenere in equilibrio e portare integrazione tra la parte superiore e quella inferiore del corpo. Fare l'Esercizio «h» tenendo l'attenzione sul respiro attraverso l'*hara*, farà sì che la zona della cintura sia più tonica e snella.

Esercizio «x» (meridiani di Fegato e di Vescica Biliare)

Stando in posizione prona sollevare la testa e appoggiare un gomito a terra a supporto sotto la parte alta del torace. Stendere l'alto braccio in diagonale e sollevare e allungare la gamba opposta, supportandola con il leggero piegamento dell'altra gamba (figg. 151 e 153). Così, quando il braccio destro è in allungo, il sinistro è pie-

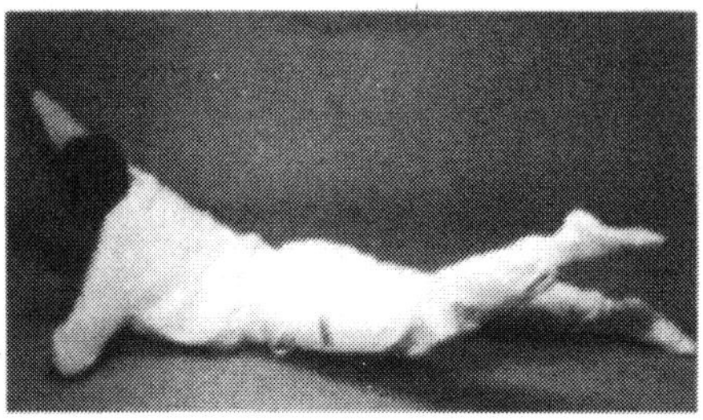

Fig. 151

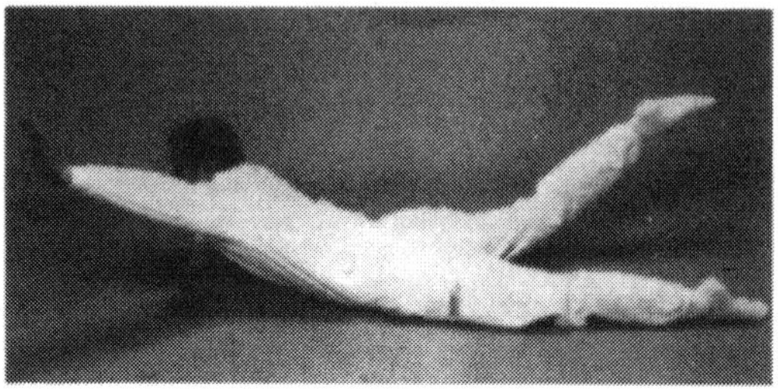

Fig. 152

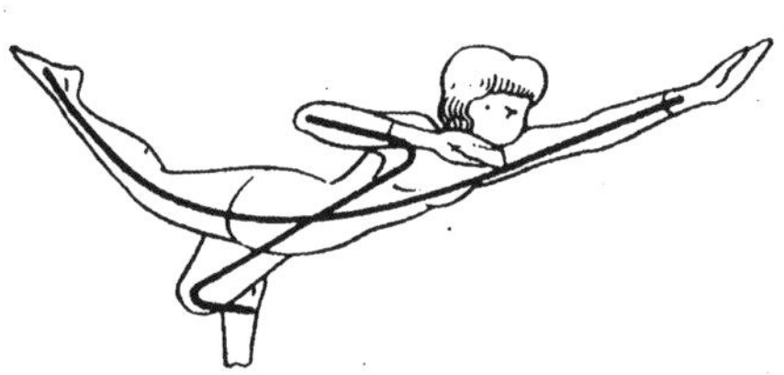

Fig. 153

gato per dar sostegno alla parte alta del busto, la gamba sinistra è allungata in alto e un po' verso fuori, mentre la destra è tenuta a terra per darle supporto. Tale postura ricorda in qualche modo, la lettera «x» della scrittura in corsivo. La miglior immagine per questo esercizio è quella di una tavola da surf sulla cresta dell'onda: dritta, tesa e galleggiante sull'acqua.

Dopo aver «cavalcato l'onda» con braccio destro e gamba sinistra in stretch, ripetere l'esercizio con gli arti opposti e poi giacere sul pavimento per un momento totalmente allentati pensando solo a respirare profondamente. Eseguire lo stretch per tre o quattro volte per parte aiutando l'energia a estendersi nel corpo dalla punta delle mani a quella dei piedi.

Esercizio «o» (meridiano di Vescica)

Dopo aver finito l'Esercizio «x» rimanere proni con la testa appoggiata a terra. Flettere un ginocchio e battere il piede contro il gluteo (figg. 154 e 155). Il tallone non arriva tanto facilmente a toccare il gluteo, così bisogna mettere un po' di forza per ri-

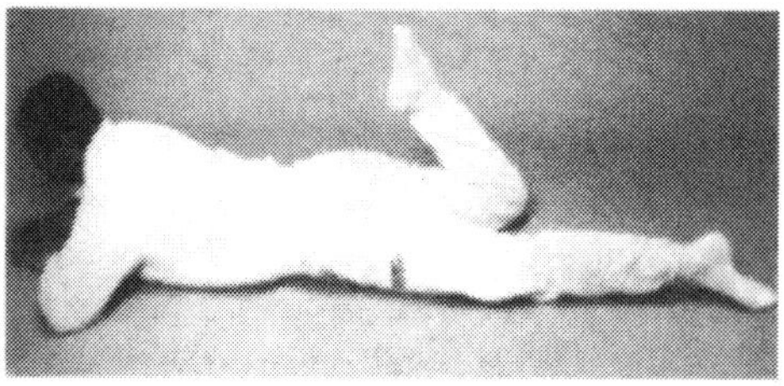

Fig. 154

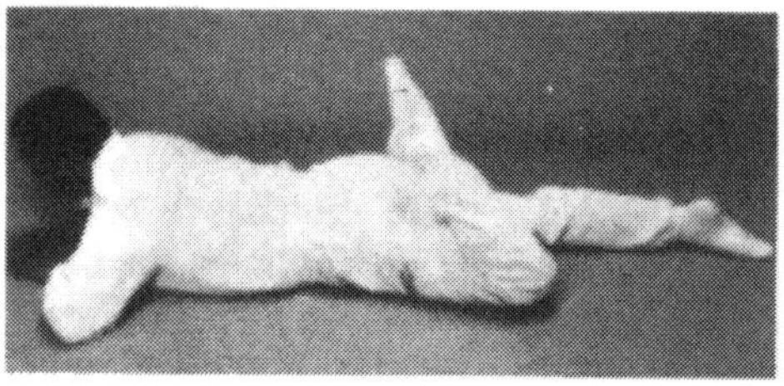

Fig. 155

uscirci, e anche se questo fosse difficoltoso all'inizio, diventerà più facile con la pratica. Dopo aver fatto da un lato, stendere la gamba rilassandola completamente, poi iniziare a lavorare con l'altra gamba e colpire con il tallone l'altro gluteo. Dopo aver eseguito per tre volte per parte, ripetere ancora una volta l'esercizio con le due gambe insieme.

Portare poi entrambi i piedi verso i glutei e prendere con le mani le caviglie. Tirare con entrambe le gambe, in modo che la parte superiore del corpo venga flessa all'indietro e il corpo formi un cerchio (figg.156 e 157). In questa parte dell'Esercizio «o» non solo bisogna tirare con le gambe, ma anche farsi carico della tensione che in modo uniforme si distribuisce su fianchi e torace mentre il corpo disegna un circolo. Questo esercizio può essere visto solo come un arcuare la schiena tenendo le gambe, ma esso è molto di più che portare solo la schiena in arco dorsale. È importante lasciare che la forza dello stretch si estenda alle mani e ai piedi, in modo che essi salgano verso l'alto, sopra le anche, quanto è possibile.

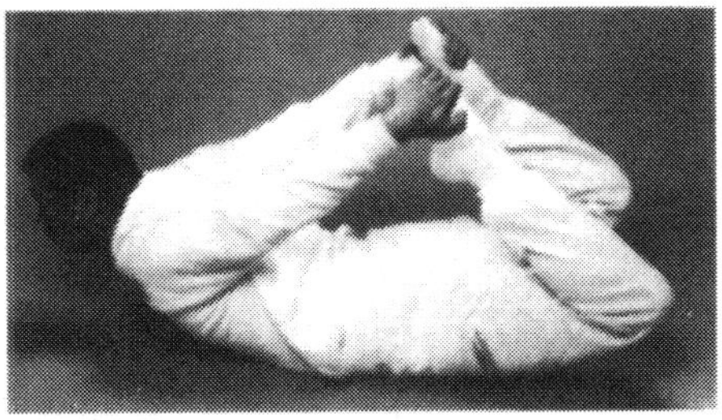

Fig. 156

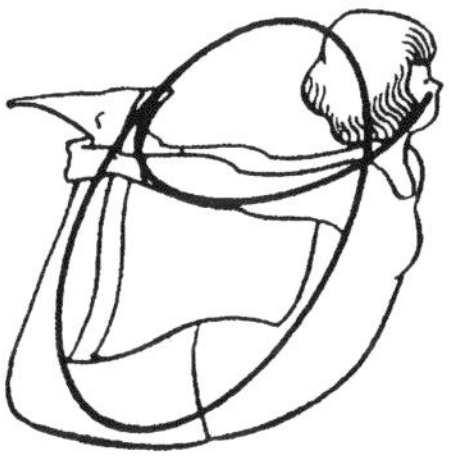

Fig. 157

Dopo aver inspirato profondamente e aver trattenuto il respiro in questa posizione, lasciare che il corpo si rilassi con una lenta espirazione, mentre il cerchio si affloscia. Le mani rimangono in presa alle caviglie. Poi mentre si prende un altro respiro, immaginare di riempire e di espandere torace, fianchi, braccia e gambe. In questo modo nuovamente dar forma alle lettera «o». Ripetere l'esercizio per non più di cinque volte. Può essere d'aiuto l'immagine mentale di una slitta che scende lungo un pendio innevato.

Effetti degli Esercizi «x» e «o»

L'Esercizio «x» stimola i meridiani di Fegato e di Vescica Biliare, che controllano il tono di muscoli e tendini, nonché la condizione delle articolazioni. Inoltre esso opera sui muscoli dei fianchi e su quelli di braccia e gambe per produrre un buon effetto tonificante sulle anche. L'Esercizio «o», a parte la stimolazione sul dorso del meridiano di Vescica, corregge la tendenza posturale di curvarsi in avanti.

Nelle donne il tono muscolare delle anche è collegato con le funzioni ovariche e con il sistema riproduttivo in generale. Associando questi due esercizi quindi viene anche migliorata la funzione delle ghiandole della sessualità ed accresciuta la risposta sessuale. Tale effetto, inutile dirlo, è un risultato naturale dello stato di buona salute generale.

Esercizio «m» (meridiano di Intestino Tenue)

Se gli esercizi sono fatti sul letto, quando si arriva all'Esercizio «m» si è quasi pronti per alzarsi e iniziare la giornata. Per questo esercizio, la cosa migliore è immaginare un gatto che allunga pigramente la schiena e si stira senza fretta dopo essersi svegliato. Dalla posizione prona, sollevando il bacino, flettere le gambe sotto il corpo e arrivare in appoggio sulle ginocchia. Le mani appoggiano a terra con il palmo e anche i gomiti toccano terra, mentre il bacino comincia a sollevarsi e testa e spalle rimangono basse (figg. 158 e 159). Bisogna mantenere gli avambracci sul pavimento e provare ad allungare totalmente la schiena in un arco rovesciato, altrimenti l'effetto dello stretch non sarà buono come quello di un gatto che sbadiglia.

Una volta sollevato il bacino quasi al massimo, cercare di lasciarlo andare verso dietro, più che ancora verso l'alto. Inarcando la schiena tenere le spalle basse e il mento a terra e ciò renderà l'allungamento più completo. Lasciando cadere la pancia verso il basso e portando tutto il peso dell'addome sulle ginocchia, le anche andranno naturalmente ancora più verso l'alto. Dopo aver inspirato profondamente, rilassarsi un momento in questa posizione e poi, espirando lentamente, continuare con il prossimo esercizio.

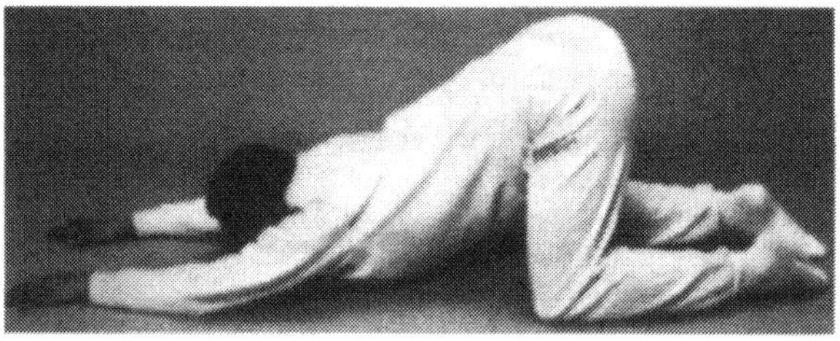

Fig. 158

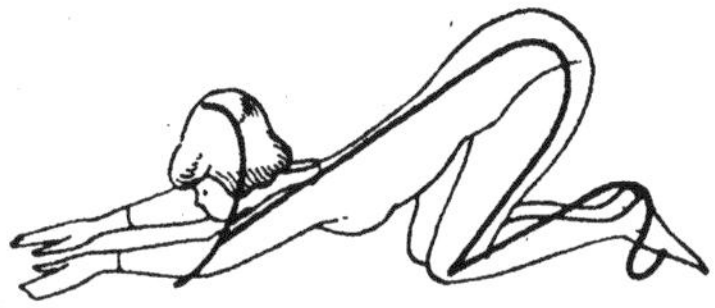

Fig. 159

Esercizio «v» (meridiano di Intestino Tenue)

Nell'Esercizio «v» si deve assumere la posizione opposta a quella dell'Esercizio «m». Portare la testa in alto e poi indietro, mentre il bacino va verso avanti e tutto il peso della parte superiore del corpo va sulle braccia tese (figg. 160 e 161). Tenere il

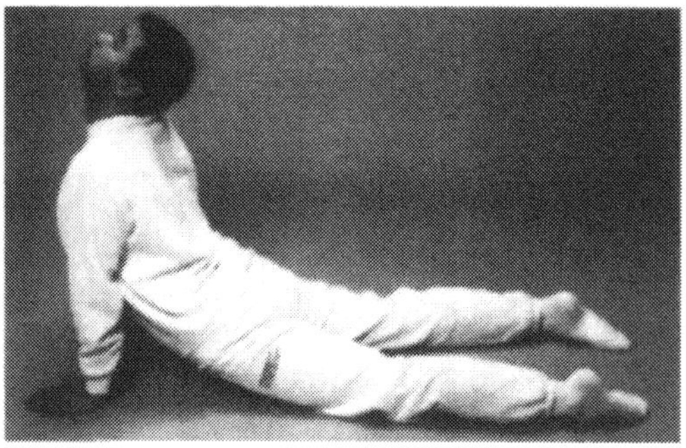

Fig. 160

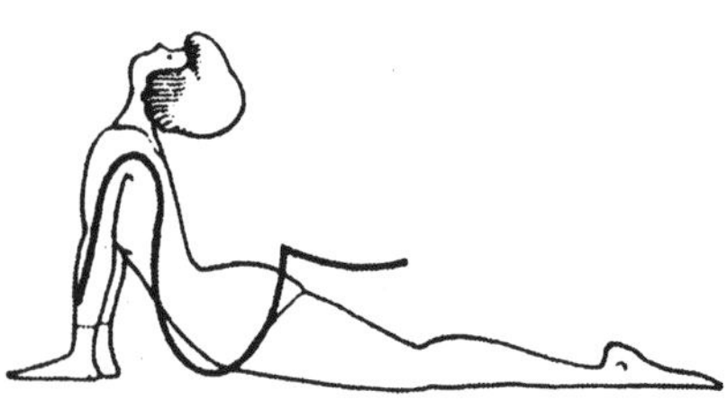

Fig. 161

basso ventre e le gambe appiattite sul pavimento. Dal momento che il corpo si inarca all'indietro dalle gambe in su, è importante cercare di tenere appoggiata a terra la parte inferiore dell'addome. Anche i gatti fanno uno stiramento simile, con le zampe posteriori allungate verso dietro. Per portarsi nel massimo stretch, guardare al soffitto il più indietro possibile.

L'Esercizio «v» è molto simile alla postura yoga del cobra. La sua specificità è di essere qui appaiato all'Esercizio «m», in modo da mimare il movimento di un gatto che si stira subito dopo il risveglio da un pisolino. Dopo aver inspirato nella posizione dell'Esercizio «v», tornare in quella dell'Esercizio «m» mentre si espira lentamente. Rilassarsi il più possibile in questa posizione.

Non muoversi avanti e indietro da una posizione all'altra a ritmo veloce o con forza, perché in questo modo non si ottiene il miglior allungamento ed è contro i principi degli esercizi per immagini, forzare i movimenti. Per avere la sensazione del fluire del ki è essenziale che il movimento sia lento e in armonia con la respirazione. L'obiettivo di questi esercizi è di guidare le funzioni di base del nostro corpo verso la salute e la bellezza, tramite l'armonizzazione di noi stessi con i movimenti del ki all'interno del corpo. Così il movimento del ki, stimolato dall'Esercizio «m», viene invertito nell'Esercizio «v» e poi, ripetendo l'Esercizio «m» ancora una volta, il ki «oscilla» di nuovo verso dietro. Eseguire questi due esercizi alternativamente quattro o cinque volte per completare questa serie di esercizi sui meridiani in posizione sdraiata.

Effetti degli Esercizi «m» e «v»

Entrambi gli Esercizi «m» e «v» stimolano il meridiano di Intestino Tenue. Hanno un forte effetto anche sul Vaso Governatore e sul Vaso Concezione e rendono il corpo più rilassato e flessibile. Inoltre agiscono sui muscoli addominali e rimuovono l'eccesso di grasso.

Può sembrare strano che molte persone con grasso in eccesso abbiano una scarsa assimilazione di cibo a livello intestinale, ma questo è spesso proprio ciò che accade. La tendenza a mangiare troppo è spesso legata ad un assorbimento incompleto nell'intestino tenue. Ciò spinge tali persone a cercare affannosamente altro cibo. Inoltre, dal momento che l'assorbimento è incompleto, anche l'energia è minore e così esse non sono in grado di metabolizzare totalmente quanto è stato assorbito. La pratica regolare dei due Esercizi «m» e «v», mettendo un accento particolare nel mantenersi centrati nell'addome inferiore (diventando consapevoli del respiro attraverso l'*hara*), migliorerà la circolazione del ki nel basso ventre e di conseguenza la funzionalità dell'intestino tenue.

11. Esercizi finali

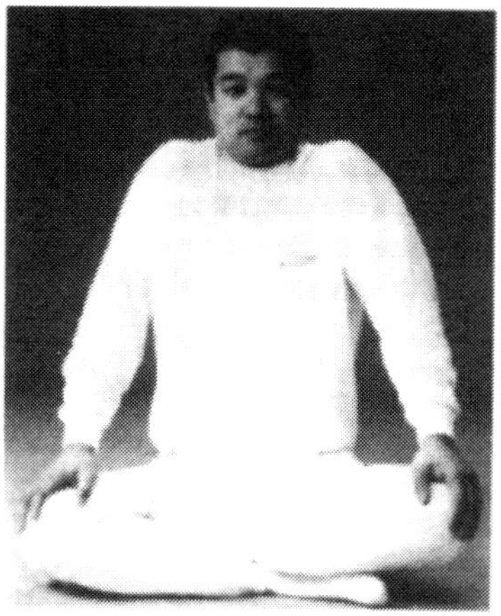

Fig. 162

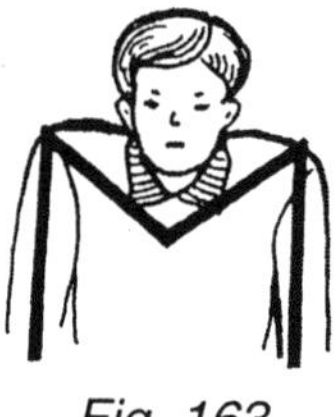

Fig. 163

Esercizio «M» (riequilibrio di collo e spalle)

L'Esercizio «M» serve per un aggiustamento generale di collo e spalle. Può essere fatto prima o dopo gli altri esercizi o anche in qualsiasi momento del giorno. L'attenzione dell'esercizio è portata sul collo, ma poiché tutti i dodici meridiani passano attraverso il collo, esso ha un effetto rilassante sull'intero corpo.

L'Esercizio «M» è eseguito nella posizione seduta. Inspirando, sollevare le spalle lentamente più in alto possibile (figg. 162 e 163). La parte superiore del corpo così forma una specie di «M». Poi lasciarle cadere tutto d'un colpo iniziando a espirare. Questo è un buon modo di rilassare tensioni nel collo e nelle spalle. Ripetere movimento e respirazione per circa tre volte. Sollevare poi alternativamente le spalle verso le orecchie. Rilassando il collo flettere capo e collo verso la spalla sollevata (fig. 164). Dopo aver provato l'esercizio di qua e di là e trovato da quale parte è più facile, ripetere lo stesso movimento quattro o cinque volte da questo lato, lasciando cadere la spalla nella posizione normale ogni volta che si inizia a espirare. Poi ripetere il movimento dal lato più in difficoltà per altre due o tre volte.

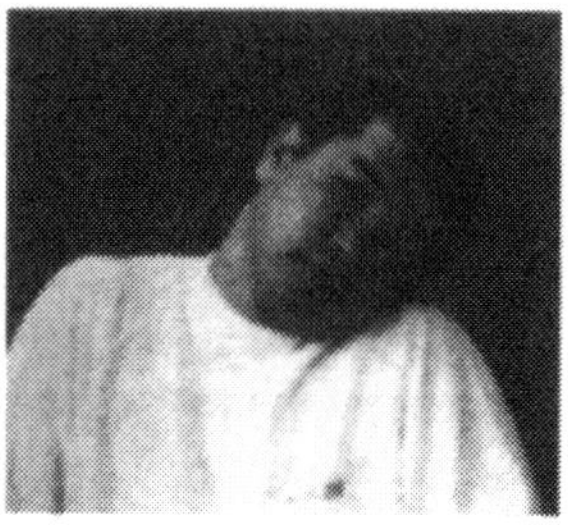

Fig. 164

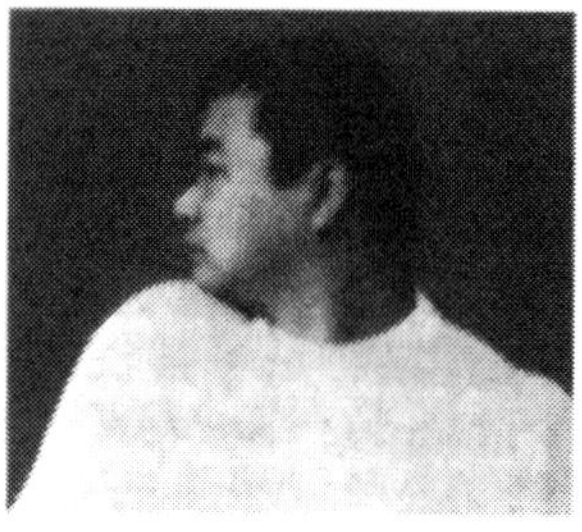

Fig. 165

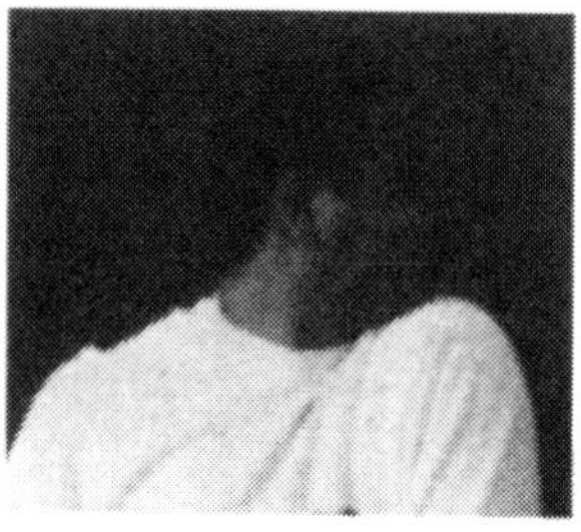

Fig. 166

Poi, alternando, girare la testa di qua e di là per guardare indietro da sopra la spalla e ogni volta sollevare la spalla in modo da toccare il mento (fig. 165). Tenere le braccia rilassate e lasciare cadere la spalla appena si inizia ad espirare. Eseguire il movimento per circa cinque volte dalla parte più facile e tre da quella più difficile.

Ripetere ancora lo stesso movimento, però questa volta, quando la spalla tocca il mento, tirare l'altra spalla in alto e indietro, cioè in direzione opposta (fig. 166). Rilassare spalle e collo insieme mentre si inizia ad espirare. Fare il movimento non più di cinque volte dalla parte facile e tre volte da quella difficile.

Come ultimo movimento di questo esercizio per l'assetto generale delle spalle, espirare mentre si rotola la testa per un giro verso destra e poi per un giro verso sinistra. Dopo aver stabilito qual è la direzione più facile, ruotare il collo in quella direzione, tenerlo rilassato e con una lunga espirazione lasciare che la testa rotoli sopra le spalle per un giro. Dopo più di quattro esecuzioni nella direzione facile, rotolarla per tre volte nella direzione più difficile.

Esercizio «N» (verticale sulla testa)

L'Esercizio «N» è uno stare in verticale sulla testa. Molte persone trovano difficile la verticale sulla testa, indipendentemente da come sia eseguita. Potrebbe risultare molto più facile se si potesse immaginare di riuscire ad appendere i piedi nell'aria in modo da risultare capovolti e appesi per i piedi. Lo stare a testa in giù è una posizione naturale per il feto e molti bambini amano appendersi a testa in giù. Così non è difficile capire come la posizione capovolta assunta ogni tanto abbia un effetto salutare. Si può dire che la verticale sulla testa dell'Esercizio «N» è qualcosa di facile e naturale, così come per scimmie e bambini è divertente stare appesi a testa in giù.

Inginocchiarsi e appoggiare a terra le mani e la sommità della testa, in modo che i tre punti di contatto formino un triangolo equilatero. Sollevare lentamente il bacino spostando i piedi verso il capo fino a che il tronco è in posizione verticale capovolta (fig. 167). Ora immaginare che il corpo sia un razzo, che venga riempito di carburante attraverso l'*hara* e che si stia riempiendo a partire dalla testa. Quando il carburante raggiunge le spalle, i piedi diventano più leggeri. Allora dolcemente sollevare le ginocchia e portarle a livello della cintola (fig. 168). Piuttosto che salire di slancio nella posizione, badare a mantenere l'equilibrio sollevando le gambe lentamente e con sicurezza. Mantenere l'immagine del corpo che si riempie di carburante e si avvertirà che le gambe diventano sempre più leggere e sarà facile allungarle in verticale (figg. 169 e 170). Una volta che il corpo forma una linea diritta, con le dita dei piedi tese verso l'alto, immaginare che al razzo sia dato fuoco dalla cima della testa e stia partendo per lo spazio. Tenere la posizione senza far fatica per quanto è possibile e ritornare giù lentamente.

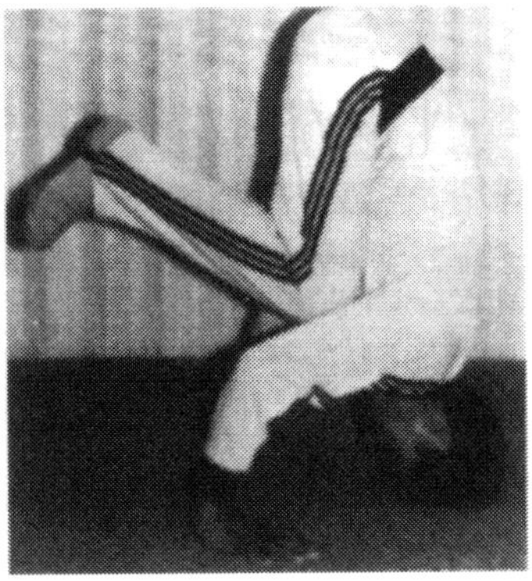

Fig. 167

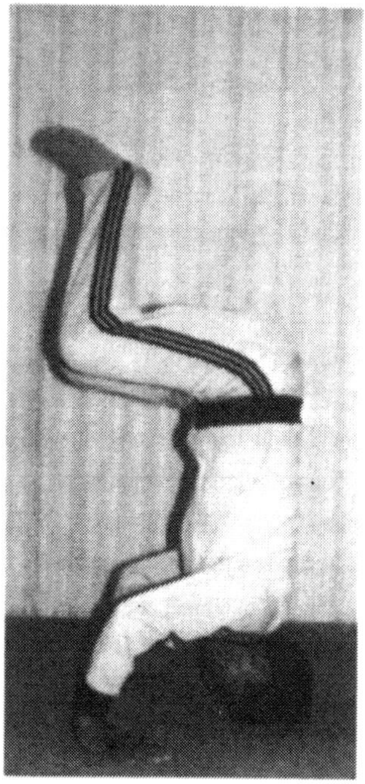

Fig. 168

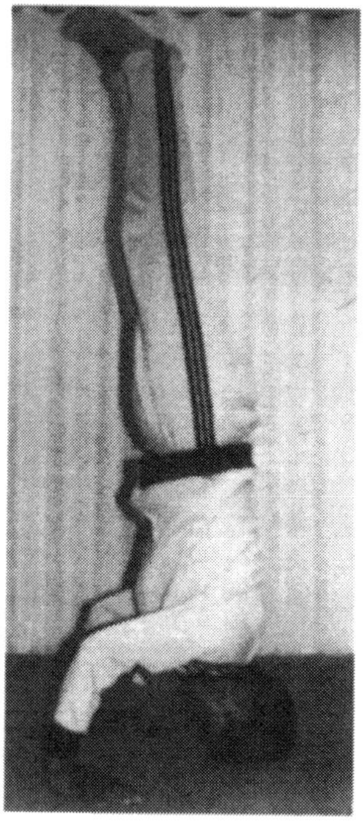

Fig. 169

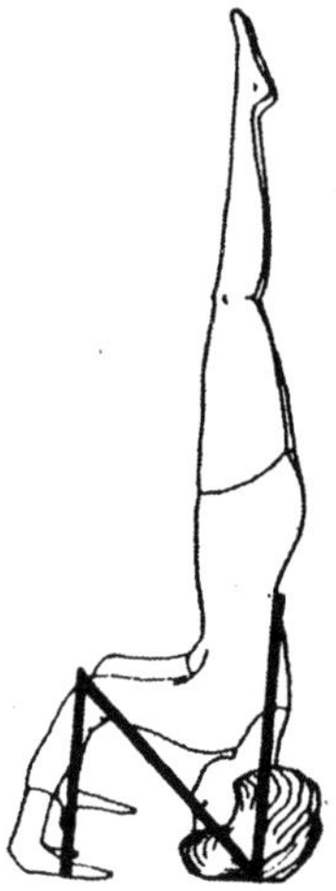

Fig. 170

Esercizio «V» (completamento)

A ognuno degli esercizi per immagini è stata assegnata una lettera dell'alfabeto. Il significato di ciò è soprattutto quello di servire come stratagemma per aiutare la memoria e di fornire un'immagine mentale di base per ogni esercizio. Nonostante l'uso delle lettere sia stato sfruttato quasi al limite, non ho ancora esaurito tutte le possibilità. Ho usato la maggior parte delle lettere maiuscole per gli Esercizi di Base, Complementari e quelli sul Lavoro. Ma è rimasta fuori una lettera importante dal profondo significato. Un giorno mi venne da pensare che fosse stata riservata per un momento particolare. La lettera è «V», che sta per vittoria. Stava aspettando per essere usata per l'ultimo esercizio, che è come una celebrazione di completamento degli esercizi per immagini.

C'è un esercizio che si presta particolarmente ad essere rappresentato dalla lettera «V». Ho preso lo spunto da un esercizio di ginnastica a terra che dimostra la forza dei muscoli addominali. Il proposito dell'Esercizio «V», però, è solo quello di tenere quietamente il corpo in equilibrio. Dalla posizione seduta a terra, sollevare verso l'alto le gambe tese e andare con il busto all'indietro per controbilanciare le gambe (fig. 172).

Mentre si esegue quest'ultimo esercizio, assaporare con tranquillità il gusto della vittoria e un senso di compimento. Il proposito dell'esercizio non è rafforzare i muscoli addominali. Così è ammesso, come aiuto per mantenere l'equilibrio, stringere con le mani il dietro delle gambe sollevate (fig. 171). In teoria la presa delle mani dovrebbe essere più a vantaggio dell'equilibrio che del sostenere le gambe. La cosa più impor-

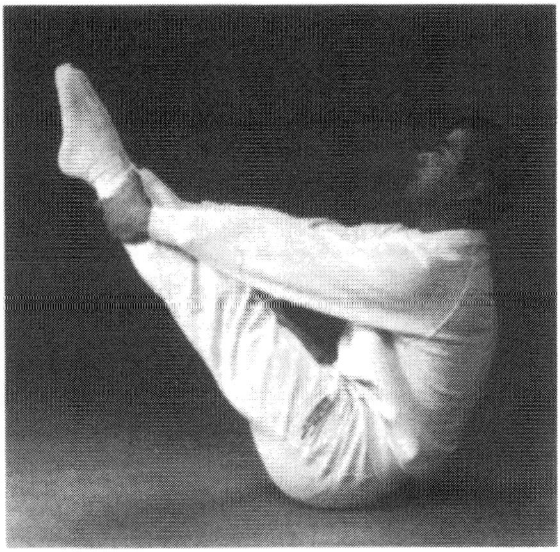

Fig. 171

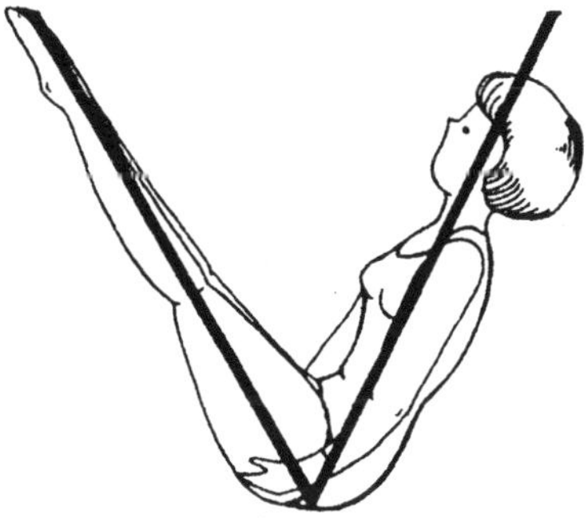

Fig. 172

tante è tenere la posizione con tranquillità e respirare lentamente e profondamente. È essenziale rilassarsi più possibile. Fare tre respiri profondi dopo aver raggiunto una posizione stabile e l'Esercizio «V» è completo.

Dopodiché la cosa migliore è assumere la posizione del cadavere dell'Esercizio «Z». Come ho già detto, «Z» è l'ultima lettera dell'alfabeto e l'Esercizio «Z» è il modo più appropriato per concludere ogni tipo di esercitazione. Stendersi sulla schiena e scuotere leggermente il corpo davanti e dietro per allentarlo e poi rilassarsi totalmente. Il rilassamento totale, come il sonno e anche la morte, è il primo passo verso un nuovo inizio. Per svegliarsi ristorati e rimessi a nuovo, occorre praticare ogni giorno l'arte di lasciare andare e imparare a sentire il vuoto dentro di sé e il movimento come un qualcosa che riempie questo vuoto.

12. Esercizi per la Famiglia

Esercizio e shiatsu

La relazione tra allineamento posturale e salute ha destato molto interesse negli ultimi anni. Nel campo della salute molti operatori (in particolare chiropratici) sostengono che il cattivo allineamento della colonna è causa di malattie e a volte raccomandano persino dei congegni per appendersi a testa in giù per raddrizzare la colonna. La struttura ossea e muscolare sono considerate i fattori primari che determinano la postura, e la condizione dei nervi spinali, influenzata dalla postura, influenza a sua volta gli organi interni. La crescita di interesse per l'allineamento strutturale è molto probabilmente una conseguenza della tendenza della medicina moderna che ignora, in generale, il problema della postura e l'equilibrio strutturale dell'intero corpo e si concentra sulla patologia degli organi e tessuti specifici.

Tuttavia, identificare supposti squilibri nella struttura muscolo-scheletrica, cercare di «correggere» tali squilibri strutturali, significa dover applicare una certa quantità di forza alla parte «distorta» del corpo nel tentativo di riportarla in allineamento. Osservare la postura dal punto di vista dell'allineamento strutturale e cercare manifestazioni esterne degli squilibri, può essere un modo per capire salute e malattia, ma non arriva a percepire il processo vitale di un organismo visto nella sua integrità totale. Le anomalie del corpo possono apparire come squilibri nel sistema muscolo-scheletrico, che però di solito ne sono il risultato e non la causa. Ciò significa che la postura non è determinata solo dall'azione di forze fisiche esterne, e anche dove la forza sia applicata per «correggere» uno squilibrio, certamente il corpo reagirà a ciò come un intero e la struttura del corpo sarà influenzata in più direzioni del previsto.

Nella medicina orientale il corpo è considerato come un intero integrato piuttosto che un insieme di parti separate. Il ki esiste in tutto ciò che vive ed è quella fondamentale forza-della-vita che sostiene ogni parte del corpo e tiene insieme tutte le parti di un intero. È ovvio che lo scheletro e gli organi interni non possono esistere l'uno senza gli altri e, allo stesso modo, un muscolo non può muoversi indipendentemente dal resto del corpo. Ma, poiché la circolazione del ki controlla tutti i movimenti del corpo, tutti gli squilibri della postura possono essere considerati come squilibri del ki. Perciò uno degli aspetti importanti della diagnosi nella medicina orientale è determinare quale squilibrio è presente nel ki attraverso l'osservazione degli squilibri posturali.

È molto difficile riconoscere i propri squilibri, ma con gli esercizi per immagini si possono percepire le linee di tensione lungo i meridiani e le aree con tensione, o ostruzioni nel fluire del ki diventano evidenti. È più facile però percepire lo squilibrio complessivo della postura in un'altra persona che in se stessi. In altre parole per un'altra persona è più facile l'osservazione obiettiva della nostra globalità per individuare gli squilibri apparenti. Quindi è una buona idea trovare qualcuno che ci aiuti nell'identificare le parti che sono squilibrate nel fisico. Ricevere un massaggio o uno shiatsu è un modo ideale per identificare squilibri funzionali, oppure la presenza di eccessive tensioni o la mancanza di tono muscolare. Una forma semplificata di shiatsu è presentata qui come «Esercizi per la Famiglia», nella speranza che più persone possano imparare e applicare questa valida tecnica su familiari ed amici per un reciproco benessere.

La persona che fa lo shiatsu è in grado di osservare il soggetto come un intero. Attraverso pressioni e movimenti di vario genere, chi fa lo shiatsu può percepire le linee di tensione che sono direttamente collegate agli squilibri. Il soggetto può sentire dov'è la tensione attraverso la pressione e i movimenti passivi. Lo scopo principale dello shiatsu (Esercizi per la Famiglia) è per il soggetto il diventare consapevole del proprio modello di tensione e di squilibrio fisico al fine di conoscere cosa gli impedisce un buon allineamento posturale.

In molti esercizi e manipolazioni, comprese alcune tecniche di shiatsu, le parti del corpo mancanti di flessibilità sono trattate e allungate con forza, ma un approccio del genere si scontra con la prospettiva olistica della medicina orientale. Quando si tenta di «correggere» lo squilibrio con la forza, non solo c'è una reazione fisica contro la forza, ma il soggetto che riceve sentirà dolore e disagio. La mancanza di flessibilità e le linee di tensione che inibiscono un movimento naturale, derivano da un impedimento al fluire del ki. Quando le zone in cui la circolazione del ki è ostacolata sono liberate, le tensioni si allentano naturalmente. Se lo scopo è di ripristinare l'equilibrio, si dovrebbe lavorare per stimolare l'azione del ki, per farlo scorrere in modo fluido, invece di provare a correggere la struttura fisica. Si può sperimentare l'efficacia di questo approccio su se stessi praticando gli Esercizi per la Famiglia.

Attraverso la pratica degli esercizi per immagini si può sperimentare il movimento o la tensione originate dal ki nel proprio stesso corpo, e si può applicare tale esperienza direttamente negli Esercizi per la Famiglia. Comunque, diversamente da una conoscenza concreta, le cose che si imparano sul ki in questo libro non è detto che diano soddisfazione immediata. Così come è necessaria una pratica quotidiana per imparare una nuova tecnica, nello stesso modo è necessaria una pratica regolare per fare in modo che ciò che si è imparato circa gli esercizi per immagini diventi realmente parte di sé. Praticare gli Esercizi per la Famiglia insieme con gli esercizi per immagini rinforzerà ciò che si è imparato sul ki.

In questo modo si può comprendere da sé come il miracolo della vita operi in ciascuno di noi e come tutto ciò che vive, incluso il nostro ambiente, faccia parte di un ordine di vita più grande. Lo stesso principio che nutre la vita di ogni singolo individuo è anche al servizio dell'intera comunità. Possiamo sentire una profonda empatia con gli altri esseri viventi, se sperimentiamo personalmente la natura della vita in cui tutti gli individui sono connessi in un ordine di vita più grande. Quando due esseri che siano in grado di percepire lavorano insieme come un unico essere, la natura della vita può essere sperimentata con maggior immediatezza.

La struttura di base per capire la natura essenziale della vita è una conoscenza delle sue funzioni di base, o meridiani. Attraverso la pratica dello shiatsu, si svilupperà notevolmente la conoscenza percettiva dei meridiani. Un'importante caratteristica dello shiatsu è l'accoppiamento di una persona attiva che dà il trattamento e di una passiva che riceve, cosicché due individui lavorano insieme come se fossero un unico essere. Nell'attività fisica muoviamo il nostro corpo per portare beneficio a noi stessi, ma nello shiatsu muoviamo il nostro corpo per il benessere di altri. Ciò rende più facile osservare le funzioni vitali di base, cioè i meridiani. Diventare consapevoli di qualcosa che ci riguarda attraverso gli altri, si uniforma maggiormente alla vera natura della vita che diventare consapevoli di qualcosa basandoci solo su noi stessi.

Questa è probabilmente la ragione per la quale il Do-In e l'Ankyo furono considerati alla stessa stregua nell'antica Cina. Il Do-In, che era un sistema di esercizi per la salute e l'Ankyo, che era un tipo di massaggio simile allo shiatsu, si completavano perfettamente a vicenda. Nello stesso modo, negli esercizi per immagini, la pratica degli Esercizi per la Famiglia è indispensabile per acquisire la sensibilità e la consapevolezza allo scopo di rendere gli esercizi per immagini significativi per ciascun individuo. Diventare solo sani o belli non sono obiettivi duraturi in se stessi. Invece essi sono il naturale risultato del percorrere un sentiero di apprendimento per sperimentare la vita più pienamente. Lo scopo finale dello shiatsu e degli esercizi per immagini è lo stesso: raggiungere una maggiore consapevolezza della vera natura della vita.

Suggerimenti per la pratica degli Esercizi per la Famiglia

Gli esercizi per immagini sono esercizi per la salute che possono essere fatti secondo le proprie possibilità con un minimo di impegno e possono essere praticati sempre e dovunque. Il principio è molto semplice, cosicché ciascuno può imparare a farli con un po' di pratica. Quando sono praticati bene, i benefici dovrebbero essere subito evidenti. Tuttavia è possibile che qualcuno si stanchi prima di aver imparato la giusta cadenza e il giusto ritmo. Gli esercizi per immagini sono molto facili, ma è altrettanto facile interromperli. Perciò, se è possibile, è una buona idea praticarli regolarmente con un'altra persona, in modo da incoraggiarsi reciprocamente. Ciò non solo li rende più divertenti, ma c'è una maggiore possibilità di praticarli regolarmente fino ad arrivare ad apprezzarne i benefici.

Se si può esercitarsi con un'altra persona, vi sono buone possibilità, in termini di validità del metodo, di raggiungere un migliore equilibrio e salute. Forse già si conoscono, per averli praticati in passato a scuola o da qualche altra parte, gli esercizi a coppie. Gli Esercizi per la Famiglia introdotti in questo capitolo per certi aspetti sono simili, ma c'è una differenza essenziale. Quando si fa attività fisica in coppia, di solito una persona esegue l'azione principale e l'altra assiste in qualche maniera. Nel caso degli Esercizi per la Famiglia, una persona assiste e l'altra non si muove affatto. Infatti funziona meglio se chi riceve si rilassa completamente e non fa alcuno sforzo. Chi assiste assume un ruolo attivo e muove il corpo del ricevente, cosicché questo si eserciti in modo passivo.

L'accoppiare un soggetto passivo con un'altra persona che lo muove in varie maniere, può dare l'impressione che gli Esercizi per la Famiglia siano tecniche manipolative che uno fa sull'altro. Quando queste manipolazioni sono viste come un esercizio, comunque, è il soggetto passivo a diventare l'obiettivo del rilassamento e dell'equilibrio di tutte le parti del suo corpo, al fine di incrementarne la salute e il benessere, non chi aiuta attivamente. Negli Esercizi per la Famiglia è quindi il ricevente, o soggetto, ad avere importanza e ad essere al centro dell'attenzione.

In medicina generalmente è il medico che assume il ruolo principale nella cura della salute. In realtà, poiché la guarigione può avvenire solamente attraverso la capacità di recupero del paziente, il ruolo corretto del medico è solo quello di aiutare il paziente nel processo di guarigione. Nella medicina orientale, idealmente, il paziente assume il ruolo principale e il terapista è lì solo per assisterlo. In ogni situazione terapeutica al centro dell'attenzione dovrebbe essere colui che lascia andare il controllo del proprio corpo. Questa è proprio la relazione terapeutica che riguarda le due persone che fanno insieme gli Esercizi per la Famiglia. Per cui colui che è al centro dell'attenzione verrà chiamato soggetto e chi l'assiste sarà chiamato aiutante.

La maggior parte delle istruzioni per gli Esercizi per la Famiglia sono rivolte all'aiutante, poiché è la persona che pratica le varie tecniche. Egli deve eseguire le tecniche e i movimenti come viene spiegato, ma deve anche far molta attenzione alla condizione e alla risposta fisica del soggetto al fine di seguire le indicazioni del suo corpo e guidarlo verso un migliore equilibrio e salute. Chiunque può essere il soggetto negli Esercizi per la Famiglia dato che delega ogni controllo all'aiutante e non ha bisogno di pensare o di fare alcuno sforzo.

Il punto chiave degli Esercizi per la Famiglia è che il soggetto, cioè colui che si sta esercitando, non muove il suo corpo di propria iniziativa. Ciò è simile per molti versi agli esercizi per immagini, nei quali, invece di voler muovere il corpo in un certo modo, al corpo è data l'opportunità di assumere una posizione creata da una immagine mentale. Negli Esercizi per la Famiglia il soggetto ha una opportunità ideale di sperimentare il proprio corpo e di osservare i vari cambiamenti che avvengono mentre viene trattato dall'aiutante.

In altri generi di esercizi di stretching praticati in coppia, uno aiuta l'altro ad allungare più di quanto potrebbe fare da solo. La differenza negli Esercizi per la Famiglia è che il soggetto, mentre fa lo stretching e si rilassa, lascia ogni problema all'aiutante. Ciò è simile, in qualche modo, al «movimento automatico», dove ci si muove involontariamente lasciando andare il controllo consapevole del proprio corpo. Questo tipo di movimento non è attivato dalla propria mente, ma dai propri bisogni subconsci. Comunque c'è spesso molta difficoltà nel lasciarsi andare totalmente in questo modo.

Uno scopo degli Esercizi per la Famiglia è, per l'aiutante, indurre nel soggetto movimenti inconsci e non intenzionali. Ecco perché è importante che il soggetto non cerchi in alcun modo di allungarsi o di diventare attivo. Inoltre l'aiutante deve astenersi dal pensare come desidera muovere o allungare il soggetto. I due dovrebbero lavorare insieme silenziosamente come se fossero un essere unico ed evitare di lasciarsi prendere da pensieri estranei. Un tale stato d'altruismo, difficile da conseguire da soli, può essere raggiunto con relativa facilità quando si impara a fidarsi completamente e a contare su un altro. I movimenti eseguiti nella fiducia reciproca saranno originali ed unici come la relazione stessa. Tutto quello che l'aiutante deve fare è osservare fin dove il soggetto può muoversi comodamente e poi dargli supporto nel rilassarsi completamente in quella posizione. Non deve mai diventare una forzatura di qualcosa o un costringere a sopportare il dolore.

Secondo l'opinione del Prof. Noguchi circa l'aiuto reciproco negli esercizi a coppie, piuttosto che per cercare di compensare una mancanza dell'altro, ciascuna persona si dovrebbe trovare lì per stabilire una relazione unica in cui possa emergere qualcosa di completamente nuovo. Tale relazione, afferma il Prof. Noguchi, non né è fissa né a senso unico, e le due persone si uniscono in quanto esseri umani che trovano un terreno comune attraverso l'esercizio. Nel formare tale relazione i ruoli attivo e passivo sono un fattore secondario.

Naturalmente, assumere il ruolo passivo di soggetto negli Esercizi per la Famiglia rende più facile sperimentare i vari esercizi. In tal metodo lo scopo più importante è quello che il soggetto impari a lasciarsi andare completamente ai movimenti indotti dall'aiutante. Quando il soggetto pensa di doversi muovere deliberatamente o di dover raggiungere in questi esercizi un qualche obiettivo, ciò porta ad inibire i movimenti automatici o involontari. Una volta che il soggetto si è abituato a lasciare ogni cosa all'aiutante, facilmente capirà che ciò che il corpo desidera di più è di muoversi liberamente con gioia e facilità.

Quando si assume il ruolo attivo di aiutante, invece di pensare solamente a come si vuole muovere il soggetto, occorre fare molta attenzione a come e fino a che punto il suo corpo sia portato a muoversi, in modo da lavorare rispettando queste tendenze. Inoltre si deve rimanere sempre aperti a movimenti che siano oltre i limiti che si avevano in mente all'inizio.

Esercitarsi in coppia, nel caso degli Esercizi per la Famiglia, non ha solo lo scopo di migliorare la capacità individuale di movimento o di assistere chi ancora non riesce a fare alcuni esercizi da solo. Gli Esercizi per la Famiglia costituiscono una possibilità di apprendere movimenti che non sono voluti dalla mente di chi li esegue e che avvengono come risultato di uno sforzo comune di due persone che si offrono l'un l'altro in una relazione di fiducia. Questo è un modo eccellente per sperimentare e capire il vero significato che sta dietro gli esercizi per immagini, che è quello di provocare movimenti che sono al di là delle costrizioni della nostra mente cosciente.

Non ci potrà mai essere qualcosa tipo una relazione a senso unico negli Esercizi per la Famiglia. Se entrambe le persone sono sane, lo scambio di ruolo tra soggetto e aiutante consente a entrambi di migliorare di molto salute e benessere. Anche quando il soggetto non è in grado di scambiare il ruolo con l'aiutante, quest'ultimo trae beneficio dallo sperimentare la natura della vita attraverso lo stretto contatto personale; può inoltre imparare molto circa il lavoro del corpo e applicare ciò nel proprio stesso programma di benessere. Esercizi per immagini, Yoga e Tai Chi sono fatti per il proprio beneficio, mentre gli Esercizi per la Famiglia sono eseguiti per il beneficio di altri. Ma è pur vero che i principi essenziali degli esercizi per immagini, dello Yoga e del Tai Chi possono essere imparati aiutando altri a rilassarsi e a muoversi con maggiore facilità. In altre parole, come aiutante si può apprendere come muovere il proprio stesso corpo con maggior facilità ed efficacia attraverso il lavoro fatto insieme con il soggetto.

Quando si assume il ruolo di soggetto, si deve imparare a diventare più ricettivi e ad accettare il movimento iniziato dall'aiutante. In questo modo si può sviluppare la sensibilità ai cambiamenti causati dallo stretching o dalla pressione, sia quelli interni, sia quelli esterni, come postura e allineamento del corpo. Quando ci esercitiamo da soli la nostra mente cosciente, che vuole fare gli esercizi nel modo corretto, tende ad interferire con l'immagine mentale che cerchiamo di considerare. Ciò rende difficile sperimentare le dinamiche del ki che, nella realtà, sono quelle che determinano il movimento. Quando si lavora in coppia, è l'aiutante che induce tutti i movimenti e il soggetto non ha assolutamente bisogno né di pensare, né di fare alcuno sforzo. Il suo corpo, accettando la manipolazione dell'aiutante, si muove ed è sottoposto ai cambiamenti senza una propria consapevole intenzione.

La sola cosa che il soggetto deve fare è imparare a ricevere i movimenti come un intero. Il suo corpo deve ricevere e integrare la manipolazione nella propria completa interezza. Il corpo non si muove né cambia solo in una parte. Quando riceviamo un'offesa, non importa quanto sia lieve, il nostro corpo reagisce sempre come un intero. Ciò non significa che tutte le stimolazioni si propaghino nella stessa maniera attraverso il corpo. Occorre imparare a percepire in che maniera i cambiamenti fisici si trasmettano attraverso i vari sistemi interconnessi per mantenere un equilibrio globale. Questo sistema di trasmissione forma dei percorsi che sono i dodici meridiani. Ricevere gli Esercizi per la Famiglia come un intero permette di sperimentare i meridiani.

In questo senso, è meglio per il soggetto tenere gli occhi chiusi. Quando gli occhi sono aperti, tendiamo a fare attenzione alle parti che vengono trattate con la pressione o il movimento.

L'aiutante, a sua volta, deve lavorare in modo che il suo movimento possa essere percepito come un intero. Ciò significa che deve evitare di portare troppa forza premendo su una zona e non preoccuparsi troppo della mano che effettua la manipolazione. Quando il corpo dell'aiutante si muove come un intero, è in grado di assecondare esattamente i bisogni del soggetto. Così le due persone che eseguono gli Esercizi per la Famiglia, possono avere l'esperienza dell'andare al di là delle proprie essenze individuali e muoversi come un unico intero.

POSIZIONE SEDUTA

Il soggetto dovrebbe sedersi a terra in una posizione comoda, che può essere quella a gambe incrociate o in seiza, o in qualsiasi altro modo. L'unico requisito necessario è che egli possa rilassarsi e lasciar fare ogni cosa all'aiutante. Questo siede dietro al soggetto, poggiando la mano sulla sua schiena a braccio appena un po' piegato. Anche l'aiutante può assumere qualsiasi posizione seduta o in ginocchio che gli dia stabilità e gli permetta, mentre lavora, di appoggiarsi leggermente al soggetto.

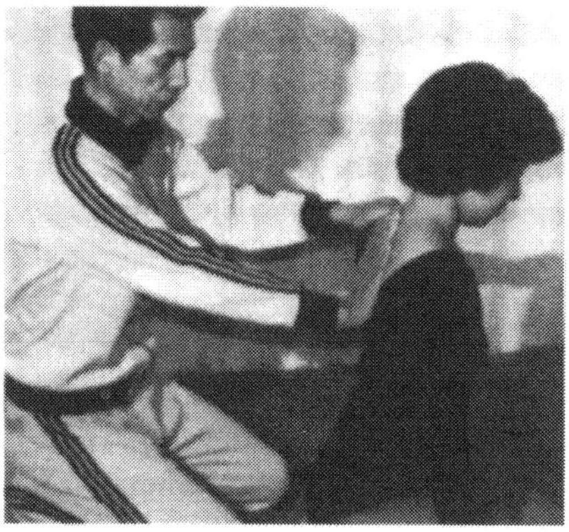

Fig. 173

Sintonizzarsi

Il contatto iniziale delle mani dell'aiutante ha un significato profondo, perché imposta il rapporto per la completa fiducia e collaborazione del lavoro che segue. C'è un comune legame vitale che tutti noi condividiamo indipendentemente dall'essere buoni amici o quasi sconosciuti. Negli Esercizi per la Famiglia è importante aver esperienza di questa fondamentale unità di tutti gli esseri, dedicando un minuto per sintonizzarci con l'energia di vita del nostro partner.

A questo scopo l'aiutante appoggia la mano che preferisce sulla spina dorsale del partner tra le scapole (fig. 173). Non preme con la mano sulla schiena, ma sostiene il soggetto appoggiandosi leggermente a lui. Questo avverte sulla schiena la pressione gentile, ma ferma della mano dell'aiutante e si rilassa appoggiandosi indietro. In effetti entrambi si appoggiano l'uno all'altro. Quando aiutante e soggetto sentono il calore del contatto, si aprono l'un l'altro e sono pronti a lavorare insieme come un'unità.

Allungamento della schiena

L'aiutante appoggia la mano sinistra sulla spalla sinistra del soggetto come a coprirla, tiene la mano destra sulla sua colonna e, appoggiandosi, applica una pressione ferma. La mano sinistra supporta la pressione della destra in modo che il soggetto non si muova. Dopo un respiro, l'aiutante rilassa la mano destra e la porta un po' in giù sulla colonna appoggiandosi di nuovo. Il soggetto non si muove perché è sostenuto alla spalla, ma, in funzione della pressione, la sua colonna si inarca un po' in avanti. L'arcuarsi della colonna è maggiore al centro della schiena. L'aiutante non deve mettere forza nel braccio per far inarcare la schiena del soggetto, ma dovrebbe essere il peso del proprio corpo che si appoggia a provocare un allungamento rilassato senza resistenza. L'aiutante sposta la mano per sei o sette volte sulla schiena, premendo gentilmente sulla colonna. Questa procedura è ripetuta per tre volte, incrementando la pressione ogni volta di più.

Rilassamento della schiena

Dalla stessa posizione dell'esercizio precedente, l'aiutante pone la mano destra sulla parte superiore della schiena del soggetto a sinistra della colonna (fig. 174). Dirigendo la maggior parte della pressione verso l'interno della scapola, con la mano sinistra l'aiutante tira indietro la spalla sinistra del soggetto. Grazie alla pressione contro la mano destra, la parte sinistra della schiena si espanderà rilassandosi. Dopo una pressione per la durata di un respiro, l'aiutante fa scivolare in giù la mano destra per circa metà della sua lunghezza e applica di nuovo una pressione tirando indietro con la mano sinistra. La pressione è tenuta per un respiro e di nuovo la mano destra è spostata in giù in una nuova posizione per una successiva pressione. Raggiunta l'area della vita, l'aiutante ricomincia dall'alto e preme lungo la spina della scapola, questa volta tirando la spalla del soggetto un po' di più verso dietro.

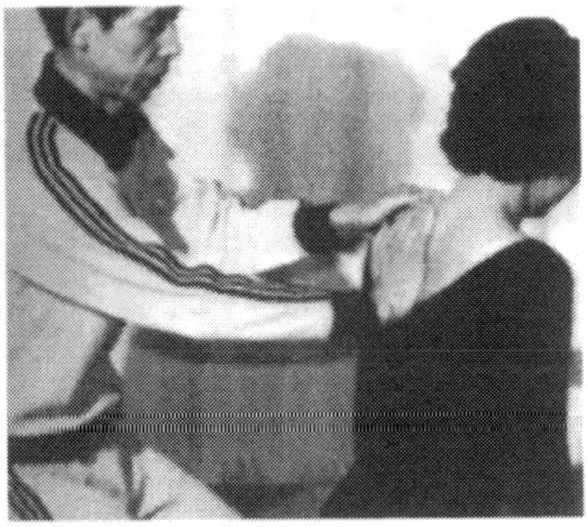
Fig. 174

Dopodiché l'aiutante, invertendo i ruoli delle mani, applica nella stessa maniera la pressione sulla parte destra della schiena del soggetto (fig. 175), in modo che progressivamente essa si possa espandere e rilassare da cima a fondo. L'aiutante deve stare attento a non dare enfasi alla mano che preme, ma a quella che tira indietro la spalla. È meglio premere solo fino a un certo punto e poi fare una pausa e lasciare che sia il soggetto a rilassarsi da solo.

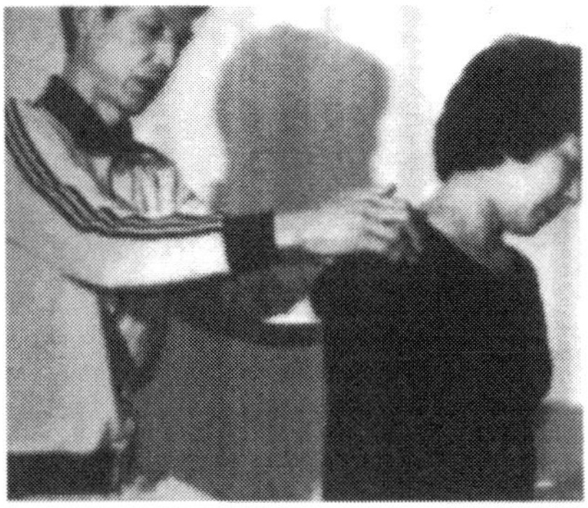
Fig. 175

Rilassamento delle spalle

La posizione delle mani è la stessa dell'esercizio precedente. L'aiutante appoggia la mano destra sopra la scapola sinistra del soggetto, con il mignolo sopra il bordo interno (fig. 176) e poi, con la mano sinistra, tira la spalla del soggetto verso dietro. L'esercizio è ripetuto per tre volte con la mano destra prima in cima alla scapola, poi nel mezzo, infine in fondo. Scambiando la posizione e il ruolo delle mani, rilassare nello stesso modo anche la spalla destra.

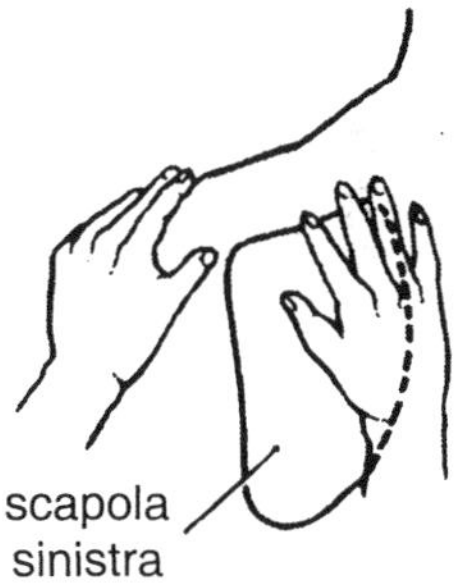

Fig. 176

Rilassamento delle braccia

Per rilassare il braccio sinistro del soggetto, l'aiutante pone la propria mano destra sopra la sua spalla sinistra e usa la mano sinistra per eseguire delle strette della parte esterna del braccio, dalla fine della spalla al polso (fig. 177). Dopo ogni stretta sposta la mano appena sotto la zona della stretta precedente in modo da trattare l'esterno dell'intero braccio. La stretta, più che essere un afferrare con forza, dovrebbe essere un tenere con fermezza e la pressione dovrebbe venire dall'intero corpo dell'aiutante piuttosto che dalle sole mani.

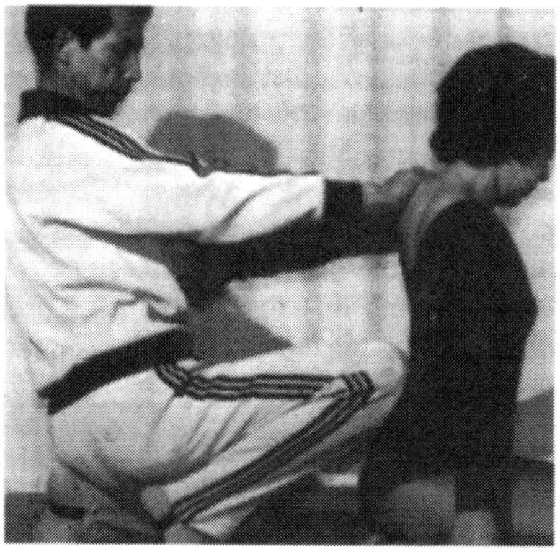

Fig. 177

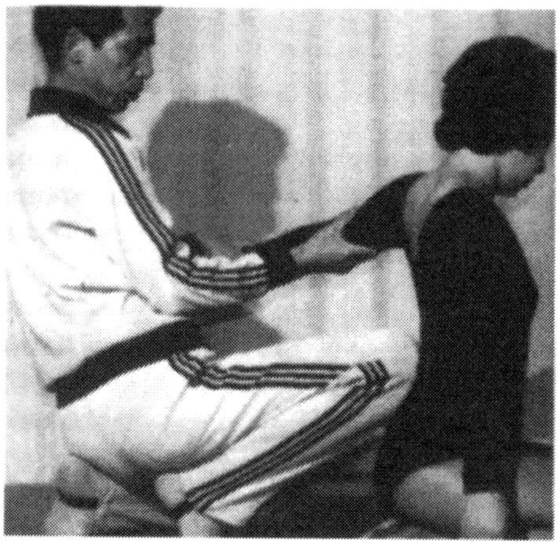

Fig. 178

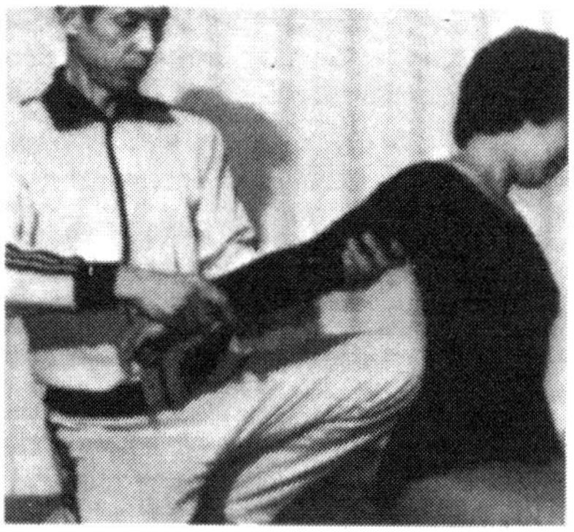

Fig. 179

Dopo aver premuto l'esterno dell'intero braccio fino al polso, l'aiutante, tenendo il polso con la sua mano sinistra, porta il braccio del soggetto un po' in fuori e sposta la propria mano destra appena sotto la sua ascella. Poi esegue con la mano destra delle prese gentili, ma ferme all'interno del braccio (fig. 178). Mentre fa questo, l'aiutante può usare il suo ginocchio destro per dar supporto alla parte sinistra della zona lombare del soggetto. Ciò darà stabilità al soggetto mentre il suo braccio sarà tirato all'indietro. Dare questo sostegno è particolarmente importante nel prossimo esercizio di rotazione del braccio, che richiede un supporto maggiore. Rilassare il braccio destro dall'esterno e dall'interno nella stessa maniera, invertendo la posizione delle braccia e il ginocchio che sostiene (fig. 179).

Rotazione del braccio

(A) Al fine di poter ruotare il braccio del soggetto in avanti e in alto, l'aiutante tiene con la mano destra la sua spalla sinistra e con la mano sinistra il suo polso. Dopo aver sollevato il braccio, l'aiutante lo porta in fuori mentre continua a tirarlo verso dietro in modo che lo stretch avvenga a circa 45° dalla verticale (figg. 180-182). Quando, nel portare indietro il braccio, si arriva al limite del percorso del movimento della spalla, si avvertirà una resistenza. A questo punto l'aiutante applica una forza equamente distribuita tra le due mani (la destra che spinge in avanti e la sinistra che tira indietro) per stirare il braccio del soggetto un po' oltre il suo limite iniziale.

La cosa più importante è applicare una pressione ferma per portare il braccio appena oltre la normale estensione di movimento. Anche se il muovere l'articolazione oltre il proprio limite con un movimento di slancio può aumentare la flessibilità for-

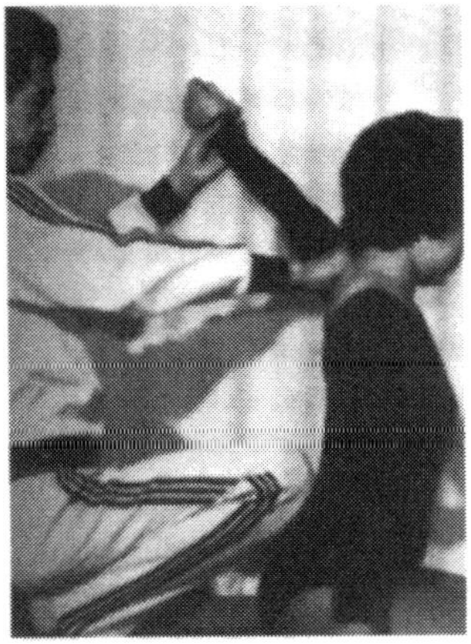

Fig. 180

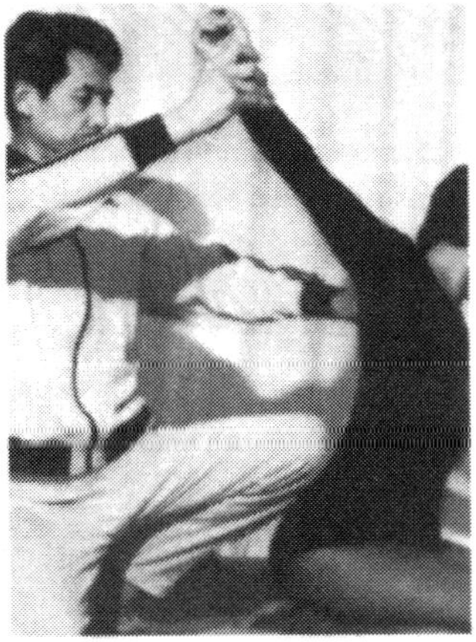

Fig. 181

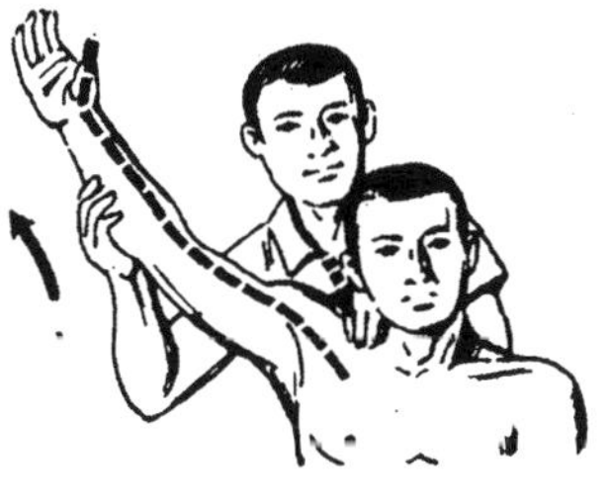

meridiani di Polmone e Intestino Crasso

Fig. 182

zando l'allungamento di muscoli e tendini, raramente ciò è utile per sciogliere il blocco di ki, che è la primaria causa della non flessibilità. Quando in questo esercizio il braccio viene portato all'indietro oltre il suo limite, si incontrerà naturalmente una resistenza da parte di muscoli e tendini. Il modo migliore per allungare il braccio ancora di più è quello di far rilassare il soggetto con una espirazione e di allungare l'intero arto applicando una pressione ferma e uniforme con le due mani.

Dopo aver allungato il braccio come descritto sopra, l'aiutante lo abbassa flettendolo al gomito in modo che la mano arrivi vicino alla spalla. Poi, continuando il movimento, lo porta in avanti e di nuovo in alto verso fuori per ripetere ancora una volta lo stesso allungamento.

(B) Completata la prima parte dell'esercizio di rotazione del braccio, l'aiutante abbassa nuovamente il braccio del soggetto e sollevandolo per avanti lo porta disteso in alto, fino quasi a sfiorare l'orecchio (figg. 183-185). Poi tira il braccio all'indietro fino al limite consentito senza usare la forza e, tenendolo disteso, lo allunga in alto e

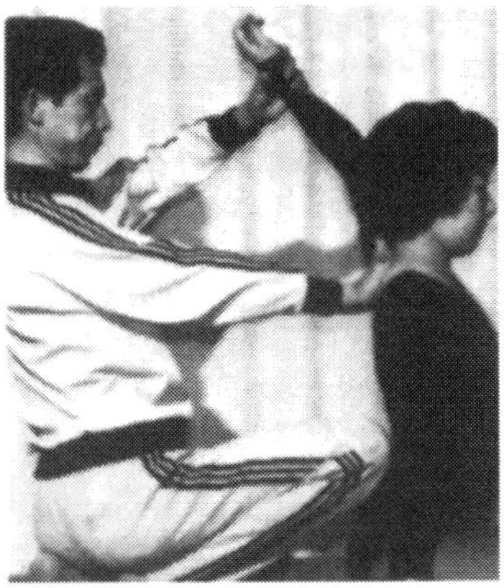

Fig. 183

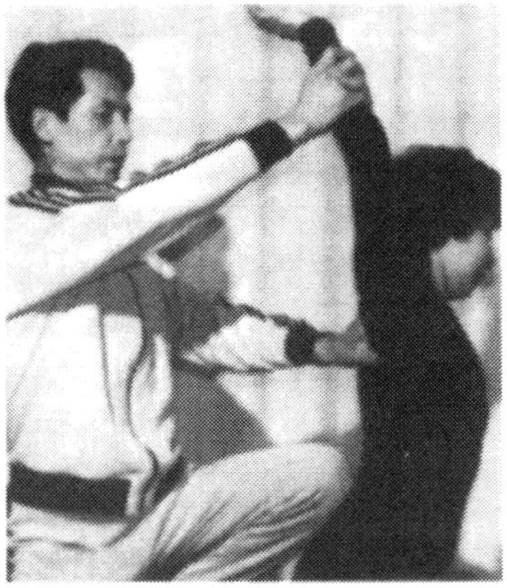

Fig. 184

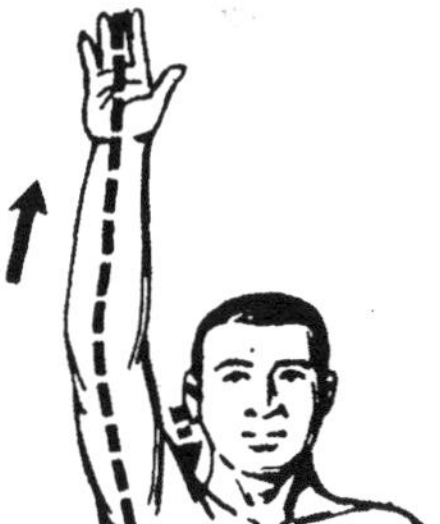

meridiani di Maestro del Cuore e Triplice Riscaldatore

Fig. 185

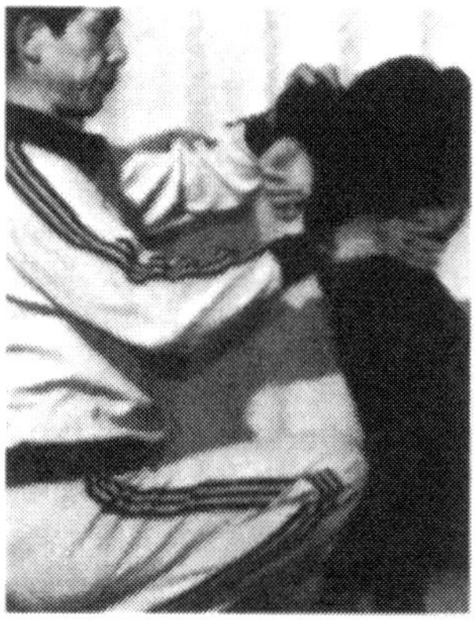

Fig. 186

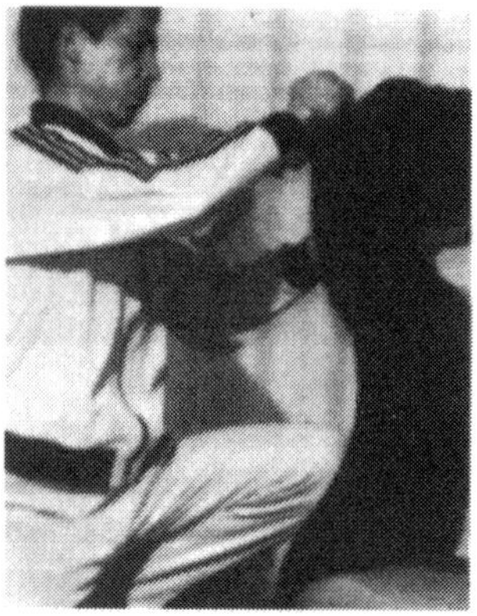

Fig. 187

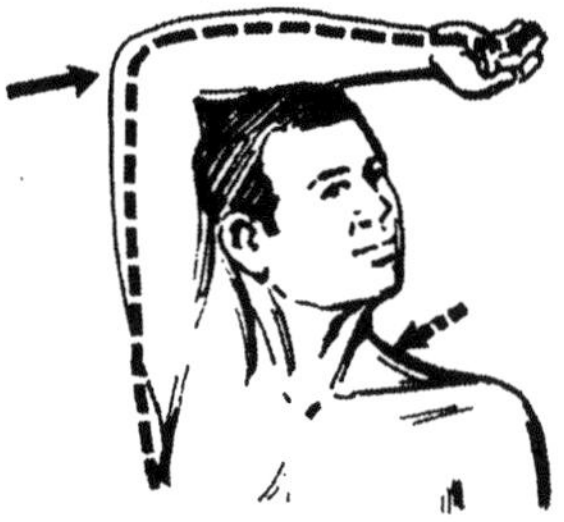

meridiani di Cuore
e di Intestino Tenue

Fig. 188

indietro. Quando sente resistenza al movimento, usa il peso del proprio corpo e applica una pressione ferma con entrambe le mani per portare il braccio del soggetto appena oltre il limite naturale del movimento. Nell'allungamento il soggetto si rilassa respirando profondamente. Dopo aver mantenuto lo stretch per il tempo di un respiro, l'aiutante lascia che il braccio si rilassi, lo ruota in circolo per dietro, basso e avanti, e di nuovo lo riporta in alto nella posizione precedente ripetendo ancora una volta lo stretch.

(C) L'aiutante mette la mano destra sulla spalla destra del soggetto alla base del collo e con la mano sinistra, sostiene il suo braccio sinistro, tenendolo appena sotto il gomito (figg. 186-188). Poi ruota il braccio del soggetto per avanti, lo solleva fino a che tocca l'orecchio, e lo flette al gomito in modo che l'avambraccio vada dietro la testa. Successivamente egli preme sul gomito in direzione dell'altra spalla e quando incontra resistenza, mantiene ferma la pressione per il tempo di un respiro. Quando il soggetto ha completato una lunga espirazione e il ki, liberandosi, ha permesso un maggior rilassamento e allungamento, l'aiutante riporta il braccio in basso. Lo stretch può essere ripetuto ruotando di nuovo il braccio nella posizione di partenza.

Le sequenze (A), (B), e (C) sono poi eseguite in successione sul braccio destro scambiando la posizione delle mani e il ginocchio che dà sostegno alla schiena del soggetto. È meglio eseguire i due esercizi di rilassamento e di rotazione del braccio di seguito sullo stesso braccio e poi passare all'altro.

Rilassamento del collo

L'aiutante sostiene la spalla sinistra del soggetto con la sua mano sinistra e stringe con la mano destra il dietro del collo (fig. 189). La presa della mano deve essere ferma e uniforme, come nell'esercizio del rilassamento del braccio. La presa sul collo è a tre livelli: appena sotto il cranio, al centro e alla base del collo. Questo procedimento è eseguito due volte di seguito, poi l'aiutante cambia mano per stringere ed eseguire una pressione sul collo con la mano sinistra. Ogni presa dovrebbe durare metà tempo di respiro circa. Invece di usare solo la forza delle dita, l'aiutante preme il palmo della mano contro il collo del soggetto, in modo che la pressione sia sentita come più delicata.

Rotazione del collo

(A) L'aiutante, stando dietro al soggetto, stringe con la mano destra il dietro del suo collo e mette la mano sinistra sulla fronte. Poi porta il collo in allungo inclinando indietro la testa. La parte più bassa del polso destro dell'aiutante (dalla parte del mignolo) dovrebbe essere sulla settima vertebra cervicale*.

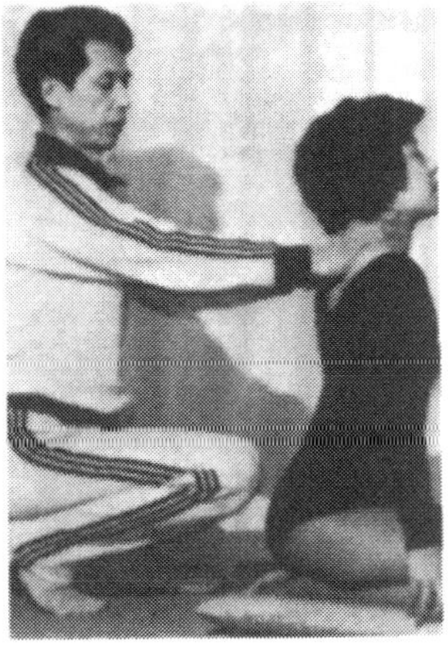

Fig. 189

(B) L'aiutante muove in circolo da destra a sinistra la testa del soggetto, in modo che nel giro essa sfiori la propria mano destra messa a supporto del collo (fig. 190). Dopo due giri, inverte la direzione e ruota la testa per due volte da sinistra a destra.

(C) L'aiutante piega un po' di più il ginocchio destro, poggiando su di esso il gomito destro. Poiché la mano destra sostiene il collo del soggetto, ciò aumenterà la pressione alla base della sua nuca (fig. 191). Se il soggetto è molto alto, occorre tirare la testa un po' indietro, in modo che la nuca appoggi sulla mano. Poi l'aiutante alza il tallone del suo piede destro, in modo da portare la testa verso l'alto e le vertebre cervicali in estensione. Dopo aver mantenuto la posizione di allungamento per un respiro, l'aiutante abbassa il tallone e allenta dolcemente la presa sul collo del soggetto.

Pressione sulle spalle

L'aiutante, stando in piedi, appoggia il ginocchio destro contro la schiena del soggetto, mentre il piede sinistro poggia a terra un po' indietro (fig. 192). I pollici sono

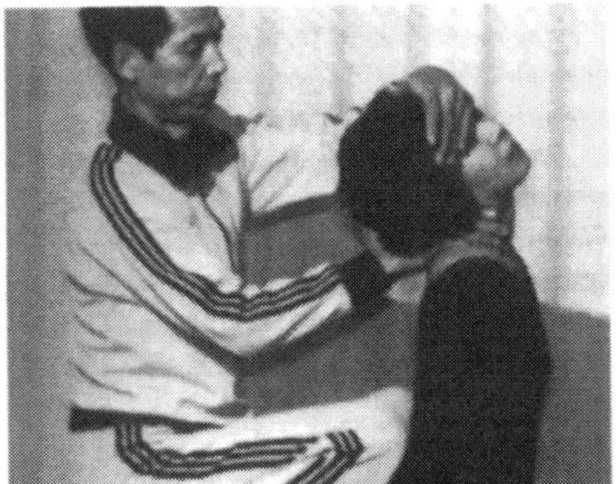

Fig. 190

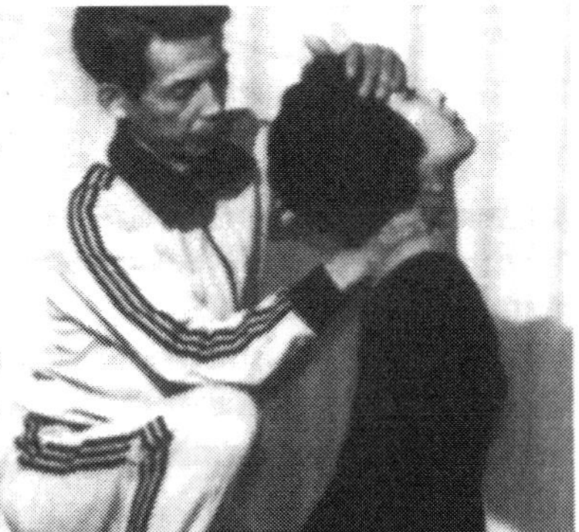

Fig. 191

*L'apofisi spinosa della settima vertebra cervicale può essere avvertita sul dietro del collo. È l'unica vertebra del collo che può essere localizzata facilmente perché sporge verso dietro.

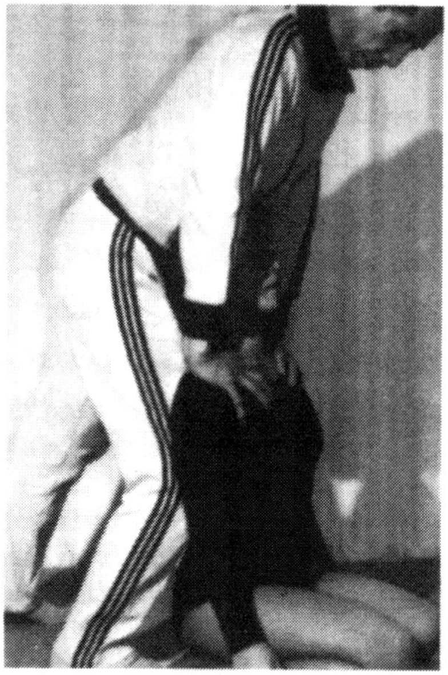

Fig. 192

appoggiati sulle sue spalle, di qua e di là del collo, mentre le altre dita sono appoggiate oltre le spalle, sulle clavicole. Una volta che il corpo del soggetto è stabile, l'aiutante porta il peso sulle proprie braccia. Può anche arrivare a spostarsi fino all'appoggio sulle dita dei piedi, purché sia in grado di mantenere la pressione costante. Dopo aver mantenuto la pressione per la durata di un respiro completo, preme di nuovo nella stessa maniera, spostando i pollici a metà delle spalle del soggetto.

Rotazione delle spalle

Stando nella stessa posizione dell'esercizio precedente, l'aiutante afferra le spalle del soggetto, le ruota verso dietro mentre con il ginocchio spinge dolcemente in avanti la sua schiena per espandere il torace e continua a ruotare le spalle per dietro, basso, avanti, alto per circa tre giri per espandere il torace ancora di più.

Estensione del tronco

Dalla posizione dell'esercizio precedente, l'aiutante scivola con le mani lungo le braccia del soggetto, afferra gli avambracci e le solleva avanti. Mentre le solleva sposta ancora le mani fino a prendere i polsi, per poi tirare le braccia tese del soggetto verso l'alto (fig. 193). Poi, piegando di più il ginocchio che sostiene la schiena del soggetto, l'aiutante tira le braccia bene indietro in modo che tutto il corpo si stiri verso dietro (fig. 194). Mantiene questa posizione al limite dello stretch per il tempo di un respiro completo e poi lentamente abbassa le braccia del soggetto. Mentre sta in allungamento il soggetto dovrebbe espirare completamente per liberare ki e rimanere rilassato.

Rotazione delle braccia insieme

Dopo l'esercizio di estensione del tronco, i gomiti del soggetto sono piegati lateralmente. L'aiutante, stringendo ancora i polsi, tira le braccia del soggetto indietro mantenendo i gomiti piegati (fig. 195). Per stirare totalmente i muscoli del torace l'aiutante apre le braccia lateralmente, tirando i gomiti più indietro possibile. Gli avambracci sono tenuti verticali, mentre, per avere un allungamento completo, i gomiti dovrebbero essere portati più indietro della schiena. L'aiutante mantiene in questa posizione per il tempo che serve al soggetto per inspirare e sentire la tensione che cresce nel torace. Poi allenta lo stretch, mentre il soggetto, espirando completamente, libera il ki trattenuto. L'aiutante ruota le braccia per avanti a gomiti piegati e ancora una volta le stende lentamente verso l'alto e indietro per espandere di nuovo il torace nello stesso stretch.

C'è un rituale nella lotta sumo, in cui i lottatori, che stanno per entrare sul ring, si accovacciano e battono le mani ai bordi del ring. Devono accovacciarsi con le gambe ai lati del corpo e flettere le braccia in modo che gli avambracci siano verticali, i gomiti siano sopra le ginocchia e le palme delle mani guardino in fuori. Questa tensione

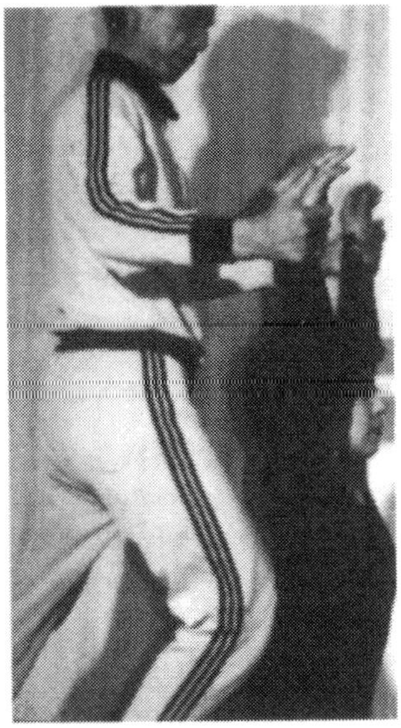

Fig. 193

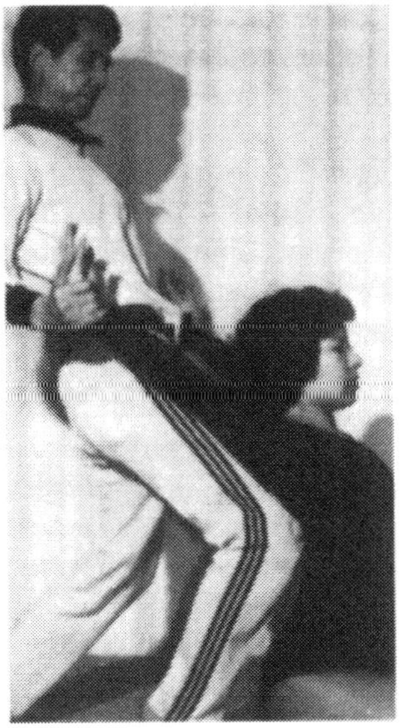

Fig. 194

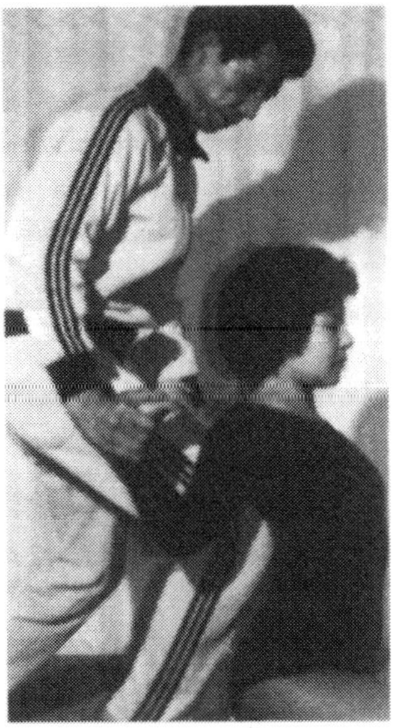

Fig. 195

momentanea o tenuta del ki, è poi liberata con una sonora battuta di mani. In molte arti tradizionali si trovano pratiche molto efficaci come questa, per liberare ki. Il significato particolare dell'esercizio di rotazione delle braccia è che di solito le braccia vengono usate sul davanti del corpo e raramente sono portate all'indietro per stirare i muscoli del torace. Questo esercizio compensa la tendenza comune a tenere il torace compresso. Di conseguenza esso facilita una respirazione più profonda. Ripetere l'esercizio descritto sopra per tre volte serve ad aprire il torace e dovrebbe sgombrare velocemente qualsiasi ostruzione del ki.

Estensione della colonna vertebrale

Dopo l'esercizio di rotazione delle braccia, il soggetto assume la posizione di seiza e l'aiutante, da dietro, passando gli avambracci sotto le braccia del soggetto, va ad afferrare le sue spalle sul davanti e, in posizione semi-accosciata e sulle punte dei piedi, appoggia le ginocchia contro la sua zona lombare. Poi inizia a sbilanciarsi all'indietro lentamente, tirando da dietro verso di sé le spalle del soggetto. I talloni dell'aiutante ritornano in appoggio a terra e il suo corpo è totalmente accovacciato, mentre egli tira la schiena del soggetto sulle sue ginocchia (fig. 196). Continuando ad andare all'indietro, estende la colonna e, andando con la schiena a terra, porta l'intero corpo del soggetto in allungamento. Mantenuta la posizione per la durata di un respiro, l'aiutante lentamente ritorna su, riportando giù il bacino del soggetto in modo che egli possa tornare alla posizione di partenza.

Questa è una tecnica avanzata ed è consigliata per bambini e persone flessibili, ma non per persone in cattive condizioni, perché potrebbe essere molto stressante. Dopo aver imparato a mantenere l'equilibrio lavorando con soggetti più giovani e di dimensioni piccole, si può provare con persone più grosse e meno flessibili. Bisogna ricordare di non portare il soggetto troppo oltre il suo limite di allungamento, perché ciò po-

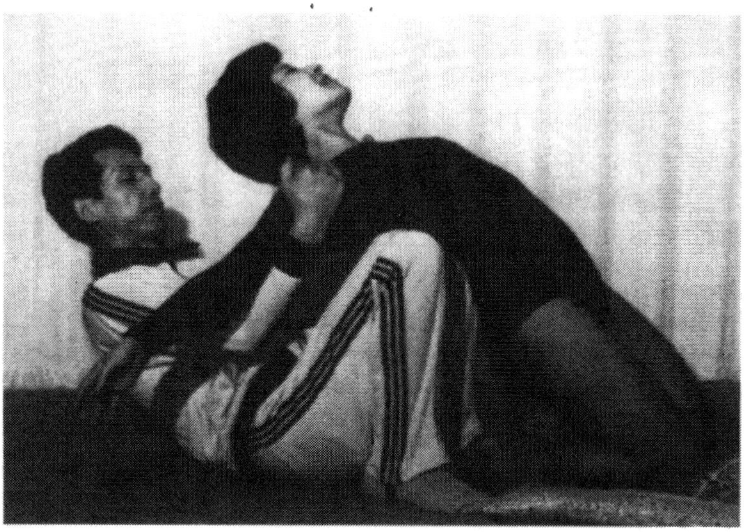

Fig. 196

trebbe essere più dannoso che benefico. Una regola importante in questo esercizio è accertarsi che sia l'aiutante che il soggetto siano in grado di respirare profondamente e ritmicamente durante il movimento. In questo modo c'è la sicurezza per entrambi di evitare di forzare. Sforzi e ritenzione di respiro sono controproducenti rispetto agli scopi prefissati. Se eseguito correttamente, l'esercizio di estensione della colonna è un bell'esempio di armonia di respirazione, di ritmo e di bilanciamento.

POSIZIONE LATERALE

Sdraiarsi su un fianco è una posizione comoda per prendersi un breve riposo. Negli Esercizi per la Famiglia la posizione laterale è anche una posizione utile per liberare tensione. L'unico problema è che tale posizione è piuttosto instabile. Applicare pressione o muovere una persona sdraiata sul fianco spesso provoca tensione nel suo corpo per evitare di cadere in avanti o indietro. Questo aspetto va tenuto presente e l'aiutante deve essere sicuro di fornire un sostegno stabile. In caso contrario il soggetto non potrà rilassarsi. Il vantaggio della posizione di fianco è che gli arti che non appoggiano a terra possono muoversi liberamente per la loro intera escursione articolare. Ecco perché la posizione laterale è ideale per allungare l'intero corpo del soggetto e liberare tensione.

Nell'esecuzione degli Esercizi per la Famiglia nella posizione laterale, è preferibile di solito iniziare con il fianco sinistro in alto, dato che la maggior parte delle persone è destrimana. Il lato corrispondente alla mano privilegiata è quasi sempre più teso e quindi il lato opposto dovrebbe essere lavorato per primo. Tutti gli esercizi e gli allungamenti dovrebbero iniziare dal lato con meno tensione e maggior flessibilità.

Rotazione della spalla

Il soggetto è sul fianco, mentre l'aiutante siede in seiza dietro di lui, rivolto verso la sua nuca e tiene saldamente tra le mani la sommità anteriore e posteriore della sua spalla (fig. 197). Tenendola ben stretta la ruota due o tre volte in senso orario in un cerchio più ampio possibile e poi altre due o tre volte in senso antiorario. Poi muove la spalla in su e in giù (verso la testa e i piedi) per due-tre volte. Questi movimenti sono fatti lentamente e con determinazione per muovere la spalla del soggetto in tutte le direzioni possibili.

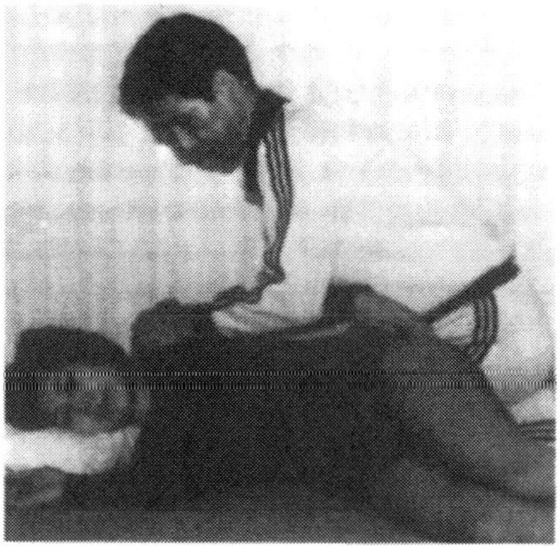

Fig. 197

L'esercizio di rotazione della spalla è una preparazione all'esercizio seguente di rotazione del braccio e può essere eseguito anche dopo di esso per riequilibrare l'articolazione della spalla. Quando è fatto come preparazione deve essere eseguito con dolcezza, per controllare l'ampiezza di movimento dell'articolazione della spalla, per localizzare i problemi in quell'area, se ce ne sono e per preparare articolazione e muscoli per il movimento seguente. Quando è fatto dopo l'esercizio di rotazione del braccio, lo scopo è di ruotare la spalla alla sua massima escursione articolare. Invece di usare solo le proprie mani, l'aiutante usi braccia e spalle per eseguire il movimento. In questo modo la spalla del soggetto sarà portata al limite del suo movimento da una forza piena ed omogenea.

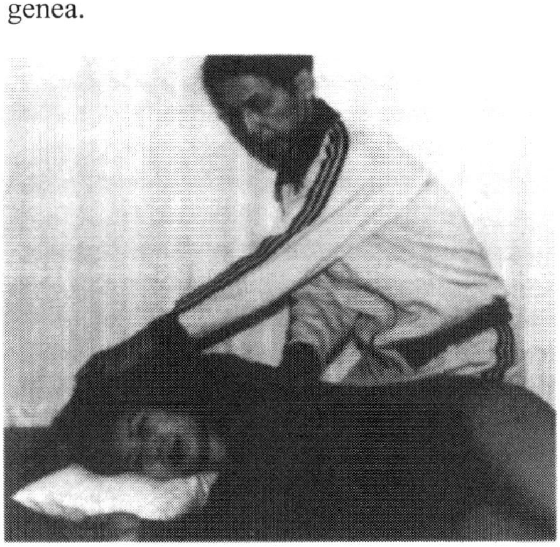

Fig. 198

Rotazione del braccio

L'esercizio della rotazione del braccio è simile a quello della posizione seduta, ma fare la stessa rotazione in una posizione differente, permette alla spalla di assestarsi con più facilità. Il soggetto è sdraiato sul fianco destro e l'aiutante tiene con la mano sinistra il suo braccio sinistro appena prima del polso. La mano destra dà sostegno alla schiena appena sopra la scapola (le quattro dita puntano verso la testa e il pollice verso l'ascella). Successivamente l'aiutante muove il braccio sinistro del soggetto verso avanti e poi sopra la testa tenendolo parallelo al pavimento (fig. 198). Poiché nella rotazione in avanti non si incontra resistenza, l'aiutante usi il minimo di forza e tenga il braccio rilassato per lo stretch che arriverà quando il braccio sarà portato dietro la testa. Nella rotazione sopra il capo, il braccio del soggetto dovrebbe sfiorare l'orecchio. Il limite del movimento dovrebbe essere appena oltre questo punto. Il limite è diverso per ciascun individuo, dipendendo dalla flessibilità e dalla presenza o meno di problemi alle spalle. L'allungamento del braccio in questo modo è più facile se l'aiutante spinge il corpo del soggetto in avanti con la mano che sostiene e con l'altra mano tira gentilmente l'altro braccio indietro verso la sua massima estensione di movimento.

Quando il braccio è sostenuto per breve tempo nella posizione totalmente allungata, la resistenza causata dal movimento in quella direzione diminuirà lentamente, in modo che il braccio possa allungarsi un altro po'. Non è usuale muovere il braccio così tanto verso dietro, ma portare l'articolazione della spalla al suo limite serve a rilasciare il ki bloccato. Anche questo nuovo limite può essere ulteriormente superato con facilità ripetendo lo stesso esercizio due o tre volte. Dopo l'esercizio il soggetto dovrebbe sentire le spalle molto più leggere.

Nell'ultima rotazione il braccio viene portato in allungamento oltre l'orecchio, verso il dietro della testa. Quando il braccio è in tale posizione, l'aiutante lo tiene fermo con la sua mano sinistra e con la destra preme dolcemente l'esterno della parte superiore del braccio per ampliare il limite del movimento ed espandere l'area ascellare. Invece di premere con forza, l'aiutante lascia che sia il suo peso ad allungare il braccio del soggetto con naturalezza e senza fatica. Prima di passare all'esercizio seguente, riportare sul fianco il braccio ed eseguire per qualche volta l'esercizio di rotazione della spalla per riequilibrare l'articolazione della spalla. Poi con le mani di nuovo sopra la spalla del soggetto, di qua e di là, l'aiutante usa il proprio peso per tirare la spalla in basso.

Allungamento della coscia

L'aiutante appoggia la mano destra sull'anca del soggetto, la mano sinistra sulla rotula della gamba che sta sopra, il ginocchio sinistro contro il gluteo e tira indietro la gamba per estendere l'articolazione dell'anca. Sposta poi il ginocchio sulla piega dello stesso gluteo e tira indietro con entrambe le mani per effettuare un altro allungamento. Infine cambia la posizione del proprio ginocchio altre tre volte per premere il dietro della coscia fino al ginocchio (fig. 199). Nel corso dell'esercizio, per facilitare lo stretch, l'aiutante modifica la presa sull'anca e sul davanti del ginocchio del partner. Appoggiandosi sulle dita del piede sinistro, l'aiutante può controllare meglio la pressione del ginocchio. L'altro piede può stare sulle dita o no, basta che il soggetto abbia un sostegno stabile.

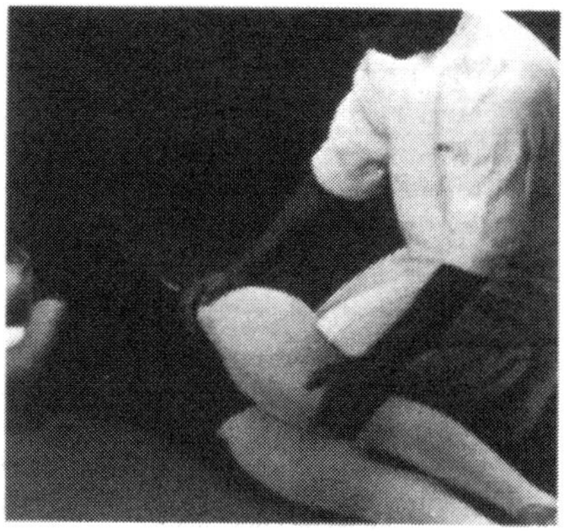

Fig. 199

Allungamento del dorso

L'aiutante spinge con la mano sull'anca per far sbilanciare il soggetto in avanti, e appoggia il ginocchio sinistro contro la parte più alta del gluteo. Poi con la mano sinistra sulla rotula del partner, tira indietro per dare pressione con il ginocchio sinistro e rendere stabile la sua posizione sul gluteo. Successivamente, afferra con la mano destra la spalla sinistra del soggetto da sopra e sposta il ginocchio destro contro la sua

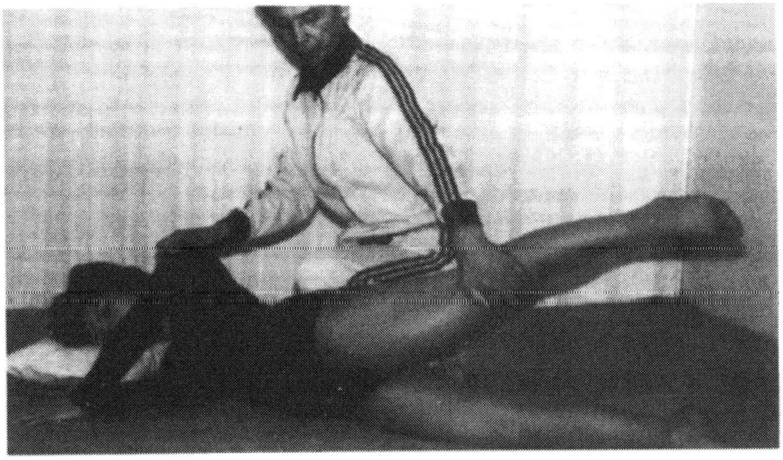

Fig. 200

schiena appena sotto la scapola sinistra (fig. 200). Mentre appoggia il ginocchio sul gluteo, l'aiutante deve sbilanciare il corpo del soggetto in avanti fino quasi a faccia in giù.

Se l'aiutante inizia a tirare con le mani quando il soggetto non è sbilanciato in avanti, ma in equilibrio sul fianco, l'allungamento del dorso non è totale. È invece più efficace se l'azione di stretching è iniziata con il soggetto in posizione quasi a faccia in giù. In questo modo su schiena e anca del soggetto viene portato l'intero peso delle ginocchia dell'aiutante.

Nell'ultima parte dell'esercizio, l'aiutante tira indietro con entrambe le braccia per portare in allungo completo la schiena del soggetto. Invece di usare la forza delle braccia, la cosa migliore è che l'aiutante si sbilanci all'indietro con il proprio corpo. Questo farà sì che la schiena si allunghi in modo graduale e completo. Se l'aiutante tirasse indietro con la forza delle braccia, ciò creerebbe nel soggetto tensione e resistenza e uno stretch completo sarebbe impossibile, ci sarebbe minore rilascio di ki e il rilassamento sarebbe incompleto. Per l'aiutante lo sbilanciarsi indietro con l'intero peso significa che anch'egli è parte dell'allungamento e del rilassamento. L'allungamento ottimale si ottiene quando il soggetto, nella posizione di massimo stretch, riceve un sostegno stabile grazie al peso del corpo dell'aiutante che controbilancia il suo. L'aiutante mantiene in tiro questa posizione per qualche respiro per permettere un maggior allungamento.

Allungamento laterale

Dopo l'esercizio di allungamento del dorso l'aiutante, mantenendo nella stessa posizione ginocchio e mano sinistra, riporta il proprio ginocchio destro a terra e sposta la mano destra dietro la spalla sinistra del soggetto. Continuando a tenere ferma la coscia del soggetto, l'aiutante spinge la sua spalla verso il capo per effettuare un allungamento totale della parte laterale del suo corpo (fig. 201). Dopo aver ottenuto uno stretch completo, spinge la spalla in avanti verso il pavimento in modo che la parte superiore del corpo del soggetto sia quasi a faccia in giù. Il corpo della per-

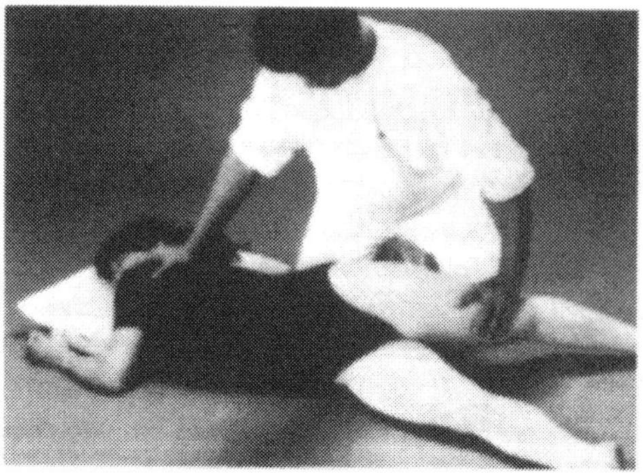

Fig. 201

sona subisce così una torsione, dato che la metà inferiore è tenuta ferma nella posizione laterale grazie al fatto che la gamba che sta sopra è tirata all'indietro. In questo esercizio di stretching il meridiano di Vescica Biliare è totalmente in estensione. Mentre il soggetto espira stando nella posizione di stretch, l'allungamento laterale dovrebbe aumentare un po'. Ciò significa che l'impedimento del ki o tensione nel meridiano di Vescica Biliare è stato liberato.

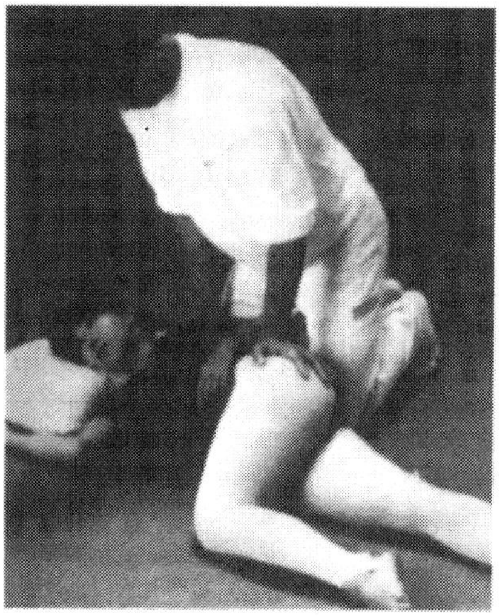

Fig. 202

Torsione della colonna vertebrale

Dopo l'esercizio di allungamento laterale, l'aiutante riappoggia a terra la gamba sinistra del soggetto. Poi, con la mano sinistra sull'anca del soggetto, la spinge avanti, mentre con la mano destra tira indietro la spalla (fig. 202). È una torsione opposta rispetto all'esercizio precedente. Dopo aver portato la torsione al limite naturale, l'aiutante allenta la pressione per un momento e poi tira indietro con una mano e spinge con l'altra per una torsione finale completa. Se l'aiutante usa le braccia per forzare la torsione, nel corpo del soggetto si crea tensione e resistenza inutile. L'esercizio di torsione della colonna è molto più facile quando l'aiutante determina l'azione di torsione grazie all'uso dell'intero corpo.

Pressione sul dorso

La torsione della colonna è l'ultimo esercizio della posizione laterale. La pressione sul dorso è eseguita dopo questo ultimo esercizio per concludere la sequenza in modo piacevole. L'aiutante sostiene con una mano il fianco del soggetto appena sotto il punto vita, e con l'altra fa delle pressioni sopra la colonna dall'alto del dorso fino alle anche, per due volte di seguito (fig. 203).

Dopo aver completato l'intera sequenza di esercizi da una parte, essa viene ripetuta con il soggetto in ap-

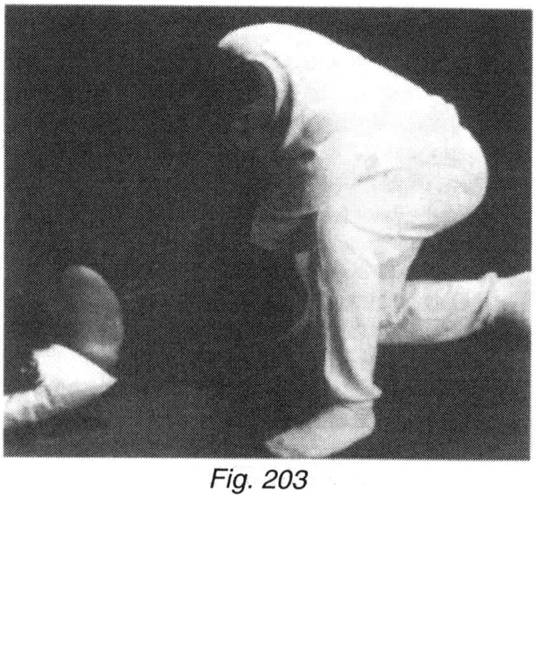

Fig. 203

poggio sull'altro fianco. Ogni esercizio viene eseguito nella stessa identica maniera, invertendo naturalmente la posizione di braccia e gambe.

POSIZIONE PRONA

Qualcuno trova comodo e naturale dormire a pancia sotto, mentre per la maggior parte delle persone non è così facile rilassarsi completamente in questa posizione. D'altronde essa è quella più preferita nel massaggio e nei trattamenti di shiatsu, in quanto il soggetto si sente più al sicuro. Ciò nonostante l'aiutante può causare dolore o disagio se usa forza eccessiva, particolarmente con quei soggetti che trovano difficile rilassarsi in questa posizione. Problemi capiteranno quasi sicuramente se l'aiutante applica una pressione in modo teso e forzato, a cui il soggetto può reagire entrando a sua volta in tensione. La combinazione di soggetto teso e uso di forza eccessiva può anche arrivare a causare lesioni alle costole e ai muscoli del torace. Quando ciò accade, di solito all'inizio il dolore è lieve, ma aumenta nel tempo fino ad essere sentito intensamente quando si respira profondamente e nel movimento delle braccia.

È comunque veramente importante astenersi dall'applicare una forza concentrata su un'area ristretta. L'aiutante dovrebbe sempre, per prima cosa, controllare le condizioni del partner per accertare la presenza di eventuali tensioni e idiosincrasie fisiche. Le lesioni che si verificano talvolta nei vari tipi di manipolazioni, inclusi trattamenti di shiatsu e di chiropratica, molto spesso avvengono quando il soggetto non è completamente rilassato. È molto più sicuro lavorare su soggetti che abbiano già ricevuto trattamenti in posizione seduta e/o laterale, in cui la maggior parte delle tensioni sono già state liberate e che quindi, ricevendo il trattamento in posizione prona, possono rilassarsi completamente. La miglior assicurazione contro eventuali lesioni è che il soggetto stia totalmente rilassato e il lavorare lentamente e con prudenza. Un altro modo per ridurre il rischio di lesioni è quello di far sdraiare il soggetto su un *futon* o su una stuoia, invece che direttamente sul pavimento.

Non c'è bisogno di dire che aiutante e soggetto devono instaurare un rapporto di fiducia. A tal scopo l'aiutante deve evitare di fare movimenti improvvisi o forti. Quando egli si muove in modo rilassato e naturale per agevolare la circolazione del ki nel corpo del soggetto, le distorsioni fisiche in quel corpo tenderanno ad aggiustarsi da sole. Quando il soggetto non è completamente rilassato, la pressione naturale ed uniforme dell'aiutante lo renderà consapevole di quale tensione sta trattenendo. Per l'aiutante la posizione prona è la migliore, perché è quella che più facilmente permette di usare il peso del corpo invece della forza muscolare per fare pressioni e allungamenti sul soggetto. Quando l'aiutante usa le mani come se fossero piedi per «camminare» sulla schiena del partner, quest'ultimo non avrà tanto una sensazione di pressione su di un punto, quanto quella di un appoggio fatto con l'intero corpo e l'aiutante potrà avere una percezione migliore del movimento del ki. L'aiutante deve imparare a muoversi e a lavorare partendo dall'*hara* e a portare il peso del corpo sulle mani.

Pressione sulla colonna vertebrale

A causa dello sviluppo evolutivo unico della specie umana, nell'uomo la colonna e le strutture che la sostengono sono portate ad avere problemi. Assumendo la postura eretta, l'asse principale del movimento fisico divenne perpendicolare alla forza di gravità e, se questo permise di sostenere meglio la testa, aumentò anche il carico sulla spina dorsale. Ciò rese l'uomo particolarmente predisposto a sforzi e distorsioni spinali. Di solito le distorsioni derivano da fatica cronica o da un allineamento posturale sbagliato, che deve essere corretto per migliorare la condizione fisica della persona. Talvolta qualcuno si lamenta di sentire la schiena rigida e contratta. Di solito ciò significa che ha difficoltà a flettere la zona della cintola. Tale condizione è causata da impedimenti al fluire del ki nelle varie strutture di supporto all'interno delle vertebre e intorno ad esse, e ciò normalmente precede le reali anomalie strutturali. Risolvere questo disordine energetico lungo il percorso della colonna è la chiave per restituirle un sano allineamento e flessibilità.

Per fare l'esercizio di pressione sulla colonna, il soggetto si sdraia a terra a pancia in giù e l'aiutante, inginocchiato alla sua sinistra e rivolto verso la sua testa, appoggia delicatamente entrambe le mani sulla schiena del soggetto (la sinistra sopra la destra), in modo che la sinistra stia sopra la 2ª e 3ª vertebra toracica e la destra sulla 7ª e 8ª (fig. 204); lentamente, portando il proprio peso sulle mani, si appoggia al soggetto. Non dovrebbe premere usando la forza della sola parte superiore del suo corpo, ma spostare la zona della vita in avanti, così da portare il proprio peso sulle mani posate in modo fermo sulla schiena del soggetto e quindi appoggiarsi su di essa senza alcuno sforzo. Dopo aver fatto pressione sulla colonna in questo modo per la durata di un respiro, egli trasferisce la maggior parte del suo peso sulle ginocchia, per sollevare le mani e farle scivolare un po' più in basso sulla schiena senza staccarle del tutto. Continuando, porta il peso di nuovo sulle mani, che sono appoggiate sulla colonna con il palmo sinistro sulla 4ª e 5ª e con il destro sulla 9ª e 10ª vertebra toracica.

Con le stesse modalità, l'aiutante applica pressioni successive in modo che il palmo sinistro e quello destro siano rispettivamente sopra la 5ª e 6ª vertebra toracica e l'11ª e 12ª; 8ª e 9ª vertebra toracica e 1ª e 2ª lombare; 11ª e 12ª toracica e 4ª e 5ª lombare; e alla fine sopra le vertebre lombari e il sacro (fig. 205). Il palmo di ogni mano dovrebbe coprire i processi spinosi* delle vertebre menzionate, ma non c'è nessun bisogno di un'accuratezza estrema. Entrambe le mani dovrebbero scivolare insieme nella nuova posizione e portare sulla colonna intera una pressione stabile e uniforme. Ripetere l'esercizio di pressione sulla colonna due o tre volte dall'alto al basso.

Nel premere sulla colonna, l'aiutante non dovrebbe muoversi avanti e indietro ed evitare di far uso di movimenti veloci e ritmati. Ogni pressione dovrebbe essere eseguita lentamente e con cautela come se le mani fossero piedi che camminano sulla sabbia. L'aiutante usi ogni pressione per esaminare la forma della parte di colonna sottostante e valutare le condizioni della schiena del soggetto. Prima di spostare le mani nella nuova posizione, facendole scivolare verso il basso, egli dovrebbe spostare un po' le ginocchia verso i piedi del soggetto, in modo da essere pronto ad usare pienamente il proprio peso nella posizione seguente. In altre parole molto rilievo è dato alla posizione dell'aiutante e al movimento della parte bassa del suo corpo, e la posizione delle mani è decisa dopo aver spostato il proprio peso in avanti. Ciò renderà più fluido il trasferimento di peso sul soggetto.

* Le vertebre della spina dorsale sono dotate di alcune protuberanze ossee chiamate processi e una delle più larghe, il processo spinoso, si estende verso dietro. I processi spinosi possono essere sentiti come piccoli bernoccoli lungo la linea centrale della schiena e indicano la posizione e l'orientamento delle vertebre.

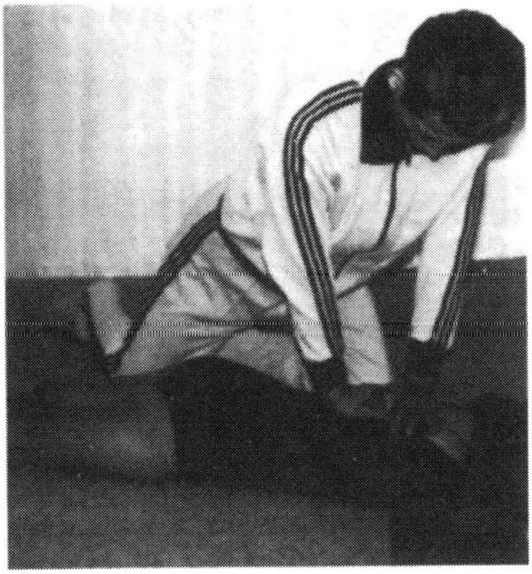

Fig. 204

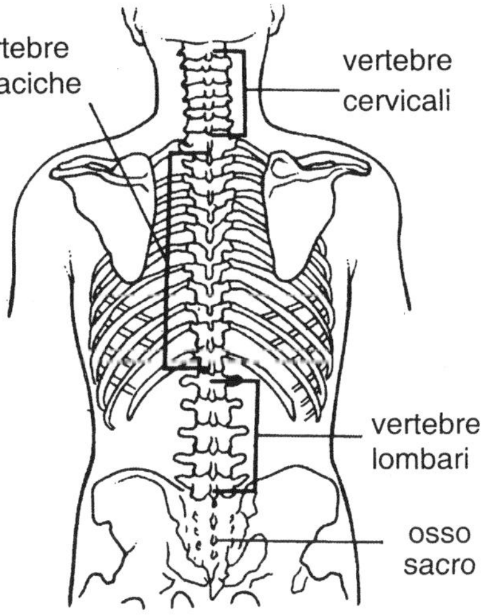

Fig. 205 La colonna vertebrale

Il principio del trasferimento naturale del peso del corpo può essere osservato nel camminare, in cui prima si sposta in avanti il bacino (centro di gravità) e poi un piede avanza per dar sostegno al momento di avanzamento. Accade molto raramente che il piede si appoggi prima dello spostamento in avanti del peso. Il principio è importante per qualsiasi movimento che coinvolga il trasferimento del peso del corpo o il cambiamento di direzione. È facile osservare che posare prima il piede a terra per poi spostare il peso richiede molta più forza muscolare e controllo. Invece spostare prima il peso del corpo e solo dopo fare il passo richiede meno sforzo, perché si lavora usando la gravità e il principio naturale del movimento.

Pressione sul dorso

In questo esercizio la pressione è fatta in modo simile all'esercizio pressione sulla colonna, ma sui muscoli laterali alla spina dorsale per migliorare il tono. Lavorando prima il lato sinistro l'aiutante mette le mani affiancate perpendicolari alla colonna e, zona dopo zona, percorre tutta la schiena mantenendo ogni pressione per il tempo di un respiro completo (fig. 206). È importante che l'aiutante si appoggi sul soggetto, in modo che tutta la muscolatura del suo corpo abbia una tensione uniforme. Ciò servirà a rilassare, in modo altrettanto uniforme, i muscoli intorno alla colonna vertebrale del soggetto, specialmente dove la colonna è disallineata.

Dopo due-tre esecuzioni dalla base del collo fino al bacino sul lato sinistro, l'aiutante sposta le mani alla destra della colonna e ripete lo stesso procedimento (fig. 207). La maggior parte delle persone è destrimana e tende ad usare il braccio destro più del necessario, il che spesso crea una eccessiva concentrazione del ki sul lato destro del corpo. Così trattare la parte sinistra per prima, aiuta a riportare l'equilibrio del ki sui due lati del corpo. È ovvio che se invece la persona è mancina, la parte da trattare per prima sarà quella destra.

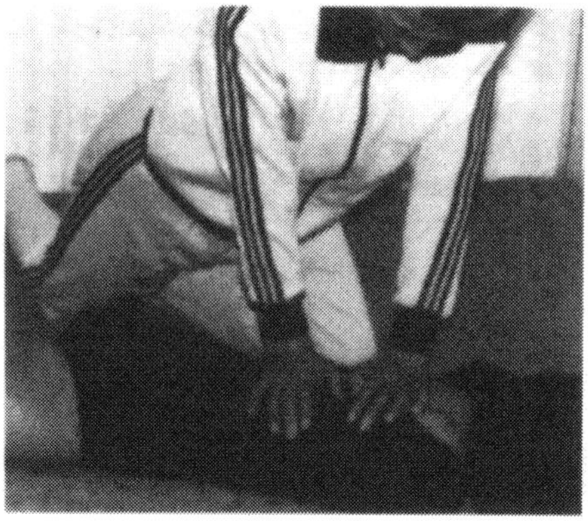

Fig. 206

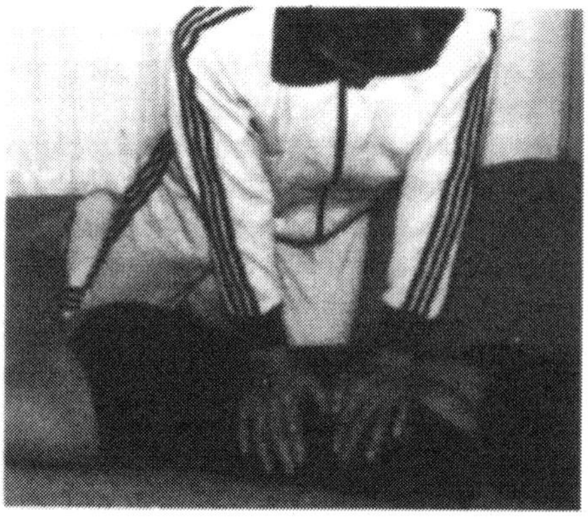

Fig. 207

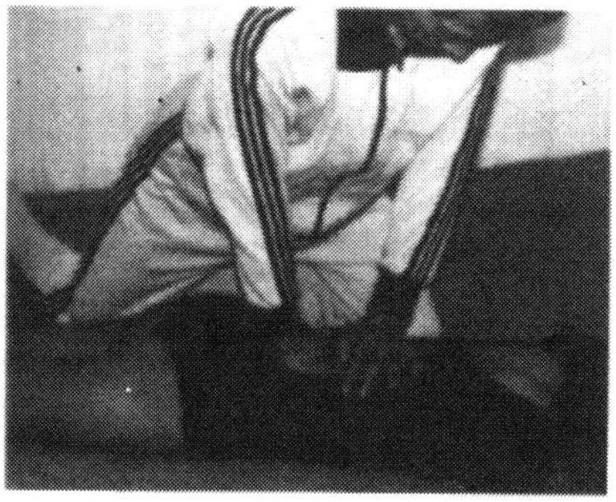

Fig. 208

Trattamento spinale

. Una volta che i muscoli intorno alla spina dorsale sono rilassati, eventuali distorsioni della colonna possono essere sistemate attraverso il movimento. Per indurre questi auto-aggiustamenti, l'aiutante mette in atto lo stesso procedimento del precedente esercizio di pressione sulla colonna. Sebbene fondamentalmente l'esercizio sia fatto allo stesso modo, è la finalità data agli stessi movimenti che cambia. Sia il soggetto che riceve, sia l'aiutante che dà la pressione dovrebbero essere in grado di accorgersi dei sottili cambiamenti nell'elasticità della colonna. L'aiutante preme per due volte sulla spina dorsale nella stessa maniera dell'esercizio di pressione sulla colonna (fig. 208). Dopodiché inizia di nuovo dall'alto con le mani nella stessa posizione, ma questa volta alla pressione aggiunge un leggero rimbalzo. È come dire che la colonna riceve come prima la pressione per la durata di un respiro, ma subito dopo l'aiutante rimbalza leggermente per una volta sullo stesso posto. L'aiutante non stacca mai le mani dalla schiena del soggetto, ma semplicemente a un tratto toglie parte del peso del suo corpo per poi velocemente riportarlo sulle mani, premendo di nuovo sulla stessa zona.

Assestamento lombare

L'aiutante appoggia le mani a dita in fuori sulla parte posteriore della vita del soggetto (fig. 209), a livello della 2ª e 3ª vertebra lombare e per due respiri completi mette peso sulle mani e determina quale lato della schiena è più duro o più teso. Di solito è più dura la parte destra e ciò è rilevabile soprattutto in persone con dolore alla parte bassa della schiena. Talvolta entrambi i lati sono ugualmente tesi, ma più spesso uno è più teso dell'altro. Se la rigidità è più a destra, l'aiutante si metterà a sinistra del soggetto, ma se è la parte sinistra la più tesa, egli si sposterà dall'altro lato.

L'aiutante appoggia le mani affiancate sulla zona lombare della colonna e preme i pollici sulla spina dorsale dalla propria parte, mentre le altre dita danno sostegno

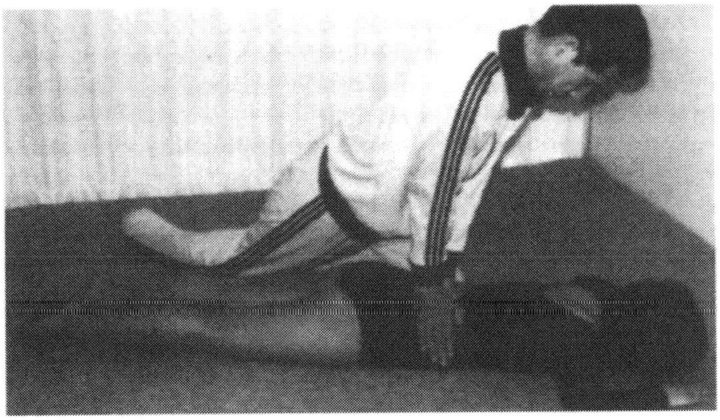

Fig. 209

dalla parte opposta (fig. 210). In questa maniera, portando il peso sulle mani, cerca di afferrare in qualche modo la colonna. Dopo aver tenuto stretta la colonna per la durata di un respiro, egli sposta le mani un po' più in su sulle vertebre lombari e ripete lo stesso procedimento, che dovrà poi essere ripetuto anche sulla zona lombare appena sotto la prima posizione. Il lato della colonna che appare più duro al tatto, corrisponde generalmente alla localizzazione di una distorsione vertebrale. L'aiutante usa i pollici per premere sulla parte esattamente opposta a quella della distorsione, proprio accanto ai processi trasversi della colonna (fig. 211) e sposta lentamente il proprio peso in avanti appoggiandosi sulla punta dei pollici. Alla fine dell'esercizio di aggiustamento lombare, ancora una volta preme con le mani entrambi i lati della schiena del soggetto, per percepire fino a che punto l'esercizio ha rilassato o pareggiato la tensione nei muscoli del dorso.

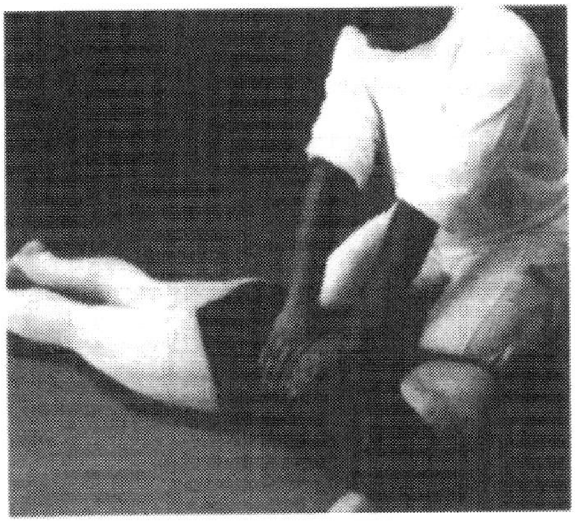

Fig. 210

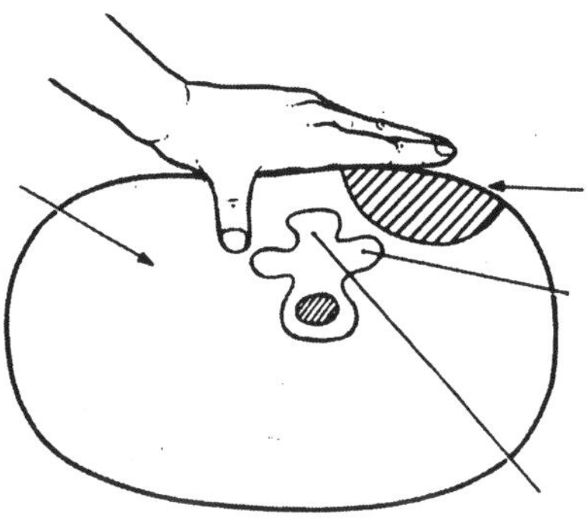

Fig. 211

Pressione sulla gamba

L'aiutante mette la mano sinistra sull'osso sacro e la destra sul gluteo sinistro del soggetto e poi porta il peso sulle mani (fig. 212). Poi sposta la mano destra premendo allo stesso modo sul gluteo destro per confrontare tra loro tono muscolare e sensibilità dei due lati. Per avere una chiara idea delle differenze, ogni lato riceve la pressione per due o tre volte.

Fatto ciò, l'aiutante mantiene ferma la mano sinistra, cioè quella che sostiene, mentre usa la destra per portare peso prima sul dietro della coscia sinistra dal gluteo al ginocchio e poi analogamente sul dietro della coscia destra e mette le due parti a confronto (fig. 213). Tale sequenza è ripetuta due o tre volte.

Successivamente l'aiutante sposta la mano sinistra in cima alla coscia sinistra e con la mano destra esegue una serie di prese del muscolo del polpaccio sinistro dal ginocchio alla caviglia. È poi la volta del polpaccio destro ad essere afferrato nella stessa maniera, mentre la mano sinistra è in appoggio sulla cima della coscia destra (fig. 214). Ciò è ripetuto due o tre volte per confrontare i due lati tra loro.

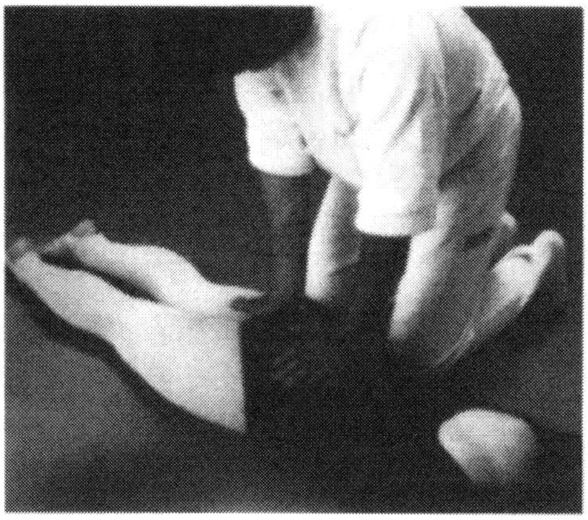

Fig. 212

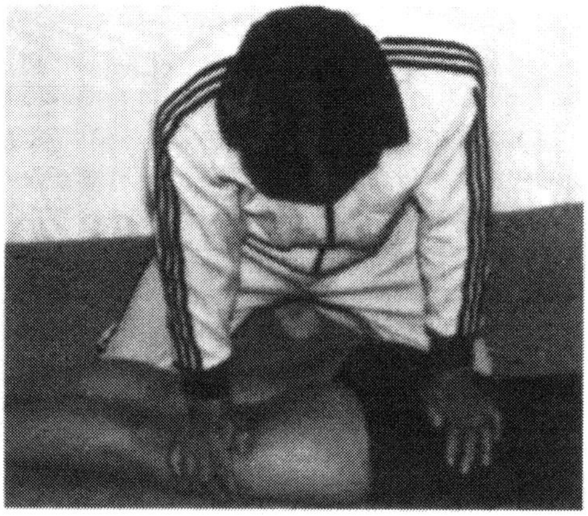

Fig. 213

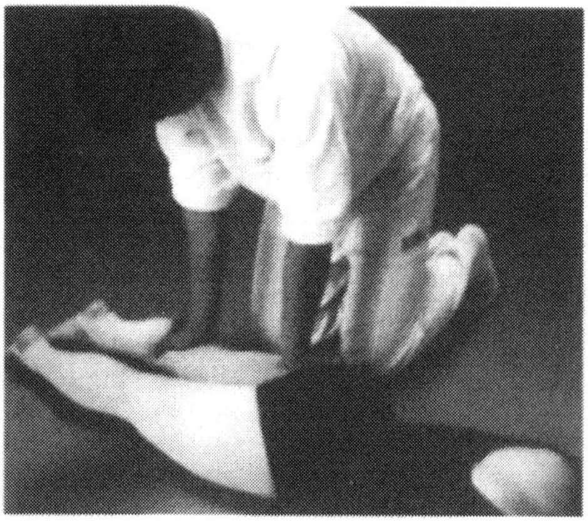

Fig. 214

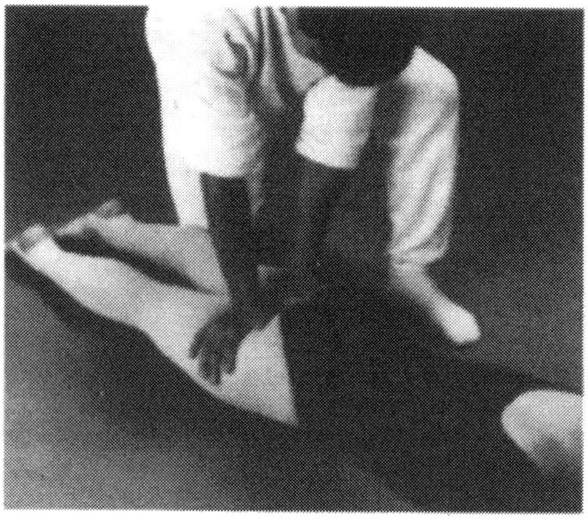

Fig. 215

Alla fine l'aiutante, appoggiando le mani all'inizio delle cosce, preme usando il peso del suo corpo (fig. 215), e esegue pressioni nello stesso modo lungo le gambe fino alle caviglie. Il peso dell'aiutante deve essere distribuito sulle mani in modo uguale, sia che la mano sinistra, sia usata per dare pressione o per dare sostegno. Quando si fanno pressioni sull'arto con una mano c'è la tendenza a preoccuparsi della mano attiva e a diminuire la pressione sulla mano che sostiene. Non è questo il modo migliore per dare pressione. Il risultato ottimale si ottiene quando l'aiutante distribuisce il proprio peso sulle due mani in modo uguale.

Durante l'intero esercizio di pressione sulla gamba, si dovrebbe confrontare la condizione di ogni arto dall'inizio alla fine, per individuare eventuali zone tese o doloranti. Quasi sempre si troverà tra i due arti qualche squilibrio o differenza di tono muscolare.

Pressione sulla gamba flessa

Nel confronto tra la parte posteriore delle due gambe, molto spesso la destra risulta più sensibile, o più tesa. In questo caso l'aiutante inizierà questo esercizio con la gamba destra. Se invece sembra essere la sinistra dovrà iniziare con quella. Afferrando la caviglia l'aiutante piega il ginocchio e flette la gamba del soggetto lateralmente. Per praticità vengono distinte tre posizioni base di flessioni chiamate A, B e C a seconda del grado della flessione stessa (fig. 216). Nella posizione B la coscia è ad angolo retto lateralmente al corpo.

Dapprima l'aiutante piega la gamba destra del soggetto nella posizione A, appoggia la propria mano sinistra sulla sua anca destra e fa pressione con il peso del corpo sulla gamba dall'anca al ginocchio per controllarne l'elasticità e la tensione (fig. 217). Lo stesso controllo è fatto con la gamba in posizione B e poi in C. Attraverso le pressioni nelle tre posizioni di piegamento, trova quella che più delle altre fa sollevare il bacino dal pavimento (di solito è la posizione più scomoda per il soggetto). Messa la gamba in tale posizione, l'aiutante controlla la parte più alta della superficie della gamba alla ricerca di tensioni e zone indurite. Poi stende la gamba e piega l'altra nelle stesse tre posizioni. È molto frequente che la gamba controllata per prima, all'inizio dell'eser-

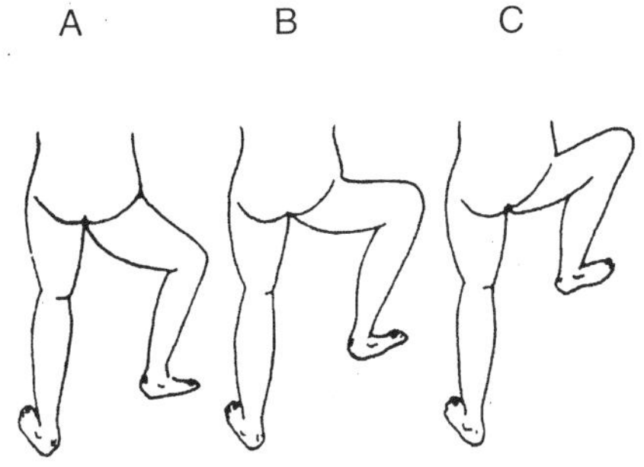

Fig. 216

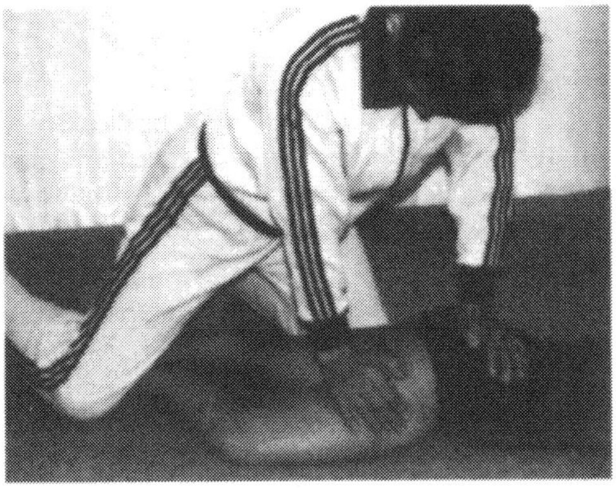

Fig. 217

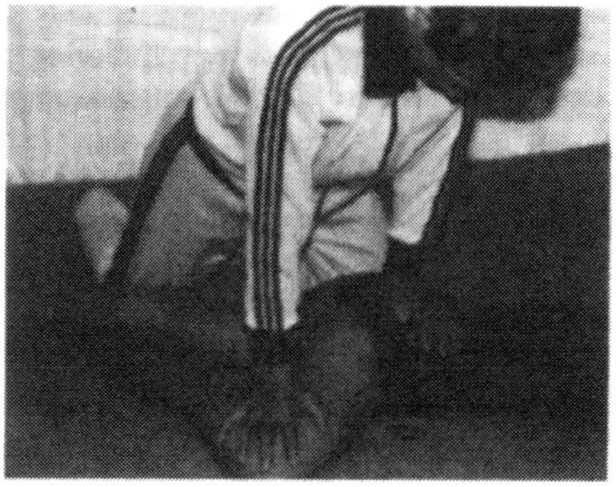

Fig. 218

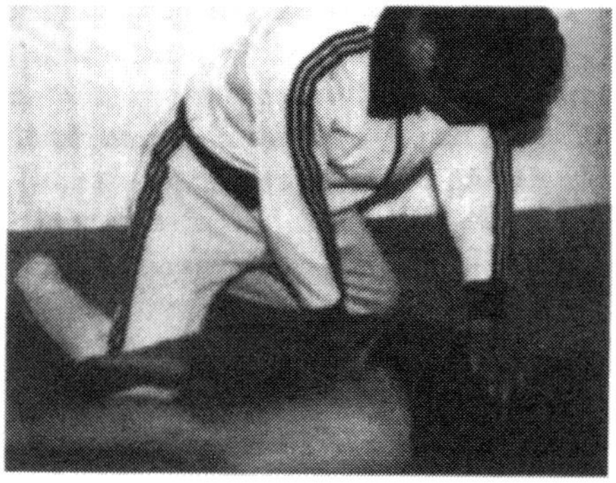

Fig. 219

cizio di pressiòne sulla gamba, abbia più difficoltà nel piegamento. Ne consegue che nell'altra gamba esso sarà più agevole, il gluteo salirà meno, la pressione sarà più facile e la scomodità minima.

Fatto questo l'aiutante porta la gamba più flessibile nelle tre posizioni e in ognuna di esse, tenendo a sostegno una mano poggiata sull'anca, esegue pressioni successive sulla coscia dalla base del gluteo a sopra il ginocchio (fig. 218). Egli porta il proprio peso sulle mani e poi aggiunge un leggero rimbalzo e lavora sulla coscia in questo modo per due o tre volte in ogni posizione della gamba. Questo procedimento è eseguito per qualche volta di più con la gamba piegata nella stessa posizione in cui l'altra gamba era più tesa e rigida. Dopodiché la gamba viene distesa e, a controllo del miglioramento, l'altra gamba viene piegata in quella posizione che precedentemente era la più problematica (fig. 219). Il soggetto dovrebbe poter flettere la gamba con molta più facilità e l'aiutante dovrebbe sentire meno resistenza.

Se l'effetto rilassante non è così pronunciato, significa probabilmente che l'aiutante era troppo preoccupato della mano che esercitava la pressione, dimenticando di portare il proprio peso in modo uguale e ritmato su entrambe le mani. In questo caso dovrebbe ripetere lo stesso procedimento con maggior attenzione e usando in modo bilanciato il proprio intero corpo.

Pressione sulle gambe

È ripetuto qui lo stesso procedimento della parte finale dell'esercizio di pressione sulla gamba, in cui le mani dell'aiutante premono simultaneamente il dietro di entrambe le gambe del soggetto. Ciò per sentire i cambiamenti prodotti dal precedente esercizio di pressione sulla gamba flessa. In genere l'aiutante dovrebbe notare meno differenza nel tono muscolare tra gamba destra e sinistra, e il soggetto dovrebbe sentire tra le due gambe più simmetria ed equilibrio.

Dopo aver premuto le gambe del soggetto fino alle caviglie, stringe le mani a pugno e le appoggia al centro delle piante dei piedi, portando su di esse il proprio peso per il tempo di due respiri completi e conclude così la sequenza nella posizione prona degli Esercizi per la Famiglia.

POSIZIONE SUPINA

Quando ci distendiamo sulla schiena con il corpo totalmente allungato, dovremmo essere in grado di rilassarci completamente. Nella posizione supina degli Esercizi per la Famiglia, le braccia sono tenute distese un po' in fuori a palmo in su e i piedi larghi circa quanto le spalle. Assumere questa posizione può sembrare facile, dal momento che tutto ciò che si deve fare è sdraiarsi come a «fare il morto». Invece rilassarsi completamente non è così facile come sembra. Ci si potrebbe chiedere: «Come può essere così difficile il solo sdraiarsi sulla schiena?». Ma, assumendo tale posizione prima e dopo gli esercizi per immagini o gli Esercizi per la Famiglia, si rimarrà stupiti dalla differenza che si avvertirà, rilassandosi in tale posizione, prima e dopo l'esercitazione. Si realizzerà che in molte parti del corpo sono presenti tensioni di cui usualmente non siamo consapevoli. Ecco perché è importante praticare regolarmente il rilassamento in questa posizione, per imparare a rilassarsi completamente.

Una volta raggiunto lo stato di vero rilassamento dopo un'esercitazione propria o di altri su di sé, si potrà provare a lasciarsi andare ancora di più praticando la Respirazione per Immagini. Dopo aver imparato come lasciarsi andare in un rilassamento veramente completo, talvolta si avrà la sensazione come di fluttuare a qualche centimetro da terra.

Massaggio dell'addome

Il soggetto, sdraiato sul dorso, è in totale rilassamento e l'aiutante, in ginocchio alla sua destra, inizia gli Esercizi per la Famiglia nella posizione supina scivolando con le mani dal centro dell'addome del soggetto verso il basso alternando le mani per portare il ki verso il basso (fig. 220). Ciò contrasta la tendenza generale del ki nel corpo di andare verso l'alto e bloccarsi alla bocca dello stomaco.

Poi l'aiutante appoggia le mani proprio sotto la gabbia toracica in modo che la base del palmo rimanga verso l'esterno e le dita delle due mani si sovrappongano alla bocca dello stomaco. Applicando pressione uniforme e stabile, l'aiutante tira le mani verso il basso sull'addome senza togliere pressione e, raggiunta la zona dell'*hara* del

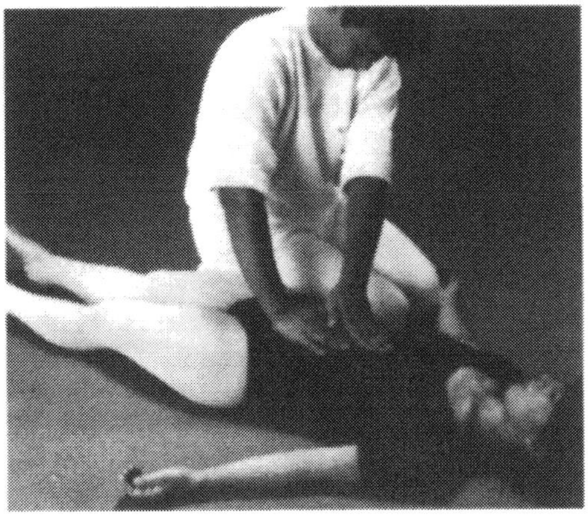

Fig. 220

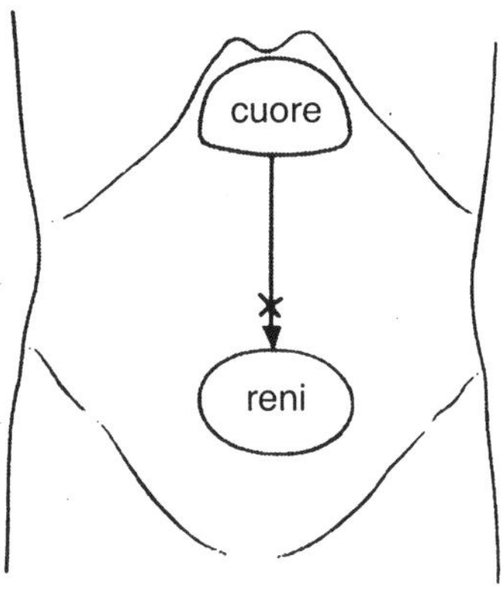

Fig. 221

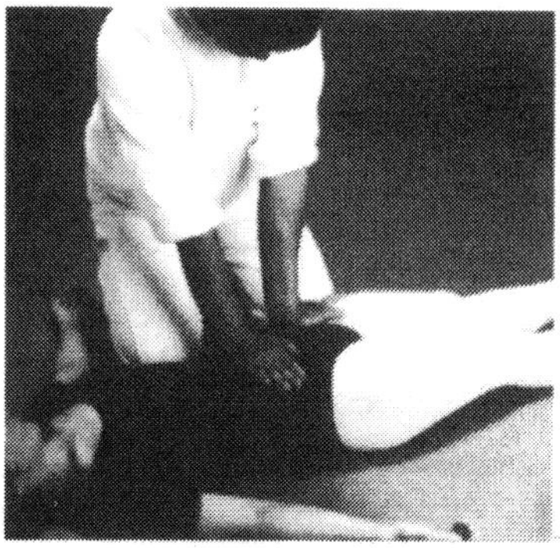

Fig. 222

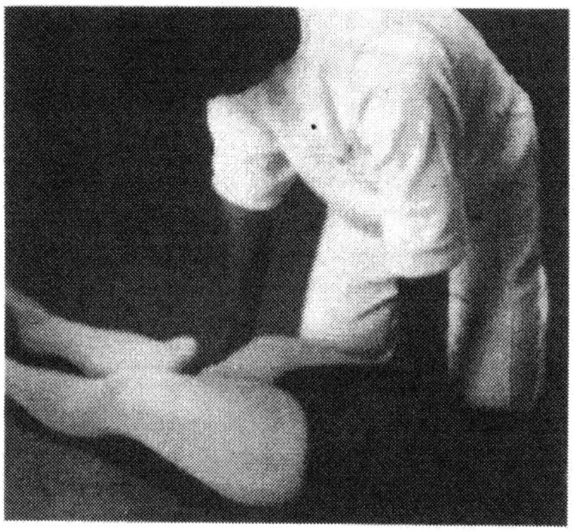

Fig. 223

soggetto, ferma il movimento per la durata di una intera respirazione. Questo movimento non è soltanto uno strofinare la superficie dell'addome, ma è un usare la giusta dose di pressione e di concentrazione per trascinare l'energia verso il basso (fig. 221). Occorre comunque prestare attenzione a non premere con troppa forza. Ripetere l'azione in questa maniera per due o tre volte.

Pressione della coscia

Tenendo la mano sinistra su *hara* del soggetto, l'aiutante preme con la destra l'area della coscia appena sotto la connessione con il bacino. Poi, con l'intento di guidare il ki raccolto nell'addome inferiore in giù lungo la gamba, continua a premere con la mano destra lungo la coscia fino al ginocchio (figg. 222 e 223), ricordando di portare, nella pressione, il suo peso su entrambe le mani. Lo stesso procedimento, tenendo la mano sinistra sull'*hara*, viene ripetuto un'altra volta sulla coscia destra e poi, analogamente, due volte sulla coscia sinistra.

Allungamento dell'interno della gamba

L'aiutante, tenendo la mano sinistra sull'*hara* del soggetto, con la mano destra flette in fuori il suo ginocchio sinistro a un angolo inferiore a 90°. Mette la mano sul ginocchio flesso e preme leggermente per testarne la flessibilità. Poi cambia l'angolo di flessione della gamba per scoprire dove la resistenza alla pressione verso il pavimento sia maggiore. Successivamente fa la stessa cosa

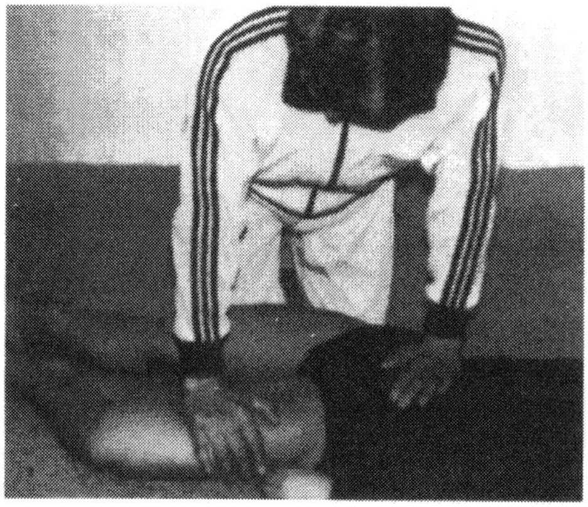

Fig. 224

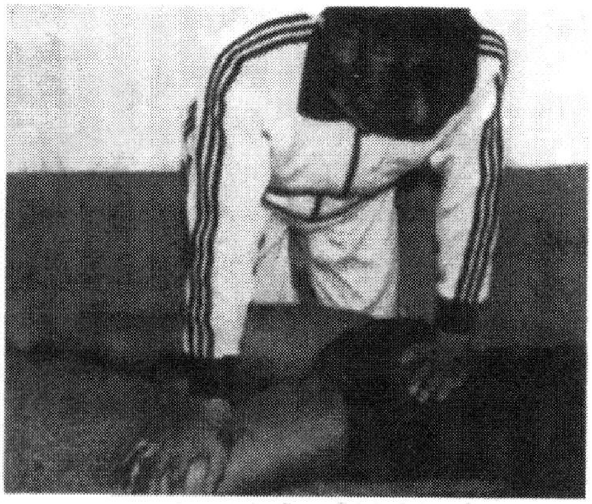

Fig. 225

con l'altra gamba, per confrontare il livello di flessibilità. Molto spesso la gamba meno flessibile in questo esercizio è la stessa che offriva più resistenza nel precedente esercizio di pressione della coscia ed è, quindi, più facile che il soggetto sperimenti disagio da questa parte. Tutti i seguenti esercizi di stretching della gamba devono essere eseguiti dapprima sulla gamba più flessibile.

Tenendo la mano sinistra posata sull'*hara* del soggetto, l'aiutante flette il ginocchio in fuori alla stessa angolatura in cui l'altra gamba era più tesa e rigida. Poi, con cinque o sei pressioni, percorre la coscia dall'alto fino al ginocchio per allungare la gamba in questa posizione (figg. 224 e 225). Deve evitare di usare la forza e portare invece il peso in modo uniforme sulle due mani, in modo che la mano sinistra possa sostenere pienamente l'azione di stretching della mano destra. Questa pressione e allungamento dell'interno della coscia è ripetuta per due o tre volte.

Allungamento della parte esterna della gamba

Continuando a supportare l'*hara* del soggetto con la mano sinistra, l'aiutante usa la mano destra per portare da fuori a dentro il ginocchio della gamba piegata, appoggiandolo sopra l'altra gamba in modo che sia la parte esterna della gamba, ora, a guardare verso l'alto. Poi si appoggia cinque o sei volte sull'esterno della gamba piegata dall'anca al ginocchio per premere e allungare l'esterno della gamba (fig. 226). L'esercizio è ripetuto per circa tre volte ed ogni volta la flessibilità della gamba dovrebbe migliorare.

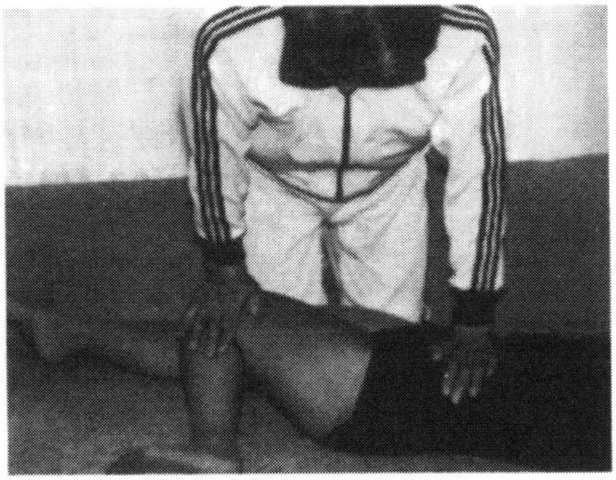

Fig. 226

L'elasticità della gamba rispetto alla pressione verso il basso varierà in accordo con l'angolo di flessione del ginocchio. Nell'eseguire questo esercizio, è meglio per prima cosa stendere la gamba piegata e piegare l'altra sopra quella tesa e cercare il suo angolo di minore flessibilità. Poi, invertendo di nuovo la posizione delle gambe, si lavorerà sull'altra gamba, messa nella stessa angolatura di minima flessibilità della prima, per ottenerne l'allungamento. Ciò farà sì che anche la gamba non lavorata si rilassi e migliori in flessibilità. Non è molto utile forzare la gamba per allungarla in una posizione in cui l'elasticità sia scarsa. La cosa migliore è dapprima allungare l'altra gamba nella stessa posizione, il che farà sì che la gamba che era meno flessibile automaticamente si rilassi e la circolazione del ki migliori. In questo modo si può ottenere un immediato ed apprezzabile aumento in flessibilità con una minima quantità di sforzo e di dolore.

Allungamento della parte posteriore della gamba

Tenendo la mano sinistra sull'*hara* del soggetto, l'aiutante flette la sua gamba più flessibile verso il torace e, inclinandosi su di lui, usa il polso della mano destra per premere sul dietro della coscia da dietro il ginocchio fino al gluteo (fig. 227). Grazie

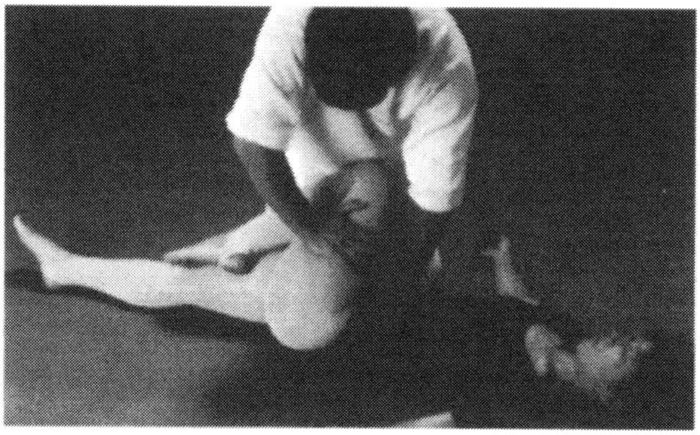

Fig. 227

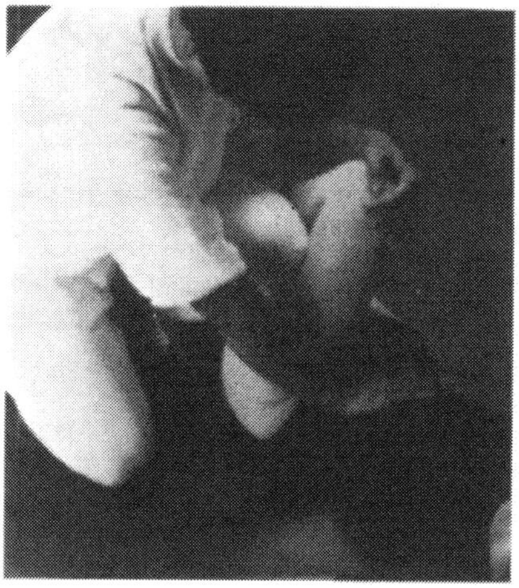

Fig. 228

all'uso del peso del proprio corpo che rende la pressione stabile, la mano che sostiene e che sta al di sotto affonda nella parte bassa dell'addome. Se l'aiutante ha difficoltà a mantenere ferma la gamba con la pressione della sola mano, per premere il dietro della coscia può usare il ginocchio. In questo caso deve inginocchiarsi direttamente di fronte alla gamba flessa, sollevare il ginocchio e, con la mano sul ginocchio del soggetto, tirare la gamba verso il proprio ginocchio (fig. 228). Non è un premere con il ginocchio, ma è un tirare la gamba verso il proprio ginocchio sollevato.

Allungamento della parte anteriore della gamba

L'aiutante, tenendo flessa la gamba sollevata del soggetto, ne afferra il piede con una mano e il ginocchio con l'altra, per por-

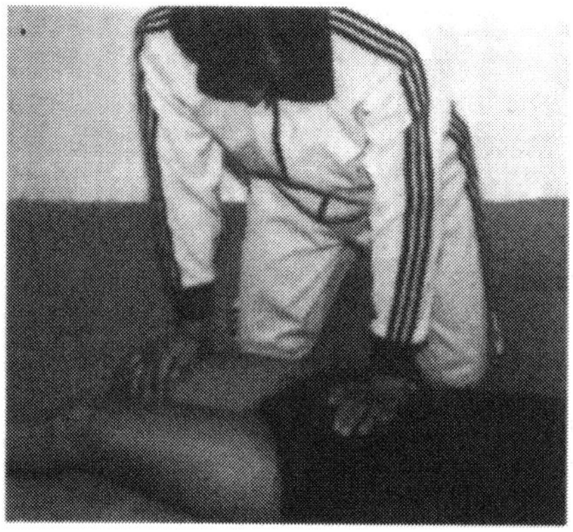

Fig. 229

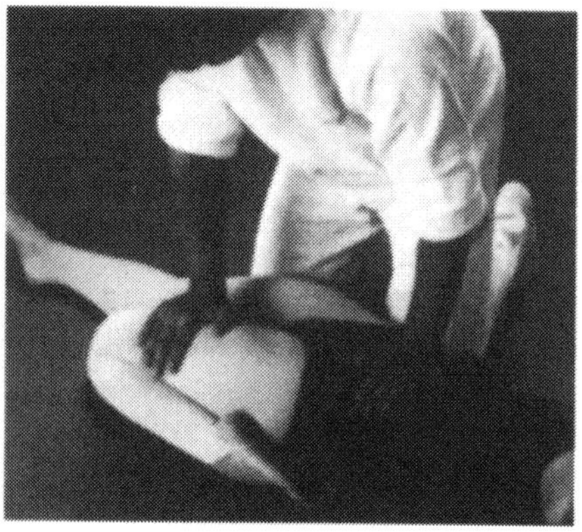

Fig. 230

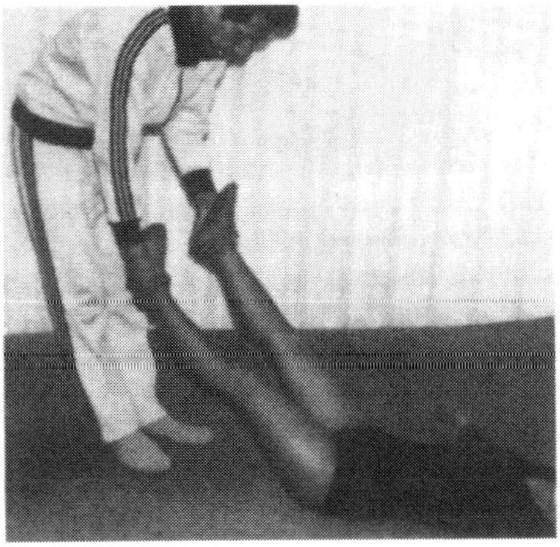

Fig. 231

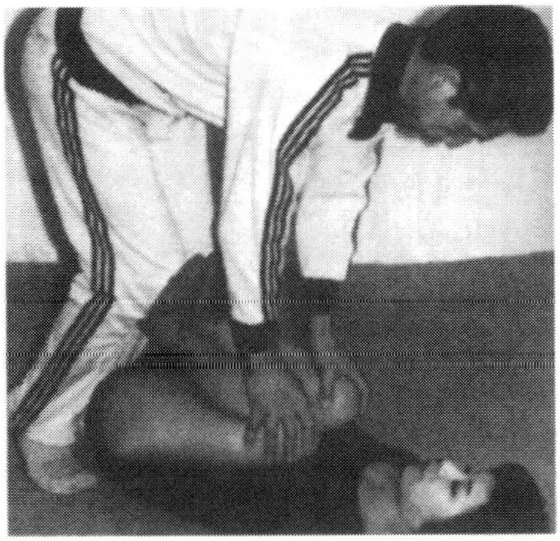

Fig. 232

tare la gamba a terra con il ginocchio piegato e il piede che va verso dietro, sotto al gluteo. Se questo stretch fosse troppo difficile per il soggetto, l'aiutante può piegare la gamba in modo che il piede, con le dita girate verso fuori, si affianchi solamente al bacino. Per aumentare l'allungamento, l'aiutante porta il proprio peso sulla gamba piegata, mettendo una mano su *hara* e l'altra sul ginocchio. Poi, senza forzare, fa delle pressioni sul davanti della coscia dall'anca al ginocchio (figg. 229 e 230).

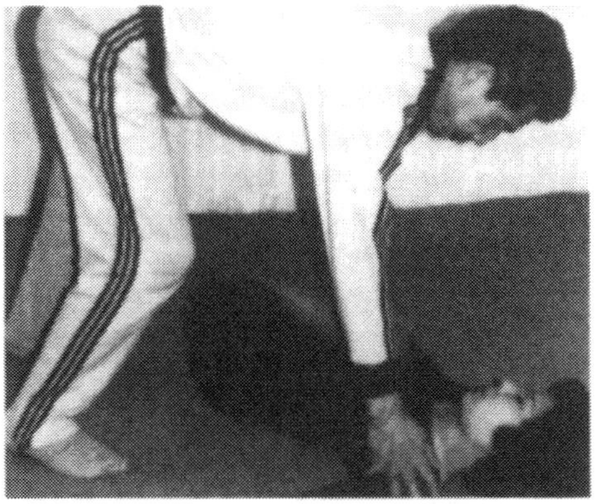

Fig. 233

Dopo aver completato sull'arto più flessibile le sequenze degli allungamenti della parte interna, esterna, posteriore e anteriore della gamba, ciascuno di essi ripetuto per due o tre volte, l'aiutante passa a quello meno flessibile e ripete per una volta, velocemente, l'intera sequenza, per controllare quanto la flessibilità sia migliorata.

Preparazione alla torsione lombare

Stando in piedi vicino ai piedi del soggetto, l'aiutante li prende in mano dall'esterno e solleva le gambe (fig. 231). Scuote con vivacità le gambe su e giù prima in modo alternato e poi tenendole unite in modo che il movimento si propaghi fino alle spalle. Poi poggia le piante dei piedi sulle proprie ginocchia, tiene unite le gambe prendendole dall'esterno e fa dei piccoli passi in avanti, per piegare le ginocchia del soggetto verso il suo torace. Dopo averle piegate quanto è possibile, l'aiutante le preme verso il basso per saggiare l'elasticità della zona della vita (fig. 232). Per determinare la flessibilità del soggetto, sulla base di quanto le ginocchia si avvicinino al torace, l'aiutante usa il proprio peso per premerle con delicatezza verso il basso. Anche dove ci sia un'iniziale resistenza al movimento, essa diminuirà gradualmente se la pressione è co-

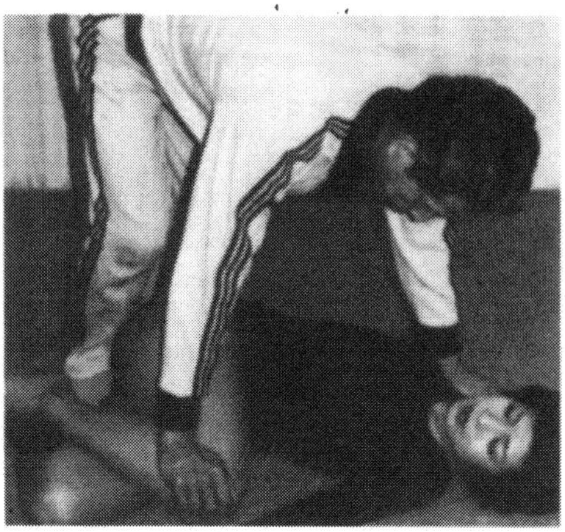

Fig. 234

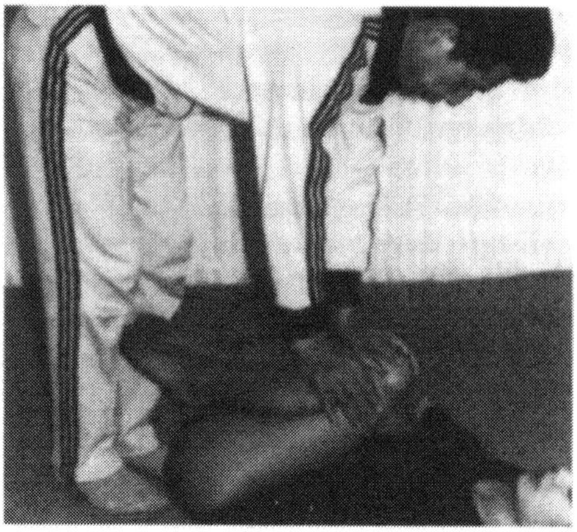

Fig. 235

stante. L'aiutante deve evitare l'uso di una forza eccessiva e usare il corpo intero per effettuare lo stretch con dolcezza.

Torsione lombare

Per confrontare la flessibilità di ciascuna gamba, l'aiutante le preme contro il torace. Di solito c'è una differenza di lunghezza tra le due gambe, anche se può essere molto lieve. Dapprima l'aiutante porta le ginocchia di lato a terra dalla parte del ginocchio che nella flessione è più basso (fig. 233). Poi confronta questo movimento con lo stesso eseguito nell'opposta direzione. Risulterà più facile il movimento nella direzione del ginocchio meno flessibile, mentre dall'altra parte il ginocchio non arriverà a terra così facilmente e per il soggetto la posizione sarà più difficile e scomoda. L'aiutante mantiene le gambe flesse del soggetto abbassate per quanto è possibile dalla parte più in difficoltà, appoggiando una mano sul ginocchio che sta sopra e l'altra mano sul davanti della spalla dallo stesso lato. Egli usa il peso del proprio corpo per tenere a terra la spalla e preme le ginocchia dal lato opposto, gentilmente in modo che non ci sia eccessivo sforzo.

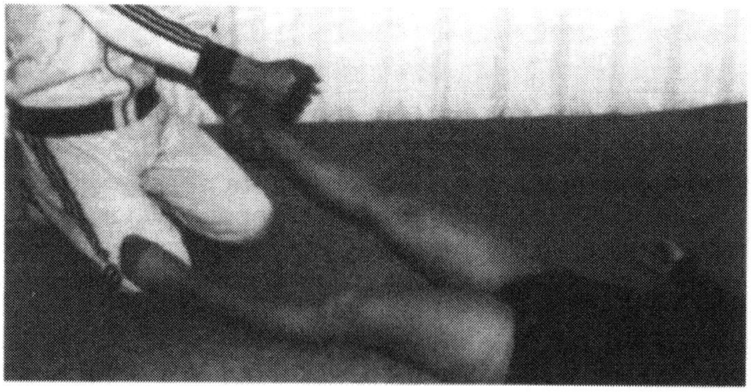

Fig. 236

Dopo questo l'aiutante riporta le ginocchia al centro e poi le fa scendere nella direzione opposta, cambiando contemporaneamente la posizione delle mani (fig. 234). Questa torsione risulterà più facile della prima e le ginocchia arriveranno più vicine al pavimento. Usando il proprio peso, l'aiutante preme verso il basso ginocchio e spalla del soggetto di questo lato per tre o quattro volte. Ciò serve ad aumentare la flessibilità della zona della vita da quella parte. Poi, scambiando ancora una volta la posizione delle mani, solleva le gambe e le gira nella posizione che era la più difficile. Ci dovrebbe essere un notevole incremento di flessibilità, questa volta. Infine riporta le gambe al centro per premerle ancora una volta verso il torace del soggetto (fig. 235). La flessibilità dovrebbe risultare aumentata anche in questo movimento.

Muovere le caviglie

L'aiutante stende le gambe del soggetto e si inginocchia vicino ai suoi piedi. Poi mette un ginocchio contro un piede del soggetto e prende in mano l'altro piede (come regola il movimento sarà fatto prima sul piede della gamba più flessibile). Tira e allunga questo piede, mentre spinge con il ginocchio contro la pianta dell'altro. Tenendo il tallone nella mano sinistra e le dita nella mano destra, lavora sull'articolazione della caviglia portando il piede verso avanti e verso dietro, dentro e fuori e lo ruota in entrambe le direzioni (fig. 236). Dopo aver lavorato un piede, l'aiutante lo posa a terra, appoggia il ginocchio contro la pianta e prende in mano l'altro piede per ripetere lo stesso esercizio dall'altra parte.

Assestamento della spalla

Per prima cosa l'aiutante osserva le spalle del soggetto per vedere se appoggiano sul pavimento e se sono simmetriche. Non è raro che ci sia una piccola differenza tra una spalla e l'altra. Inginocchiato alla destra del soggetto, preme sulle sue spalle usando il peso del corpo. Probabilmente una delle due sarà più rigida e offrirà più resistenza alla pressione.

Si sposta allora dalla parte della spalla più rilassata o libera da tensione (di solito è la sinistra, così le spiegazioni seguenti riguardano il lavoro sul braccio sinistro). In ginocchio alla sinistra del soggetto, stringe con la mano sinistra la spalla sinistra del soggetto e con la destra stringe e preme il braccio destro dalla spalla al polso (fig. 237).

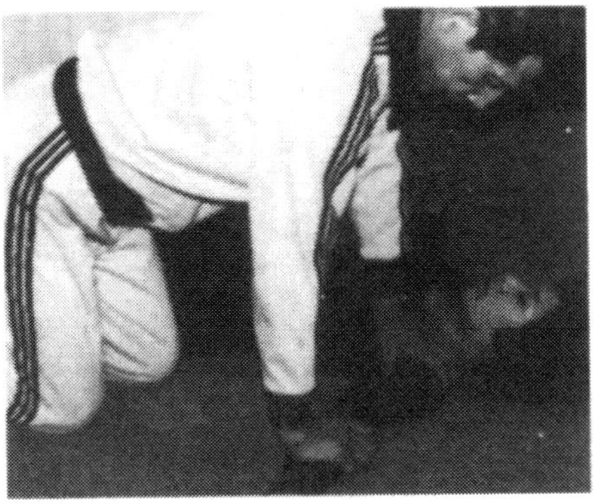

Fig. 237

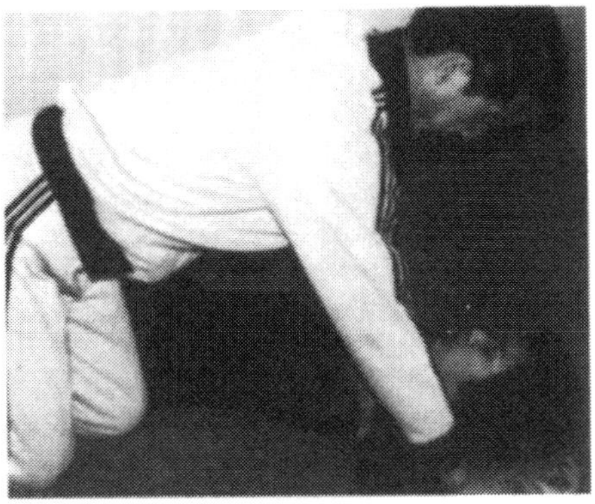

Fig. 238

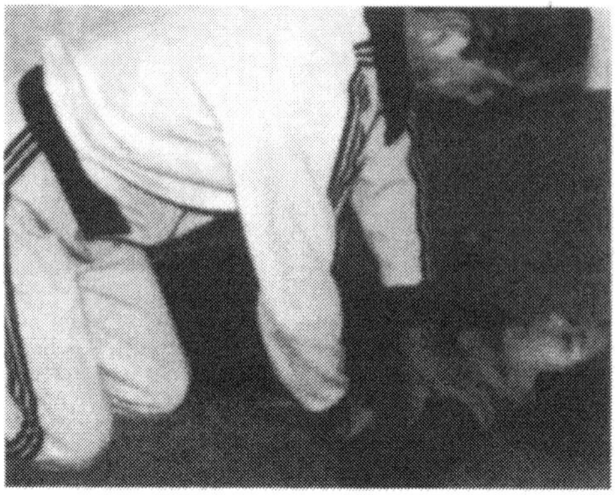

Fig. 239

Successivamente l'aiutante prende il polso con la mano destra e flette il gomito in modo che l'avambraccio risulti verticale al pavimento. Poi solleva il gomito, sposta il braccio verso la testa e preme l'avambraccio a terra in modo che il palmo sia rivolto verso l'alto (fig. 238). In seguito, fa scivolare giù il braccio per riportarlo nella posizione iniziale e ancora una volta solleva l'avambraccio e poi il gomito per ripetere lo stesso movimento di rotazione della spalla. Questo per circa tre volte.

Dopodiché l'aiutante gira l'avambraccio del soggetto dalla posizione verticale in giù, in direzione dei piedi. Tenendo la parte superiore del braccio del soggetto ad angolo retto con il corpo, ne flette il polso verso l'ascella (fig. 239). Ciò dovrebbe causare un movimento verso la testa sia del gomito che della spalla. Raggiunto il limite del movimento, l'aiutante torna a sollevare l'avambraccio in posizione verticale con il gomito flesso. Tale movimento è ripetuto circa tre volte.

Nel fare l'esercizio di assestamento della spalla è importante che la pressione della mano sinistra sulla spalla sia costante. Eseguire la stessa sequenza di presa, pressioni e spostamenti sull'altro braccio, dove i movimenti dovrebbero risultare un po' più facilitati.

Dopo aver completato quest'esercizio da ambo le parti, premere di nuovo le spalle verso terra per confrontare la spalla destra e quella sinistra. La differenza dovrebbe essere considerevolmente inferiore e le spalle dovrebbero essere molto più rilassate.

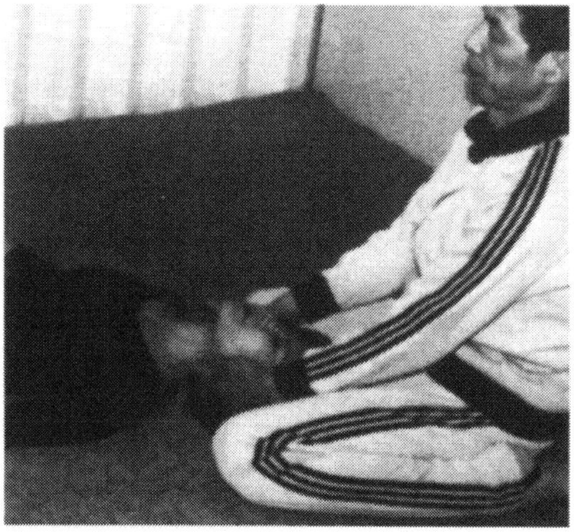

Fig. 240

Assestamento del collo

L'aiutante siede sui talloni, stando dietro la testa del soggetto e rivolto verso i suoi piedi. Con le mani sotto la testa del soggetto, solleva e preme dal basso all'alto il collo da ambo i lati delle vertebre cervicali. Prende nota dei punti lungo le vertebre che sono particolarmente tesi o sensibili e confronta le aree tese e indurite di qua e di là della stessa vertebra. Potrà osservare come sia più difficile girare il collo nella direzione opposta al lato teso o cercare di allungare le parti tese o sensibili. Avuta un'idea di quale lato abbia più tensione, l'aiutante, tenendo ben stretta la parte posteriore del collo e la nuca, porta il collo in allungamento (fig. 240). Per fare questo non tira so-

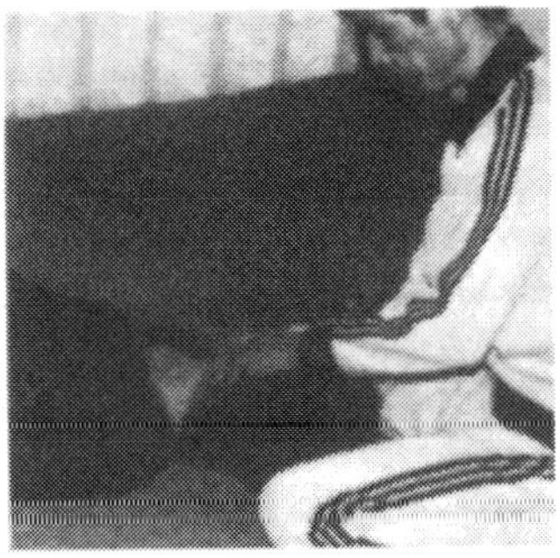

Fig. 241

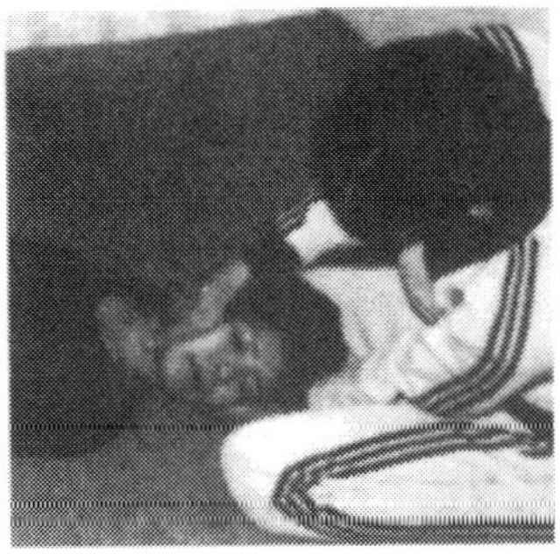

Fig. 242

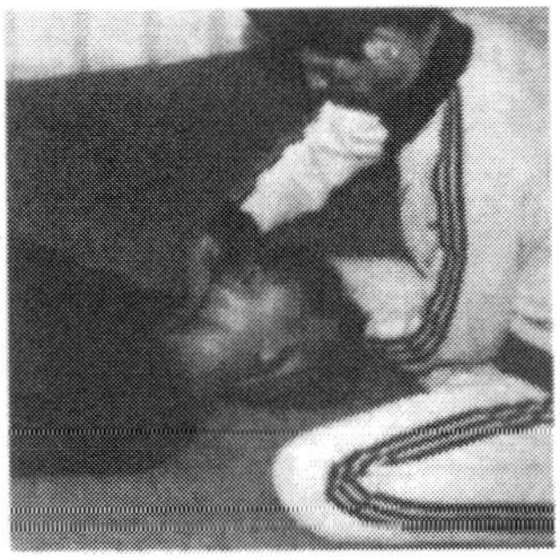

Fig. 243

lo con le braccia, ma usa il proprio peso sbilanciandosi all'indietro.

Continuando, appoggia le dita sul dietro del collo del soggetto (specialmente dove c'è tensione o debolezza) e dà sostegno al dietro della testa con il palmo delle mani e i pollici. Dopodiché gira il collo nella direzione più difficile per vedere quanto può girarsi e poi in quella più facile, ripetutamente per non più di tre volte (figg. 241 e 242).

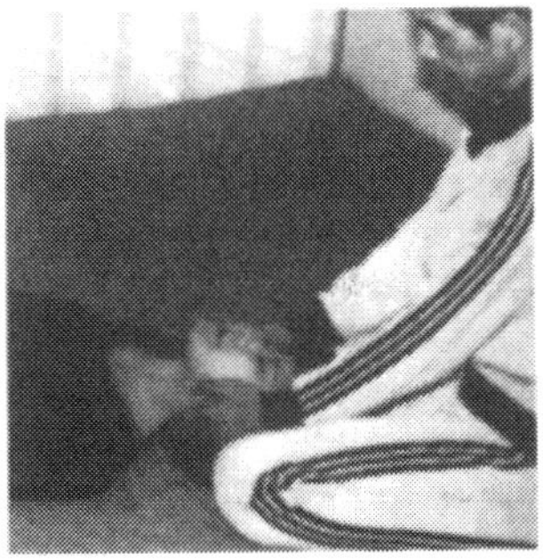

Fig. 244

Il punto essenziale in questo esercizio è di girare il collo quanto è possibile nella direzione facile e poi continuare appena un po' di più oltre quel limite. Bisogna però prestare molta attenzione, perché l'uso di troppa forza potrebbe essere lesivo. Dopo questo il collo viene girato nella direzione più difficile. L'escursione del movimento dovrebbe aumentare notevolmente. In seguito il collo va flesso verso le spalle da ambo i lati applicando lo stesso principio (fig. 243). Il capo viene flesso ripetutamente nella direzione più facile con l'aggiunta di una minima flessione in più oltre il limite.

Per concludere l'esercizio di assestamento del collo, stringere tra le mani la nuca del soggetto e tirarla delicatamente, estendendo il collo ancora una volta.

Allungamento delle braccia

L'aiutante si accovaccia dietro la testa del soggetto, ne prende i polsi, li porta sulle proprie ginocchia (fig. 245) e si sbilancia all'indietro per allungare le braccia del soggetto (fig. 246).

Poi si alza in piedi sempre tenendo stretti i polsi e, sbilanciandosi un po' all'indietro, porta di nuovo le braccia in allungo (fig. 247). Successivamente fa fare alle braccia dei circoli, portando le mani prima in giù lateralmente alla testa e poi di nuovo verso l'alto. Tale movimento è fatto in modo da

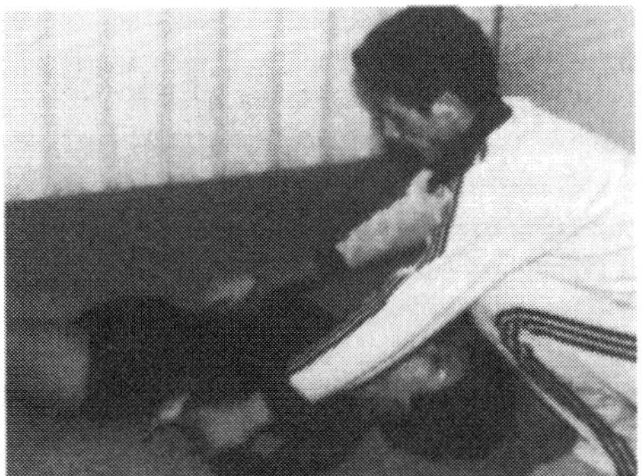

Fig. 245

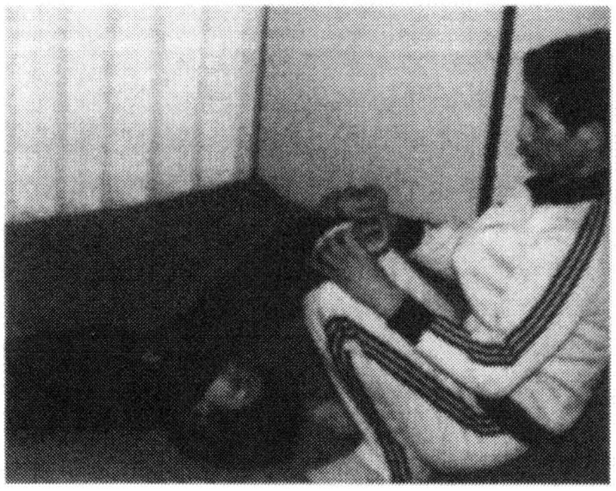

Fig. 246

aprire il petto del soggetto ad ogni rotazione. Il movimento è ripetuto per tre volte di seguito e alla fine l'aiutante preme le braccia sul pavimento vicino alle spalle (fig. 248).

Continuando, l'aiutante, sempre in piedi dietro alla testa del soggetto, tira le braccia verso l'alto fino a che le spalle si sollevano un po' da terra e, di seguito, tira alternativamente di più un braccio mentre allenta l'altro per provocare un movimento di scuotimento delle spalle.

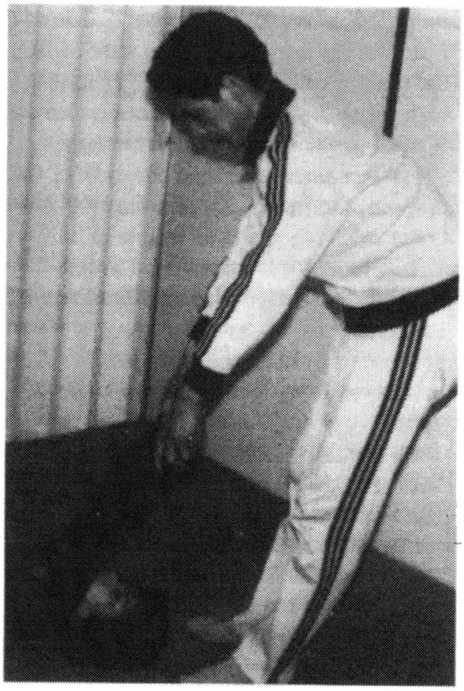

Fig. 247

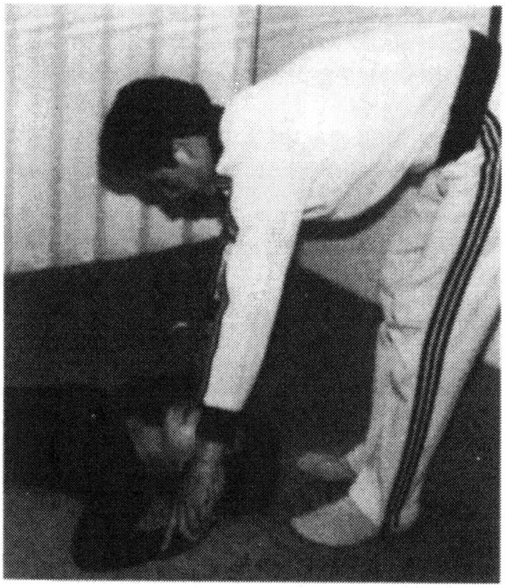

Fig. 248

Ciò è fatto per quattro volte per parte.

Per ultimo allunga le braccia oltre la testa, in modo che l'effetto dello stretch arrivi fino ai piedi. Dopo aver mantenuto questa posizione per la durata di una respirazione, l'aiutante continua a tirare entrambe le braccia mentre si sposta camminando alla destra del soggetto (fig. 249). Termina l'esercizio appoggiando le braccia del soggetto a terra, a palmo in giù, vicino ai fianchi.

Sollevamento della vita

L'aiutante si inginocchia vicino al soggetto, rivolto verso la sua testa e porta le mani attorno alla sua zona vita fino ad arrivare con le dita sulla schiena. Poi solleva un po' le dita senza forzare, in modo che lo stesso peso del soggetto sulle proprie mani determini la pressione sulle zone ai lati della colonna vertebrale. L'aiutante comincia a premere in questa maniera ai lati della 7ª vertebra toracica e lavora spostando le dita verso il basso, vertebra dopo vertebra, fino alla 3ª vertebra lombare.

Dopodiché circonda la zona della vita ancora di più per arrivare ad intrecciare le dita e avere così una solida presa sotto la zona lombare del soggetto e, portando i gomiti uno verso l'altro per quanto è possibile, lentamente si alza in piedi. In questo modo, la schiena del soggetto si inarcherà e si solleverà, ma i glutei rimarranno appoggiati a terra (fig. 250). Prima di alzarsi e sollevare, l'aiutante si mette in una posizione semi-accosciata per poi, distendendo le gambe, eseguire il sollevamento. Questo modo di sollevare è conforme alla regola che gli oggetti pesanti vanno sollevati usando le gambe, non le braccia e la schiena. Se l'aiutante mantiene rilassata la metà superiore del corpo e usa la distensione delle gambe per sollevare lentamente il soggetto dalla vita, sarà in grado di sollevarlo con più facilità. Dopo aver sollevato e mantenuto il soggetto in arco dorsale per la durata di due respiri, lo riporta delicatamente a terra.

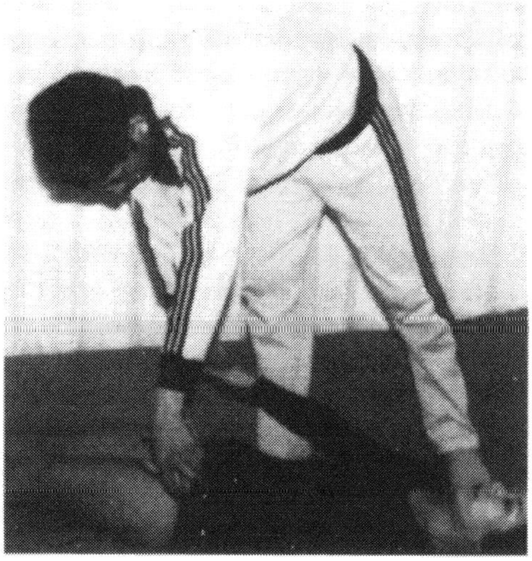

Fig. 249

Finito l'ultimo esercizio, l'aiutante siede vicino al soggetto e appoggia con delicatezza le mani sul suo addome inferiore, una mano ad angolo retto sopra all'altra. Chiude gli occhi per armonizzare il proprio respiro con quello del soggetto e il soggetto si rilassa completamente nell'Esercizio «Z» ancora una volta come all'inizio.

Una sequenza di Esercizi per la Famiglia dovrebbe sempre concludersi con aiutante e soggetto che fanno la Respirazione per Immagini insieme come se fossero una sola unità.

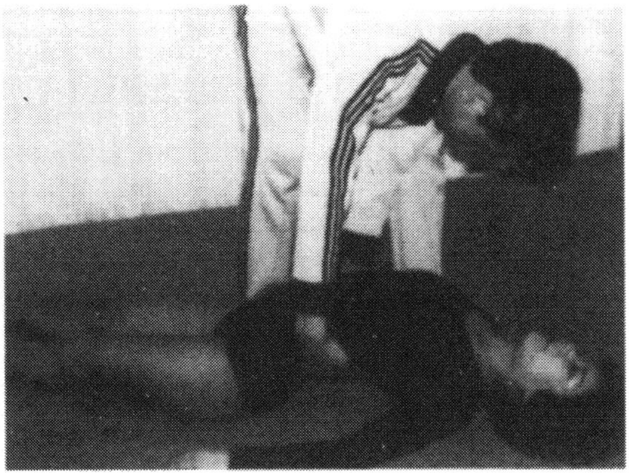

Fig. 250

13. Bilanciare il ki in base alle Tipologie

Lavorare con il ki

Fino ad oggi sono stati sviluppati una gran varietà di sistemi di attività fisica e ogni metodo sembra mettere l'accento su aspetti diversi dell'attività, proponendo il proprio specifico approccio al movimento. Più recentemente vi è stato uno spostamento di interesse da esercizi che sviluppano la forza muscolare e le prestazioni fisiche a esercizi che regolano l'equilibrio fisico e migliorano la salute e l'aspetto. Ci si chiede sempre di più cosa realmente significhi attività fisica appropriata. Fino ad oggi non c'è accordo sulla definizione di esercizio fisico e su quali esercizi siano i migliori per la salute.

Durante i miei lunghi anni di studio e pratica di medicina orientale mi sono convinto che i meridiani rappresentano una rete di energia vitale essenziale, o ki, che è connessa a tutti i processi vitali e serve come principio unificatore di tutte le attività, inclusa quella fisica. Giacché il movimento è una funzione innata nella vita animale, è chiaro che il fare esercizi ha del tutto a che fare con la circolazione del ki. Quindi tutte le teorie e gli approcci all'attività fisica possono essere compresi in termini di dinamiche del ki o di funzioni dei meridiani. Inoltre ho scoperto che tramite l'esercizio è possibile arrivare ad una profonda comprensione del vero significato dei meridiani.

La posizione eretta, in piedi su due arti, può essere considerata come il fondamento di tutte le attività e i comportamenti umani. Un eminente antropologo giapponese, il dottor K. Imanishi*, ha detto che «era davvero inevitabile che l'uomo dovesse arrivare ad ergersi in piedi». L'uomo può portare il peso, relativamente elevato, della sua testa solo perché lo stare in piedi e il sedersi eretto è la sua posizione di base. Inoltre, assumendo una posizione eretta e utilizzando la spina dorsale come un sostegno verticale di tutti gli organi, le nostre capacità, in termini di movimento fisico, sono incrementate. Il prof. Noguchi suggerisce che l'uomo, stando eretto e liberando così le mani per altri usi, ha aperto nuove possibilità di sviluppo. Ha anche fatto notare che, para-

* Il dott. Kinji Imanishi Professore Emerito dell'Università di Kyoto è un antropologo giapponese, studioso dei primati, che si è distinto nelle sue ricerche sulle scimmie giapponesi. In Giappone gli sono stati conferiti molti onori compreso l'Ordine dei Meriti Culturali.

notare che, paradossalmente, «possiamo fare movimenti leggeri e veloci solo perché i nostri corpi sono tenuti a terra dalla gravità».

Si può dire che tutta la vita sulla terra è vissuta in relazione o in reazione all'attrazione della gravità. Tale prospettiva su un'unica condizione base di vita illumina le parole del mio illustre predecessore: «Non c'è vita dove non c'è anche il peso della morte». Stare in piedi eretti è lavorare contro la gravità, e se questa resistenza all'attrazione della gravità è definita come la forza della vita, si può dire che coloro che per mantenere una posizione verticale usano una quantità minima di forza, hanno il massimo della potenzialità per impegnare le proprie energie vitali in qualche altra attività.

Le sei funzioni essenziali, o orientamenti della forza vitale, sono rappresentate da sei posture caratteristiche, ognuna delle quali è relativa a una coppia Yin-Yang di meridiani. Tanto più piccolo è lo sforzo speso in ogni attività vitale di base rappresentata da queste posture, tanto più si ha la possibilità di espandere ed accrescere ciascuno di questi aspetti dell'attività vitale. Questo perché imparare a rilassarsi sia mentalmente che fisicamente è un prerequisito per trovare la pienezza della vita. Tutti gli esercizi sui meridiani, in questo libro, sono progettati per liberare stress e tensione che impediscono di rilassarci totalmente.

Poiché i sei Esercizi di Base coprono tutte le funzioni vitali essenziali, ognuno in collegamento con una delle sei coppie Yin-Yang, qualcuno potrebbe considerarli sufficienti ad equilibrare l'azione del ki. Ma dal momento che gli esseri umani rappresentano la forma di vita che ha raggiunto il livello di sviluppo più alto, è possibile che le nostre funzioni vitali essenziali non siano bilanciate automaticamente per lavorare come un intero. Squilibri nella mente e nel corpo possono impedire all'azione naturale del ki di tenere bilanciate tutte le funzioni essenziali.

Il motivo per cui, nella medicina cinese, il Sistema dei sei Zang (organi Yin) e sei Fu (organi Yang) fu concepito insieme ai dodici meridiani era per fornire un «trattamento del meridiano» più specifico per un'azione armoniosa del ki. Ci sono solo sei funzioni vitali essenziali, ma ognuna delle componenti Yin-Yang, rappresentata da un meridiano, esprime un diverso aspetto di una funzione vitale essenziale. Individuare un aspetto di una funzione vitale di base, ci permette di modificare e facilitare l'azione del ki in un modo più specifico ed efficace.

Benché i meridiani rappresentino diversi aspetti delle funzioni vitali essenziali, bisogna ricordare che sono tra loro strettamente connessi. Il ki di tutti i meridiani si mescola insieme per lavorare come un unico ki. Questo significa che tutti i meridiani sono interconnessi e che l'attività di uno influenza l'attività di tutti gli altri.

Per questa ragione ci si può aspettare un risultato positivo perfino da chi non ha esperienza e cerca di migliorare l'equilibrio del ki nel corpo, purché lavori con il ki e non contro di esso, influenzando negativamente qualche componente strutturale. Quindi, fare una diagnosi non corretta ad un paziente non è una grossa preoccupazione nella medicina orientale, mentre è abbastanza diverso nella medicina occidentale, dove una diagnosi errata ed un trattamento sbagliato possono avere serie conseguenze. Il trattamento nella medicina orientale non è così drastico e pieno di rischi come nella medicina occidentale. In Oriente, tutti i tipi di malattie tradizionalmente sono sempre stati curati con un minimo di intervento, sia usando erbe, che aghi o manipolazione. Perciò il primo obiettivo di un trattamento sui meridiani è di conseguire una regolazione dell'equilibrio energetico.

Sviluppare una consapevolezza delle Tipologie

Tutte le forme di vita posseggono due caratteristiche opposte: quella di avere una struttura funzionale comune e quella di avere caratteristiche totalmente uniche ed inimitabili. Un terapista in medicina orientale deve essere sensibile ai cambiamenti sottili ed ai segnali di ogni paziente, dal momento che un trattamento efficace si basa sull'accertamento delle caratteristiche comuni degli squilibri di funzioni vitali essenziali (squilibri dei meridiani). Non è affatto facile distinguere accuratamente quale meridiano è maggiormente fuori equilibrio, perché ci sono sempre diverse possibilità.

Lavorare con i soli sei Esercizi di Base per determinare quale meridiano è in eccesso o carente è difficile, perché la condizione della controparte Yin-Yang può mascherare lo squilibrio del meridiano. Tuttavia il livello di difficoltà o di facilità di esecuzione di un Esercizio di Base possono servire come indicatore generale di una condizione Kyo o Jitsu in uno dei meridiani della coppia. Capire la condizione Kyo o Jitsu di un particolare meridiano è più facile quando si fa uno degli Esercizi per Tipologie, ma occorre sempre prestare molta attenzione nell'esecuzione per percepire sottili differenze. Per avere un quadro più accurato degli squilibri si devono anche notare le differenze fra movimenti a destra e sinistra. Per poter percepire le differenze sottili è molto importante prestare la maggiore attenzione possibile mentre si fanno gli esercizi per immagini.

I principali fenomeni della vita e le sue varie funzioni hanno luogo in larga misura nella sfera della percezione soggettiva. E questo è qualcosa che può essere sperimentato esclusivamente dalle persone direttamente coinvolte. Inoltre è quasi impossibile scoprire squilibri nei meridiani con esercizi che si basano solo sulla forma esteriore e su fenomeni misurabili. Una volta acquisita un po' di esperienza e sviluppata la comprensione per ciò che significano squilibri o tipologie dei meridiani, si inizieranno a notare sottili differenze nei movimenti degli altri, di cui essi stessi potrebbero non essere consapevoli. Sviluppare la percezione soggettiva fino ad un punto da poter avvertire differenze che generalmente passano inosservate, è la chiave per usare gli esercizi per il bilanciamento del ki. L'effetto dello stesso esercizio o dello stesso movimento spesso cambia in base a chi lo insegna, in quanto l'esperienza e la consapevolezza dell'insegnante sono un fattore di notevole importanza.

Negli esercizi per immagini la facilità e la difficoltà nel movimento sono rispettivamente denominati Kyo e Jitsu. Il movimento Jitsu è di solito più evidente perché causa maggior dolore o scomodità ed evidenzia le parti meno flessibili. Il meridiano in Jitsu (funzione vitale iperattiva) è quello con alterazioni più evidenti date da eccessivo accumulo di ki. La causa originaria dello squilibrio (Kyo) e la sua manifestazione evidente (Jitsu) sono riscontrabili sempre in due funzioni diverse fra le sei essenziali funzioni vitali. Ciò avviene perché la causa e l'effetto di un squilibrio non appaiono mai insieme nello stesso posto. Quando un meridiano è Kyo, il meridiano in Jitsu è sempre fra gli altri dieci meridiani che non sono associati con quella stessa funzione vitale. In altre parole, i meridiani che sono in una relazione Yin-Yang non possono essere contemporaneamente il meridiano più in Kyo e quello più in Jitsu. Questo vuol dire che vi sono centoventi possibili combinazioni Kyo-Jitsu, o squilibri di meridiani, che rappresentano le tipologie di meridiani determinate dai meridiani più in Kyo e più in Jitsu nel corpo.

Quando tutte le funzioni vitali sono completamente equilibrate, il ki circola liberamente nel corpo. In questo caso, visto dall'esterno, il corpo sembra essere a riposo. D'altro canto, quando c'è un'attività o un movimento visibile, ciò indica che il ki si muove in una certa direzione. Nella vita l'attività nasce da certe condizioni il cui il ki è carente. Quindi ogni attività ha una sua origine in una condizione Kyo che, a sua volta, crea una condizione Jitsu corrispondente. Quando lo stato di attività ritorna naturalmente a uno stato di equilibrio o riposo, questo è chiamato equilibrio dinamico; anch'esso è una specifica caratteristica della vita.

Quando, per qualche ragione, lo squilibrio del ki (Kyo e Jitsu) prodotto dall'attività non può essere riportato ad uno stato equilibrato di riposo, si manifesta in primo luogo come disagio, poi come squilibrio e disfunzione, e infine come malattia. Non importa quanto grande sia lo squilibrio: esso contiene quasi sempre la capacità di ritornare ad uno stato di equilibrio. Perciò se solo si riesce a riconoscere il tipo di squilibrio e a dare un piccolo stimolo a quella possibilità di recupero, il corpo è in grado di ritornare da solo ad una condizione di salute. Questo si chiama potere di guarigione naturale o innato ed è, insieme a quella dell'equilibrio dinamico, una delle proprietà specifiche della vita.

Il miglior modo per provocare lo stimolo per il recupero è muovere il ki verso il meridiano Kyo che è carente di energia. Stimolando il ki per alleviare la carenza e per migliorare la condizione Kyo, la circolazione del ki attraverso il corpo diventa da sola fluida ed equilibrata. Perciò il punto principale è cercare l'aspetto Kyo. L'aspetto Jitsu è facile da trovare anche solo guardando una parte del corpo, mentre l'aspetto Kyo è difficile da individuare a meno che non si osservi l'intero corpo nel suo insieme. Quando qualcosa è chiaramente visibile, basta una semplice verifica per evidenziarne la presenza. Ma quando bisogna cercare qualcosa che manca, la si deve cercare dappertutto, in ogni angolo, controllando tutte le possibilità. Questo va fatto, analogamente, per individuare l'aspetto Kyo.

Il fenomeno del Jitsu, d'altra parte, interessa solo certe parti del corpo e attira la nostra attenzione sulla condizione di queste zone. Condizioni come squilibri, sintomi fisici e difficoltà motorie sono generalmente molto evidenti. Tali condizioni possono servire come indizi per determinare il tipo di persona o lo squilibrio dei meridiani. In altre parole, l'aspetto Jitsu può essere come una chiave per cercare la causa sottostante, che è l'aspetto Kyo. Nei classici della medicina cinese è ripetutamente sottolineata l'importanza di considerare per primo il meridiano in Kyo. Per poter muovere il ki e ripristinare l'equilibrio, occorre prima di tutto imparare come individuare l'aspetto Kyo o il meridiano in Kyo.

Poiché è così difficile determinare con esattezza l'aspetto Kyo, come si fa a sapere quando lo si è trovato? Si può essere sicuri che un certo aspetto è Kyo quando il dare attenzione a questo aspetto (ki) ha un effetto positivo sulla condizione Jitsu. La ragione per cui un movimento difficile può diventare più facile attraverso il movimento nella direzione opposta, è perché il movimento più facile dirige il ki verso l'aspetto Kyo. Quando nel movimento verso destra e verso sinistra una direzione è Jitsu (più difficile), l'altra direzione è sempre Kyo (più facile). Nei termini dei sei Esercizi di Base, se uno di essi è particolarmente difficile (Jitsu), uno dei restanti cinque può sempre essere fatto abbastanza facilmente (Kyo). Quando ci si esprime nei termini dei dodici meridiani, appena si è individuato il meridiano più in Jitsu, si può essere sicuri che uno degli altri meridiani (eccetto il meridiano in relazione Yin-Yang) è in Kyo. Si può verificare il meridiano Kyo andando a vedere se trattando il Kyo, il Jitsu si riequilibra.

Il significato di vuoto

Il motivo per cui la meditazione è una parte così importante dello Yoga e del Buddhismo Zen, è perché ha la finalità di far sperimentare alle persone il vuoto universale, che è la forza più potente che sta dietro la vita. Lao Tse, il grande saggio della filosofia taoista, disse: «Tutto ciò che esiste inizia dal nulla e nasce dal vuoto». L'insegnamento fondamentale del taoismo è che bisogna capire l'importanza del vuoto o non essere, e aspirare alla non-azione, il che significa lasciare che la natura segua il suo corso. Non c'è maniera di capire il significato profondo di tali verità filosofiche ed enigmatiche semplicemente sentendocelo dire. Uno dei pregi degli esercizi per immagini è che si è in grado, attraverso l'esperienza sui meridiani, di avere un'idea di ciò che il vuoto potrebbe significare e di poter avere la percezione delle verità profonde contenute in questa filosofia orientale.

Qualcuno può vedere questa filosofia della non-azione solo come un'ideologia di passività in cui una persona non fa niente o vacilla ed esita nell'azione, ma è una visione sbagliata. L'intento reale che sta dietro questa filosofia, è quello di portare le persone a percepire che è nel vuoto che si trova il potere che controlla tutto. La medicina di oggi vorrebbe far credere che, se non fosse per il ruolo attivo dei medici, la nostra vita sarebbe in pericolo e sarebbe minacciata perfino la stessa sopravvivenza dell'umanità.

Comunque sia, l'unico potere di guarigione risiede nella naturale forza di guarigione che è in ciascun uomo. Nella maggior parte dei casi le malattie possono essere curate meglio se si lascia che sia la natura a fare il suo lavoro. Spesso questo è male interpretato, nel senso cioè che tutte le malattie siano curabili semplicemente abbandonando il paziente a se stesso. Il significato reale di lasciare che sia la natura a portare la guarigione è quello d'incoraggiare il ki del paziente, che è preoccupato della malattia sia mentalmente che fisicamente, a circolare di nuovo liberamente e naturalmente. Ecco perché è molto importante capire bene il concetto di vuoto che è la causa di ogni malattia.

Lo scopo del trattare i meridiani sta nel lavorare con il Kyo (vuoto) per alleviare la preoccupazione per il Jitsu (eccesso). Ho cercato di spiegare cosa sia effettivamente il Kyo, ma come ha detto Lao Tse: «La via che può essere raccontata non è quella eterna». Perciò le caratteristiche del Kyo che ho evidenziato, lungi dal coprire ogni aspetto, sono solamente una piccola parte di ciò che il Kyo può essere. Nondimeno, poiché nel capitolo 4 ho già elencato varie manifestazioni del Kyo insieme alle funzioni dei meridiani, si dovrebbe avere un'idea di come il Kyo può manifestarsi in quanto a segni fisici. I sintomi che si manifestano come aspetto Jitsu sono semplici da identificare e sono abbastanza tangibili sia dal punto di vista oggettivo che soggettivo. Nel caso del Kyo, le funzioni controllate dal meridiano in questione perdono forza e possono manifestarsi sintomi che richiamano quelli di una condizione Jitsu. Tuttavia, anche se i sintomi possono essere simili a una condizione Jitsu, essi non sono così evidenti, dal momento che il ruolo primario dell'aspetto Kyo, in quanto causa del disordine o dei problemi fisici, è quello di rimanere nel profondo.

Per aiutare a identificare il meridiano in Kyo, elencherò le tendenze e le condizioni più spesso osservate nel caso del Kyo per ognuno dei dodici meridiani. Ma queste definizioni di condizioni Kyo non devono creare troppa preoccupazione. Dopotutto è giusto che le caratteristiche primarie degli aspetti Kyo restino nascoste e difficili da indicare con precisione, mentre dirigono l'intero spettacolo da dietro le quinte. Queste descrizioni non sono nient'altro che una fugace impressione di ciò che giace alla radice. La verità sta nell'arrivare ad una percezione reale della presenza dell'aspetto Kyo e scoprirne i segreti per conto proprio.

Ciò che nella vita emerge e attira l'attenzione e, di conseguenza, facilmente dà preoccupazione, raramente ha il potere essenziale di dar significato alle cose. L'essenza reale della vita può essere trovata solamente in ciò che è nascosto sotto la superficie. Questo è quel potere misterioso presente in tutti gli aspetti della vita, ma difficile da cogliere. Eppure questo potere ci dà continuamente spunti e segni di sé per renderci consapevoli della sua presenza. Attraverso la pratica degli esercizi per immagini possiamo arrivare a sentire il suo potere ineffabile che anima tutti noi. Sono certo che, mediante gli esercizi per immagini, si raggiungerà una nuova consapevolezza, cioè che questo vuoto è qualcosa che permea ogni aspetto della vita, e che detiene la chiave per accedere al mistero ed al significato della vita stessa.

Meridiano di Polmone Kyo

CAUSA	Isolamento e chiusura che rendono difficile lo scambio di ki con l'ambiente esterno.
ASPETTO MENTALE	Preoccupazione che dà una sensazione di blocco al torace, stato emozionale di iperansietà e ipersensibilità, sentirsi preoccupati dopo troppo impegno nel lavoro, ansie eccessive per i più piccoli dettagli e incapacità di rilassarsi, di respirare profondamente, mancanza di forza d'animo e di motivazione, esaurimento e apatia.
ASPETTO FISICO	Spalle curve, respirazione superficiale, difficoltà a respirare, disagio a stare supini, predisposizione a raffreddori e tosse specialmente dopo aver esposto la parte superiore del corpo al freddo o al vento o stati febbrili con dolore tra le scapole, tendenza alla lacrimazione, colorito pallido, pelle secca, scarsa resistenza, stanchezza estrema.

Sintomi Jitsu degli altri meridiani quando il meridiano di Polmone è Kyo

Stomaco	Tendenza a raffreddori prolungati, tosse, gambe affaticate, costrizione al petto, mancanza di energia.
Milza-Pancreas	Preoccupazione che provoca un senso di pesantezza al torace, respirazione superficiale, ristagno di cibo nella parte superiore dell'apparato digerente.
Cuore	Collasso emotivo, continue tensioni che creano una sensazione di oppressione crescente al petto.
Intestino Tenue	Stanchezza alle mani e alle braccia che porta rigidità alle spalle, diarrea come conseguenza del freddo, disturbi respiratori, difficoltà a digerire e ad assimilare il cibo.
Vescica	Mancanza di sonno dovuta a tosse, freddo nella parte superiore del corpo, stanchezza dovuta ad ipertensione, superlavoro fisico e mentale.
Rene	Difficoltà di respirazione, tosse e catarro che causano tensione al petto, esposizione prolungata al vento.
Maestro del Cuore	Vertigini dovute a ipertensione, superlavoro fisico e mentale.
Triplice Riscaldatore	Sensazione di pesantezza alla testa con congestione di sangue, tendenza ai raffreddori.
Vescica Biliare	Carenza di energia dovuta a rigidità alle spalle e stanchezza.
Fegato	Mancanza di resistenza dovuta a superlavoro, catarro denso.

Meridiano di Intestino Crasso Kyo

CAUSA	Introversione, mancanza di iniziativa.

ASPETTO MENTALE	Problemi nelle relazioni interpersonali e mancanza di amici di cui ci si possa fidare, incapacità di esprimersi adeguatamente con gli altri, perdita di motivazione dopo una delusione, dipendere dagli altri anziché prendere iniziative.
ASPETTO FISICO	Predisposizione alla congestione nasale e alla tosse secca, ipersensibilità nel tratto respiratorio superiore che provoca tosse, tendenza a una scarsa attività fisica, respirazione non profonda, tendenza alla diarrea specialmente quando si mangiano cibi pesanti, freddo all'addome inferiore ed alle estremità, mancanza di forza, dolori a braccia e mani (specialmente in linea con il pollice), colorito pallido.

Sintomi Jitsu degli altri meridiani quando il meridiano di IC è Kyo

Stomaco	Freddo durante il sonno, pesantezza allo stomaco dovuta al freddo, troppo poco esercizio fisico in proporzione al cibo assunto, diarrea, empiema.
Milza-Pancreas	Bocca secca e impastata, spalle «congelate», sonno superficiale.
Cuore	Impazienza ma incapacità di agire, dolori alla zona lombare, affaticamento mentale, collassi improvvisi con incapacità di restare in piedi.
Intestino Tenue	Indurimento delle arterie che provocano anemia alle gambe, pelle ipersensibile, digestione difficile, dolori ai gomiti.
Vescica	Svogliatezza dovuta a continua tensione, diarrea nervosa, gambe fredde.
Rene	Stitichezza dovuta a mancanza di esercizio fisico, affaticamento dei reni dovuto a scarsa eliminazione, diarrea di origine nervosa.
Maestro del Cuore	Estremità fredde e calore alla testa, tendenza ad avere palpitazioni.
Triplice Riscaldatore	Raffreddori prolungati, gengive gonfie, incapacità di aprire molto la bocca.
Vescica Biliare	Affaticamento agli occhi per superlavoro delle mani, dolori alla zona lombare dovuti al freddo, mangiare troppo e indigestione.
Fegato	Tendenza alla stitichezza, movimenti nervosi delle dita, eczema, emorroidi, riniti allergiche.

Meridiano di Stomaco Kyo

CAUSA	Incapacità di accettare le cose come sono e difficoltà ad adattarsi a condizioni ambientali nuove.
ASPETTO MENTALE	Tendenza a rimuginare e ad abbandonarsi a inutili rimpianti, appetito influenzato dal tipo di cibo o dall'umore, tendenza a mangiare quando la mente è assillata da altre cose, abitudini alimentari irregolari e notevoli variazioni riguardo la quantità di cibo, desiderio di sdraiarsi subito dopo mangiato, costante preoccupazione sullo stato dello stomaco, pelle del viso mancante di tono, viso inespressivo.

ASPETTO FISICO	Problemi di stomaco o perdita di appetito in seguito a preoccupazioni, freddo all'area addominale, tensione alle spalle, tensione e dolore a metà schiena, sbadigli eccessivi, tendenza ad avere gambe grosse e pesanti, polsi e caviglie poco flessibili, dolori alle articolazioni, tendenza a congestioni nasali e tossi leggere, raffreddamento della parte frontale bassa del corpo e sensazione di freddo alle ginocchia, carenza di tessuti adiposi, carenza di acidi nello stomaco che porta all'anemia, debolezza e abbassamento dello stomaco, carenza di forza nei muscoli addominali che fa apparire l'area dello stomaco incavata.

Sintomi Jitsu degli altri meridiani quando il meridiano di Stomaco è Kyo

Polmone	Mancanza di appetito o appetito scarso dovuto a tosse, incapacità di inspirare profondamente.
Intestino Crasso	Eccessiva assunzione di bevande fredde, appetito scarso e debilitazione totale.
Cuore	Irrequietezza e tendenza a mangiare troppo in fretta, sensazione di ostruzione al plesso solare.
Intestino Tenue	Stanchezza alle gambe e alla zona lombare, spalle contratte e scarso appetito.
Vescica	Gastrite o diarrea dovute a cause nervose, irritabilità e cattivo carattere.
Rene	Bocca amara e impastata, nausea dopo aver mangiato troppo.
Maestro del Cuore	Digestione difficile e tendenza ad avere palpitazioni, sensazioni di pesantezza allo stomaco dopo i pasti.
Triplice Riscaldatore	Gastriti dovute ad alimentazione eccessiva, dolori allo stomaco causati da infreddature.
Vescica Biliare	Sensazione generale di stanchezza e apatia, spalle contratte, cattiva digestione e gonfiore di stomaco.
Fegato	Eccessiva assunzione di cibo e di bevande, intossicazione da cibo, gastriti come effetto collaterale di medicine.

Meridiano di Milza-Pancreas Kyo

CAUSA	Masticazione e digestione insufficiente. Mancanza di perseveranza ad assimilare le cose fino in fondo.
ASPETTO MENTALE	Tendenza a preoccuparsi senza motivo, ossessione per i dettagli ed eccessiva preoccupazione, irrequietezza ed ansia, inclinazione ad interferire nel lavoro altrui, incapacità a sfogarsi e tendenza a tenere dentro le cose, eccessivo uso della mente e insufficiente uso del corpo, tendenza alla smemoratezza, difficoltà a portare a termine le cose, mangiare troppo e mangiucchiare in continuazione, mangiare troppo in fretta e non sentirsi mai sazi, sonnolenza continua.
ASPETTO FISICO	Scarsa salivazione e bocca impastata, bocca amara, sete eccessiva, bere troppo mangiando, preferenza per cibi con alto contenuto di liquidi, carenza di succhi gastrici che causa anemia, difficoltà a distinguere i gusti,

pelle del viso scura, mancanza di esercizio fisico, tendenza ad avere le gambe fredde nella parte anteriore, indurimento intorno all'ombelico, eruttazione eccessiva e flatulenza, colore malsano delle gengive, tensione lungo tutta la schiena, fisico arrotondato con adipi in eccesso, pelle ruvida nelle mani e nei piedi, talloni screpolati.

Sintomi Jitsu degli altri meridiani quando il meridiano di Milza-Pancreas è Kyo

Polmone	Scarso senso dell'odorato con congestione nasale, espansività.
Intestino Crasso	Dolore alle braccia, stitichezza dovuta a digestione difficile, sensazione di pesantezza alle gambe dopo aver preso freddo, pensare troppo.
Cuore	Sensazione di costrizione associata a superlavoro, tensione alla gola, impazienza, rigidità alle spalle.
Intestino Tenue	Dolori lombari dovuti a sforzi eccessivi durante il parto, appetito vorace, dolore ai talloni.
Vescica	Irrequietezza, tendenza a mangiare troppo, gonfiore alle ginocchia, congestione nasale.
Rene	Diabete, tendenza a mangiare troppo e preferenza per cibi dolci, pensare troppo.
Maestro del Cuore	Schiena incurvata, grande ansietà senza possibilità di rilassarsi.
Triplice Riscaldatore	Mancanza di acidi gastrici che porta all'anemia, sonno disturbato da pensieri ossessivi.
Vescica Biliare	Difficoltà ad addormentarsi e sonno inquieto, tendenza a rimuginare sulle cose e a mangiare troppo, indecisione, artrite alle ginocchia.
Fegato	Tendenza ad avere una mentalità ristretta, eccessiva assunzione di zucchero e di alcool.

Meridiano di Cuore Kyo

CAUSA	Sensazione di instabilità nel proprio centro, che causa risposte inappropriate all'ambiente esterno.
ASPETTO MENTALE	Esaurimento emotivo dopo qualche crisi, stress eccessivo, ansia o tensione nervosa che dura a lungo, tendenza ad essere ipersensibili e nevrotici, ansia e preoccupazione che influiscono sull'appetito, irrequietezza e incapacità di calmarsi, smemoratezza, tendenza ad essere paranoici, nervosi, molto timidi e a trasalire per un nonnulla, tensione alla lingua che causa balbuzie, scarsa concentrazione.
ASPETTO FISICO	Sensazione di tensione e costrizione al plesso solare, schiena ricurva causa debolezza dei muscoli addominali, tendenza alle palpitazioni, forte tensione alla parete addominale e una sensazione di oppressione al plesso solare quando è compresso, nervosismo allo stomaco, patina spessa sulla lingua, sensazione di nodo alla gola, rigidità alle mani, palme delle mani sudate, tendenza a stancarsi facilmente, irritazioni e arrossamenti agli angoli degli occhi.

Sintomi Jitsu degli altri meridiani quando il meridiano di Cuore è Kyo

Polmone	Sensazione di blocco al plesso solare o costrizione al petto, congestione nasale.
Intestino Crasso	Depressione, sensazione di strascicare le gambe dopo una grande delusione.
Stomaco	Pesantezza allo stomaco, mancanza di appetito in seguito a forte emozione, sonno agitato.
Milza-Pancreas	Timidezza ed esitazione, appetito irregolare, scarso esercizio fisico.
Vescica	Stanchezza causata da tensione costante, sensazione di aver qualcosa impigliato in gola.
Rene	Stanchezza dopo una grande delusione, ansia prolungata, perdita di motivazione.
Maestro del Cuore	Mal di schiena associato ad eccessiva preoccupazione, sudori freddi al viso.
Triplice Riscaldatore	Testa annebbiata (confusa), senso di pesantezza in tutto il corpo.
Vescica Biliare	Nervi tesi dopo una concentrazione troppo forte, calore al capo e irritabilità.
Fegato	Sensazione di tensione e disagio nella parte superiore del corpo, irritazione agli occhi.

Meridiano di Intestino Tenue Kyo

CAUSE	Mancanza di sicurezza in sé e di capacità di autoaffermazione; tendenza ad essere timidi e riservati.
ASPETTO MENTALE	Esagerato coinvolgimento nei dettagli, grande pazienza, tendenza a trattenere i sentimenti ed a sopprimere il dolore profondo, esaurimento nervoso per eccesso di concentrazione, ansia e preoccupazione eccessiva, un forte desiderio di non essere superati da alcuno, tendenza all'introversione, maniere goffe, traumi psicologici.
ASPETTO FISICO	Cattive funzioni intestinali che causano una struttura magra, allentata o floscia, cattivo assorbimento di sostanze nutritive che causa anemia e mancanza di energia, stipsi o diarrea causate da cattiva digestione, sensazione di freddo alle gambe e intorno alla cintola insieme con calore sul viso, debolezza della metà inferiore del corpo che causa una sensazione di pesantezza dalla vita in giù, stanchezza e irritazione nella parte bassa della schiena che provoca pesantezza alle gambe, ristagno di sangue, appendicite o problemi che sorgono a seguito di operazione di appendicite, predisposizione alle intossicazioni da cibo, rigidità e tensioni dietro al collo, rigidità alle spalle accompagnata da emicrania, ronzii alle orecchie, diminuzioni dell'udito, dismenorrea e problemi ginecologici.

Sintomi Jitsu degli altri meridiani quando il meridiano di Intestino Tenue è Kyo

Polmone	Stanchezza mentale e contemporanea pesantezza a fianchi e gambe, abbassamento dell'umore.
Intestino Crasso	Problemi ginecologici accompagnati da raffreddamento a fianchi e gambe, congestione nel basso ventre causata da shock.
Stomaco	Appetito irregolare e ingestione di troppi dolci, disfunzioni delle ovaie, rigidità alle spalle.
Milza-Pancreas	Problemi digestivi provocati da preoccupazione eccessiva, sensazione di freddo alla schiena, eccesso di gas nell'intestino.
Vescica	Troppo lavoro, stato di shock, autointossicazione.
Rene	Stanchezza persistente dopo il parto, dolore nella parte bassa della schiena, tendenza a stress eccessivi.
Maestro del Cuore	Stanchezza generale, tendenza a palpitazioni, rigidità dorsale o dolore nella parte bassa della schiena.
Triplice Riscaldatore	Colpo di frusta, mancanza di esercizio fisico, ronzii alle orecchie, sindrome di Ménière, tendenza a fare sforzi esagerati.
Vescica Biliare	Mancanza di resistenza, occhi affaticati, artrite.
Fegato	Ulcera duodenale, macchie scure sulla pelle, zoppia saltuaria*.

Meridiano di Vescica Kyo

CAUSA	L'intero organismo è squilibrato e sebbene si senta il bisogno di fare qualcosa, non si ha la forza di farlo.
ASPETTO MENTALE	Stanchezza dopo un prolungato periodo di stress, agitarsi per piccole cose, trasalire per un nonnulla, tendenza a reagire in modo esagerato, ansia e paura che causano sudori freddi, ansia e irrequietezza, instabilità mentale, tendenza alla nevrosi, lamentarsi di avvertire un senso generale di malanimo.
ASPETTO FISICO	Congestione nasale; fastidio alla base del naso, pesantezza alla testa, dolori lungo la schiena, palpitazioni, sudore diffuso, vertigini, gonfiore di stomaco, sciatalgia o dolori lombari, ipersensibilità al freddo, raffreddamento al basso ventre e alle gambe, dolori e pesantezza alle gambe, difficoltà a flettersi all'indietro, soffrire il solletico, disfunzioni all'utero e alla vescica, minzione frequente e scarsa, urina a gocce, ritenzione di liquidi che fa gonfiare il corpo.

Sintomi Jitsu degli altri meridiani quando il meridiano di Vescica è Kyo

Polmone	Incapacità di esprimere i propri pensieri, sospirare, tensioni ai pollici, bronchiti.

*La zoppia saltuaria è una forma di andatura zoppicante causata da un indurimento delle arterie delle gambe. Non c'è né dolore né malessere quando gli arti sono a riposo, ma nel camminare il dolore si intensifica fino a che diventa impossibile continuare.

Intestino Crasso	Sensazione di gonfiore nella parte bassa dell'addome associato a tensione nervosa, sciatalgia.
Stomaco	Stomaco debole dovuto a tensione nervosa, raffreddamento delle estremità, pesantezza di stomaco.
Milza-Pancreas	Scarso appetito per il troppo pensare, cattiva digestione causata dal raffreddamento, nevrosi.
Cuore	Insonnia da forte emozione o da stress eccessivo, nervosismo e irritabilità che provocano cattivo assorbimento degli elementi nutritivi.
Intestino Tenue	Impazienza, lavorare troppo, stanchezza in seguito a forte tensione emotiva, funzione intestinale debole.
Maestro del Cuore	Mani e piedi bollenti per squilibrio circolatorio, dolori alla schiena e ai fianchi, tensione agli occhi, tendenza alla lacrimazione.
Triplice Riscaldatore	Gonfiore al basso addome causato da raffreddamento, gonfiore generale, perdite uterine, disfunzione del sistema nervoso autonomo.
Vescica Biliare	Nevralgia intercostale, preoccupazione e ipersensibilità costanti, affaticamento agli occhi.
Fegato	Stanchezza estrema, febbre, emorroidi, crampi al tendine d'Achille.

Meridiano di Rene Kyo

CAUSA	Tendenza a strafare e a raggiungere uno stato di esaurimento totale per troppo lavoro.
ASPETTO MENTALE	Ansia costante e senso di vuoto, mancanza di perseveranza e di motivazione, trasalire per un nonnulla, paura di tutto, scarsa padronanza di sé, irrequietezza, continuo stato di stress a casa e sul lavoro senza possibilità di scampo, mancanza di determinazione e di iniziativa.
ASPETTO FISICO	Carnagione scura e opaca, pelle gonfia senza elasticità, sensazione di freddo che dal basso addome e dalle anche si estende lungo le gambe, minzione frequente o scarsa, lavorare troppo e dormire poco per un lungo periodo di tempo, corpo appesantito dalla stanchezza, alito cattivo, insufficienza ormonale, attività sessuale eccessiva, desiderio sessuale e impotenza, ossa deboli e fragili, tendenza a inciampare e a cadere, tensione e rigidità intorno alla vita, tensione nel muscolo retto dell'addome*.

Sintomi Jitsu degli altri meridiani quando il meridiano di Rene è Kyo

Polmone	Enfisema polmonare, catarro abbondante, sensazione di freddo alla parte superiore del corpo.
Intestino Crasso	Rigidità e tensione alle gambe per il freddo, crampi alle gambe come risultato di tensione alla schiena.
Stomaco	Calore alla testa, ipersensibilità al freddo, iperacidità, gastrite causata dal troppo lavoro, mangiare troppo.

*Il muscolo retto dell'addome è una fascia muscolare verticale che si estende nel centro dell'addome dalle costole fino all'osso pubico.

Milza-Pancreas	Bocca secca per scarsa salivazione, dolori lombari, talloni screpolati.
Intestino Tenue	Stanchezza dopo il parto o ristagno di sangue nel basso addome.
Maestro del Cuore	Pressione sanguigna alta o bassa, angina pectoris, gonfiore alle gambe e alle braccia, troppo lavoro.
Triplice Riscaldatore	Tonsillite, calore alla testa, ipersensibilità al freddo, costituzione allergica, predisposizione alle infezioni.
Vescica Biliare	Difficoltà ad addormentarsi, sonno inquieto, gonfiore al viso e alle estremità, nausea.
Fegato	Abuso di medicinali, punture di insetti, disordini al fegato.

Meridiano di Maestro del Cuore Kyo

CAUSA	Funzione circolatoria indebolita e sovraccarico dell'attività cardiaca a causa di una postura errata o di lavoro nella stessa postura per troppo tempo.
ASPETTO MENTALE	Grande impazienza senza capacità di agire, totale esaurimento che fa sentire storditi, sonno irrequieto e sognare troppo, ansia causata da difficoltà di respirazione, trasalire continuamente per sciocchezze, grande shock che arriva quasi a provocare un attacco cardiaco.
ASPETTO FISICO	Tendenza al gonfiore in gola, sensazione di ostruzione nel petto che rende difficile l'inspirazione, dolori al petto, problemi cardiaci, palpitazioni, respiro corto, tendenza a stancarsi facilmente e incapacità a fare esercizi fisici energici, pressione sanguigna anormale e oscillante, gonfiore e freddo alle estremità, tendenza all'ulcera gastrica e duodenale, bruciori di stomaco, muscoli pettorali e dello sterno deboli.

Sintomi jitsu degli altri meridiani quando il meridiano di Maestro del Cuore è Kyo

Polmone	Asma cardiaca, dita dei piedi intorpidite, senso di pesantezza alle spalle, schiena e petto.
Intestino Crasso	Sensazione di calore al capo e di freddo alle gambe, grande tensione al collo e alle spalle, sensazione di freddo durante il sonno.
Stomaco	Digestione difficile causata dal troppo lavoro, alta pressione sanguigna.
Milza-Pancreas	Esaurimento in seguito a troppo lavoro mentale, ptosi gastrica (abbassamento dello stomaco).
Cuore	Stanchezza causata da irrequietezza, ronzio alle orecchie, sensazione di calore al capo e palpitazioni.
Intestino Tenue	Stanchezza dovuta ad ansia, infarto cerebrale, palpitazioni.
Vescica	Alta pressione sanguigna dovuta a stress, ulcera del piloro, respiro affannoso.
Rene	Lavorare troppo e logorarsi i nervi, tensione alle spalle, pesantezza al petto.

Vescica Biliare	Morbo di Basedow, rigidità agli avambracci, bruciori di stomaco, dolori alla schiena e alle spalle.
Fegato	Vertigini nell'alzarsi in piedi, sensazione di stanchezza generale.

Meridiano di Triplice Riscaldatore Kyo

CAUSA	Si è iperprotetti a casa e gettati nel mondo impreparati. Tendenza ad avere poco spirito di adattamento, ad essere eccessivamente prudenti, tesi, goffi; insufficienti opportunità per liberarsi dalla tensione nervosa.
ASPETTO MENTALE	Tendenza a gravarsi di un carico mentale o ad essere iperansiosi, eccessiva preoccupazione per cose futili nel trattare con gli altri, tendenza a credersi disorganizzati in seguito a stanchezza, sensazione di stordimento.
ASPETTO FISICO	Pelle ipersensibile, debolezza delle membrane mucose e del sistema linfatico, tendenza a reazioni allergiche alle tonsille, al naso e alla gola, raffreddori frequenti che durano a lungo, mal di testa, ronzio alle orecchie, vertigini, tensione agli occhi, calore alla testa, eccessivo disagio ai cambiamenti di temperatura e di umidità, sensazione di costrizione al petto, tensione alle pareti addominali, soffrire di solletico in modo eccessivo, infiammazione al peritoneo che causa crampi e dolore all'addome, disallineamento delle vertebre cervicali, tensione al collo, intorpidimento dal collo fin giù nella parte esterna delle braccia.

Sintomi Jitsu degli altri meridiani quando il meridiano di Triplice Riscaldatore è Kyo

Polmone	Dolori al petto in caso di raffreddore, pleurite.
Intestino Crasso	Raffreddore, vertigini, stanchezza che si avverte alle braccia e alla parte inferiore del corpo.
Stomaco	Gastrite acuta, mancanza di esercizio fisico, sensazione di stanchezza dopo aver mangiato troppo.
Milza-Pancreas	Star male dopo i pasti, pesantezza alla testa per ansia eccessiva.
Cuore	Calore al capo e freddo alle estremità, sensazione di apatia generale, stanchezza o tensione dietro il bulbo oculare.
Intestino Tenue	Colpo di frusta, appendicite, ronzio nelle orecchie, tensione alle spalle per mancanza di esercizio fisico.
Vescica	Costituzione allergica, intorpidimento alle gambe e alle braccia, minzione frequente.
Rene	Insonnia o sonno agitato, tendenza a emorragia nasale, vista annebbiata.
Vescica Biliare	Tendenza a raffreddori prolungati, bocca amara, nausee, tensioni agli occhi.
Fegato	Ipersensibilità al peritoneo e alle pareti addominali che causa diarree frequenti; tendenza a soffrire il solletico, riniti.

Meridiano di Vescica Biliare Kyo

CAUSA	Si è indecisi su dove concentrare la propria energia quando si intraprende qualcosa e si tende a essere incerti sulla direzione da prendere. Calo d'energia dopo una grande delusione.
ASPETTO MENTALE	Stanchezza dopo una eccitazione emotiva continua, stanchezza dopo essere stati costretti a prendere una decisione, stress prolungato, stanchezza per dover occuparsi di troppi dettagli, esaurimento emozionale dopo una grande delusione, tendenza ad essere nervosi, nervi logori, perdita di forza di volontà, scarsa motivazione dovuta a sovraffaticamento.
ASPETTO FISICO	Distribuzione irregolare di elementi nutritivi nel corpo, sintomi di stanchezza in zone specifiche, soprattutto negli occhi, muco agli occhi e vista annebbiata, vista deteriorata, mal di testa causato da tensione oculare, insufficienza biliare e difficoltà a digerire i grassi che porta alla stitichezza, alla diarrea o a feci decolorate, tendenza all'anemia e colorito giallastro, tendenza a ingrassare facilmente anche diminuendo l'assunzione di cibi grassi, avversione per i cibi grassi, preferenza per i cibi di sapore delicato, iperacidità, rigidità e dolori alle articolazioni.

Sintomi Jitsu degli altri meridiani quando il meridiano di Vescica Biliare è Kyo

Polmone	Dolore ai pollici, rigidità ai muscoli pettorali, catarro.
Intestino Crasso	Evacuazione insufficiente e stasi fecale, tendenza a stancarsi facilmente, occhi arrossati.
Stomaco	Masticazione insufficiente, mancanza di sonno, vista annebbiata, mal d'auto.
Milza-Pancreas	Scarsa secrezione di enzimi digestivi, tendenza ad eruzioni cutanee, stomatite.
Cuore	Tensione nervosa, difficoltà ad addormentarsi, capogiri.
Intestino Tenue	Sforzarsi oltre le proprie capacità, funzioni intestinali deboli, tendenza a stancarsi facilmente, costituzione allergica.
Vescica	Lavorare troppo, ulcera duodenale, spasmi al condotto biliare, itterizia.
Rene	Tosse con catarro, tensione alla schiena e alle spalle, occhi affaticati.
Maestro del Cuore	Obesità, morbo di Basedow, palpitazioni, tendenza ad agitarsi e preoccuparsi.
Triplice Riscaldatore	Predisposizione ai raffreddori, gonfiore all'addome, bocca amara, sonno agitato, nausea, catarro.

Meridiano di Fegato Kyo

CAUSA	Perdita di resistenza e di capacità di sopportazione per cui, anche se si è motivati, manca l'energia per perseverare. Diminuzione delle riserve di sostanze nutritive nel corpo e calo della funzione di disintossicazione.

ASPETTO MENTALE	Mancanza di perseveranza e tendenza ad annoiarsi, impazienza e irritabilità, tendenza ad avere i nervi a pezzi, irascibilità e sfoghi emotivi improvvisi ed esplosivi, facile irritabilità per i rumori, preoccuparsi senza utilità.
ASPETTO FISICO	Articolazioni deboli, sensazione di tremore nelle articolazioni quando si fanno movimenti energici, totale esaurimento, tendenza ad avere vertigini periodiche o ad inciampare e cadere, rigidità al tallone d'Achille, si vedono le cose di colore giallastro, facilità ad intossicazione da cibo con nausea e vomito, incapacità di ingrassare, febbriciattola di lunga durata, febbre alta senza cause apparenti, rigidità e poca flessibilità dei muscoli che causa movimenti goffi, mancanza di desiderio sessuale e impotenza.

Sintomi Jitsu degli altri meridiani quando il meridiano di Fegato è Kyo

Polmone	Tendenza alla stipsi, rigidità nella schiena e nelle spalle, asma.
Intestino Crasso	Tendenza alla stipsi, sensazione di calore al capo, energia trattenuta, gambe stanche e pesanti.
Stomaco	Disordini al fegato, perdita dell'appetito, mancanza di motivazioni nel lavoro.
Milza-Pancreas	Carnagione scura e opaca, stanchezza e pesantezza su tutto il corpo, perdita di desiderio sessuale.
Cuore	Stato di esaurimento totale dopo un'eccitazione emotiva.
Intestino Tenue	Sintomi di ulcera duodenale, zoppia saltuaria, macchie sul viso.
Vescica	Difficoltà nella minzione, tensione nervosa, impotenza, sintomi di intossicazione.
Rene	Eccessivo consumo di alcool, mancanza di spinta a causa di troppi sforzi, ipertrofia prostatica.
Maestro del Cuore	Irrequietezza e incapacità a rilassarsi, nervosismo nelle relazioni personali, forti palpitazioni.
Triplice Riscaldatore	Rinite, stomatite, peritoneo ipersensibile, soffrire il solletico, tendenza alla diarrea dopo aver preso freddo.

14. Come lavorare sui problemi fisici specifici

Trattare le cause di base

Quasi tutti i diversi metodi usati al giorno d'oggi per migliorare lo stato di salute di una persona, pongono l'accento sul trattare problemi o sintomi fisici del momento. Questo va d'accordo con l'approccio di base della medicina occidentale che, attraverso analisi quantificabili, cerca di determinare la «causa» della malattia e tuttora somministra trattamenti in gran parte tendenti a risolvere i sintomi. Una delle caratteristiche delle malattie negli esseri umani è che, finché la causa di un sintomo può essere verificata oggettivamente, la causa vera rimane nascosta. Tentare di prognosticare il decorso della malattia basandosi solo su ciò che appare al momento, significa ignorare la storia personale dell'individuo fino a quel punto. All'interno di un quadro generale, la causa delle condizioni presenti è sempre in un qualche punto del nostro passato.

I sintomi sono solo il risultato di distorsioni o squilibri del nostro essere totale. Nessuna malattia sorge improvvisamente dal nulla. La malattia è un inevitabile risultato di squilibri nella vita di un individuo che hanno origine nel passato. La malattia è, nella realtà, un prodotto di una forza che sta lavorando per curarla. Così, solo considerando la persona malata come un intero possono essere identificati in realtà gli squilibri mentali e fisici che hanno fatto sorgere il problema. È un approccio sbagliato quello che cerca di trattare la malattia come se fosse solo ciò che i sintomi manifestano.

Ugualmente è uno sbaglio supporre che, solo perché due persone hanno sintomi simili, la loro malattia possa essere classificata come la stessa e possa essere trattata nella stessa maniera. Nella medicina orientale, secondo la tradizione, è data importanza al fattore Yin (Kyo) che giace dietro al più ovvio fattore Yang (Jitsu). Anche quando il fattore Yang, che è quello che appare (sintomo Jitsu) è identico in due persone, il suo significato è completamente differente quando è visto da una prospettiva superiore, che consideri il fattore Yin (causa) come responsabile del problema.

Per meglio comprendere questo punto, immaginiamo che tre persone abbiano ricevuto un punteggio di 80% in un test. Se prendiamo in considerazione solo la situazione presente, queste tre persone possono essere considerate allo stesso livello. Se però analizziamo questo punteggio identico da una prospettiva più ampia, apprendiamo che una persona usualmente ottiene il 100%, la seconda il 60% e la terza l'80%. In questo caso, il significato dello stesso punteggio di 80% diventa decisamente differente. Di conseguenza dovrà essere differente per ciascuna persona la considerazione data all'identico punteggio di 80%. Talvolta può sembrare più facile e più pratico considerare solo il risultato dell'ultimo test, perché rappresenta una valutazione oggettiva che ciascuno può capire. Ciò nonostante, proprio perché è più difficile giudicare quanto una persona stia lavorando sodo, se è pigra o lavori al meglio delle sue abilità, la cosa migliore è valutare la sua prestazione nel suo complesso. Il disegno completo del perché una persona abbia fatto ciò che ha fatto è spesso difficile da vedere e bisogna guardare più profondamente, nei fattori nascosti. D'altronde solo così può essere capita la vera ragione del punteggio di quella persona. E solo allora il suo punteggio può essere usato al meglio per aiutarla.

L'approccio diagnostico della medicina orientale può essere paragonato al meditare sul significato di molti dipinti, ma considerati singolarmente. Ciò è completamente differente dal trattamento dei sintomi, che corrisponderebbe al classificare sistematicamente i dipinti in funzione dell'argomento del soggetto. Anche quando in due dipinti la figura centrale è identica, il significato e l'impatto della stessa figura varierà considerevolmente in relazione allo sfondo del dipinto. Se noi classifichiamo i dipinti tenendo conto solo del soggetto principale, ogni scenario o sfondo importante della pittura ci viene sottratto. Per giudicare il significato di ciascun dipinto, è invece necessario applicare la nostra intuizione osservando sia lo sfondo, che il soggetto. In tale processo il nostro personale punto di vista diventa un fattore importante, ma se desideriamo ottenere qualcosa di valido dall'esperienza, è la percezione soggettiva che assume un'importanza totale.

Così, per renderci conto e comprendere realmente una data situazione, dobbiamo riuscire a vedere cosa c'è sotto l'apparenza superficiale. Dietro ciò che è visibile ci sono sempre fattori che non si vedono e, per vederli, dobbiamo togliere l'attenzione dagli aspetti in evidenza per vedere la situazione nella sua globalità. La condizione Jitsu o il problema manifesto, è naturalmente chiaramente evidente, perché il suo scopo è proprio quello di attirare l'attenzione su di sé, distogliendola da altre parti. In termini di condizioni Kyo e Jitsu dei meridiani, il problema in evidenza o sintomo è più spesso manifestato dal meridiano Jitsu. Il Kyo, o meridiano deficitario, è sempre uno degli altri meridiani non facenti parte della coppia Yin/Yang del Jitsu. Ci possono essere parecchi meridiani Kyo tra le dieci possibilità, ma solo uno in particolare fa sì che il Jitsu si manifesti come un problema. Il meridiano più Kyo è anche il più profondo e il più difficile da trovare. Ecco perché, per identificare il meridiano Kyo, la situazione deve essere esaminata come un intero. Ci si accorgerà di aver identificato il Kyo maggiore (la causa prima) quando il lavoro su di esso influisce positivamente sull'aspetto Jitsu e comincia a risolvere il problema.

Il lavoro sull'aspetto Kyo dà un sollievo notevole al problema Jitsu. Quando è preso in considerazione solo l'aspetto Jitsu si potrebbe dubitare di essere capaci di risolvere il problema o sintomo, perché sembra troppo grosso. Il problema sembra insormontabile soltanto perché il ki della persona, o attenzione, si è lasciato assorbire solo da quell'unico aspetto, ma una volta che il ki viene riorientato, i sintomi, che sembravano rappresentare un difficile problema, cominciano a sparire. Il lavoro sull'aspetto Kyo (il vuoto o causa di base) automaticamente risolve il problema. Poiché il vuoto non ha forma, può far regredire la manifestazione Jitsu, riassorbendola nel non essere. Una regola fondamentale del principio Yin-Yang è che lo Yin sostiene lo Yang. Ciò che è successo quando i sintomi sono spariti è che lo Yin (Kyo) e lo Yang (Jitsu) si sono equilibrati a vicenda.

Questo concetto profondo non deve rimanere solo una teoria. È senza significato, se non lo mettiamo in pratica. Così, quando si fanno gli esercizi per immagini, bisogna trovare prima l'esercizio più difficile (Jitsu) e poi cercare il più facile (Kyo). Se l'esecuzione del movimento più facile porta un miglioramento nell'esecuzione del più difficile o dà sollievo ad un sintomo Jitsu, il meridiano Kyo si sta effettivamente rinforzando. Bisogna praticare i diversi esercizi per immagini e lavorare attraverso una pratica comprensione di cosa giace alle radici del proprio problema. Quando l'esercizio non è efficace, o gli effetti non sono chiari, occorre continuare a cercare il Kyo più profondo, che è elusivo per natura. Per identificare l'aspetto Kyo, che rappresenta la causa, bisogna imparare a sviluppare la propria capacità intuitiva.

Superare problemi emozionali o fisici è naturalmente la cosa più importante per l'individuo che ha un tale problema. Ma nella realtà si può dare ben poco aiuto, finché la persona non decida di lavorare seriamente su di esso. Il processo di cercare l'aspetto Kyo o la causa di base è una ricerca da fare in modo molto personale e soggettivo. Ne consegue che la persona che soffre di un problema dovrebbe essere la prima a cercare la causa sottostante e trovare una soluzione adatta al suo caso. Le differenze individuali sono sempre state importanti nella medicina orientale e si cerca di avere dei pazienti un'immagine a tutto tondo, perfino nei dettagli della loro vita quotidiana. Questo approccio permette di identificare la causa di base e selezionare il miglior trattamento per ogni individuo. Nello stesso modo gli esercizi per immagini mettono in grado di trovare gli esercizi più adatti a sé. Il proprio sentire e le sensazioni che si sperimentano nel muovere il proprio corpo faranno da guida. Così, come nella vita due cose non sono mai esattamente uguali, lo stesso esercizio è sperimentato in modo differente da ciascun individuo. Poiché ogni persona si muove in accordo con il proprio equilibrio e ritmo interiore, così anche l'esecuzione di una identica serie di movimenti differirà da persona a persona. Perciò ciascuno di noi deve lavorare per aumentare la consapevolezza del proprio corpo e cercare la causa di base o vuoto che è la chiave della vita. In questo modo possiamo determinare un cambiamento più profondo e duraturo nel nostro intero essere.

Disturbi del sistema muscolo-scheletrico

Tensione a collo e spalle (spalle rigide)

La maggior parte delle persone non considerano la rigidità delle spalle come un vero problema fisico, così raramente le prestano attenzione in modo serio. In Giappone, ai pazienti con tali problemi, i medici danno solo tranquillanti, iniezioni di vitamine nelle spalle o trazioni del collo. Anche molti agopuntori e professionisti di shiatsu concentrano il trattamento soprattutto sull'area di collo e spalle. Alcuni sostengono che questo genere di trattamenti non sono necessari fino a che uno fa sufficiente esercizio fisico. In ogni caso la vera causa di tensione nel collo e spalle raramente è presa in considerazione, quando si ha a che fare con il problema.

Le cause di tensione a collo e spalle sono molte. Ci sono lavori che causano tensione alle spalle, ma anche soltanto una conversazione non piacevole provoca talora un loro irrigidimento. Molte persone sembrano portare sulle spalle il peso dei fardelli della vita. Altri arrivano a ciò che è chiamato «spalle congelate» per l'età o perché hanno fatto lavorare le braccia in modo esagerato. I vari casi di rigidità alle spalle non possono essere trattati allo stesso modo, perché la causa di base è diversa. Tutti i meridiani che passano sulle spalle corrono anche nel collo così come nelle braccia, nella zona della vita e nelle gambe. L'uso degli esercizi per immagini per aggiustare squilibri in questi meridiani, che corrono per tutta la lunghezza del corpo, ha un effetto speciale nel rilasciare le tensioni delle spalle.

La rigidità delle spalle spesso appare come Jitsu del meridiano di VB, quando è soprattutto a destra o come Jitsu del meridiano di S quando è a sinistra. D'altra parte sono anche comuni casi di Jitsu del meridiano di IT o di V. In termini di meridiani Kyo, la rigidità alle spalle è spesso causata dal Kyo di IC, IT, C, TR o MC. È comunque sempre importante identificare i meridiani coinvolti nella rigidità di collo e spalle. Gli Esercizi di Base e Complementari sono mezzi efficaci di bilanciamento dei meridiani lungo l'intero corpo. Anche fare gli esercizi «M» ed «N» subito dopo aver fatto gli appropriati Esercizi per Tipologie è molto efficace nell'allentare sintomi di rigidità in collo e spalle.

Cervico-brachialgia

Nel passato la cervico-brachialgia, una condizione di intenso dolore che dal collo scende nel braccio, era spesso osservata in persone sopra i 50 anni e associata con le «spalle congelate». Recentemente si è osservato un aumento del numero di giovani in questa condizione, specialmente in rapporto ad occupazioni come perforazioni di schede, battere a macchina e disegno tecnico. In Giappone molti, per tali problemi, si rivolgono all'agopuntura o allo shiatsu. Recentemente un medico giapponese ha affermato che l'attività fisica era molto più efficace di tali trattamenti. Comunque sia chi sta in tale condizione tende a preoccuparsi del sintomo doloroso lungo il collo e braccio e scorda di considerare il resto del corpo. Non è affatto raro che i sintomi di un lato del corpo vadano via solo per riaffiorare, più tardi, sull'altro lato. Il miglior approccio per trattare la cervico-brachialgia è lavorare sul meridiano Kyo.

Così, se si fa poco esercizio o si è predisposti a prender freddo, bisogna lavorare sul meridiano di IC. Nei casi accompagnati da indigestione lavorare su MP. Se c'è un problema dentario devono essere trattati S e IT. In casi di shock o di sforzo mentale lavorare su C e se abbiamo lavorato troppo, o siamo rimasti fermi per troppo tempo nella stessa posizione, lavorare invece su MC. Nella maggior parte dei casi di cervico-brachialgia c'è un leggero spostamento nell'articolazione delle spalle che è tirata in direzione del meridiano Kyo. Il dolore di solito appare sull'altro lato del corpo, lungo il meridiano Jitsu. Trattare solo il lato con il sintomo dà tutt'al più un sollievo temporaneo. Occorre evitare di forzare i movimenti del lato doloroso. Invece si può esercitare la parte che è libera da sintomi. Bisogna lavorare per allentare la tensione nel meridiano Kyo stirando quanto più è possibile nella direzione facile e rilasciando il ki mentre si espira.

Tenosinovite (infiammazione della guaina del tendine)

Le tenosinoviti di solito riguardano il polso e le dita, soprattutto il pollice e causano difficoltà nel movimento. Talvolta provoca la condizione di «dito grilletto»* e, di so-

* Un dito-grilletto è caratterizzato da un momentaneo e spasmodico arresto nel movimento di

lito, il muovere la mano causa dolore. La maggior parte dei trattamenti di tenosinoviti si concentrano sulla parte interessata. Nei casi seri si opera. La causa di questa condizione è usualmente da ricercarsi in distorsioni nelle articolazioni di polso, gomito, spalla e collo. Una eventualità è anche data da un disallineamento delle vertebre toraciche. Ecco perché gli esercizi per immagini che bilanciano i meridiani lungo l'intero corpo, possono essere molto efficaci. La tenosinovite è molto spesso il risultato di un cattivo uso o di un uso esagerato delle dita associato con il Kyo nei meridiani di P, IC, MP, S, C, IT, MC o di TR. È importante eseguire gli esercizi più adatti per bilanciare i meridiani in difficoltà in ogni individuo.

Infiammazione dell'articolazione del ginocchio

La maggioranza dei problemi di ginocchia, che non riguardino ferite, sono causati dal Kyo del meridiano di MP. La tendenza a mangiare in fretta, non masticando bene il cibo, e il pensare troppo sono associate con il Kyo di MP. Altre tendenze di persone con Kyo di MP riguardano la mancanza di esercizio, e lo star seduti e parlare per lunghi periodi di tempo. Il meridiano Jitsu che appare insieme con il Kyo di MP varierà in accordo con i sintomi. Chi trova impossibile sedersi nella posizione seiza, ha in Jitsu VB. Quando invece è V ad essere Jitsu, si sente dolore nel sedersi o nell'alzarsi. Se è Jitsu il meridiano di TR, le ginocchia tendono a riempirsi di liquido. Nel caso di Jitsu di IT, il dolore irradia dalle anche verso le ginocchia.

In tutti i casi non bisogna forzare il movimento del ginocchio dolente. Ma non bisogna nemmeno smettere di muovere il ginocchio perché fa male. È invece importante usare il ginocchio malato dovunque sia possibile senza dolore. Si può aiutare il ginocchio usando le braccia, in modo che la maggior parte del peso vada sul ginocchio sano. Sono molto adatti in questo caso tutti gli esercizi per immagini che non carichino le ginocchia. Non c'è bisogno di forzare movimenti che incrementino dolore alle ginocchia. Spesso la ragione per cui un ginocchio è in tale cattiva condizione è in primo luogo da ricercarsi in caviglie e anche molto rigide. Perciò bisogna tenere in esercizio queste giunture. È molto utile ruotare le caviglie con la mano, stando seduti a gambe incrociate. Sono molto efficaci anche gli esercizi di stretching delle gambe degli Esercizi per la Famiglia. Avere le caviglie sciolte rende più facile il movimento nelle altre articolazioni.

Dolore nella bassa schiena

Sembra che nel modo di vivere occidentale, in cui si sta seduti su sedie e si indossano scarpe tutto il giorno, ci sia una maggior tendenza al dolore nella bassa schiena. L'incidenza di questo problema è in aumento in Giappone da quando esso ha iniziato ad occidentalizzarsi. Ciò può anche essere correlato all'uso di macchine e di altre forme di trasporto utilizzate fin dalla giovane età e ad uno sviluppo insufficiente di forza nelle gambe e nel bacino. Poiché negli ambienti occidentali il ginocchio raramente è piegato completamente, i muscoli dalle ginocchia alle anche, che costituiscono le fondamenta per la metà superiore del corpo, sono più facilmente affaticabili.

Di solito il dolore nella bassa schiena è causato dal Kyo di C o IT. L'Esercizio di Base «C» e l'Esercizio Complementare «U» possono essere fatti anche quando il do-

flessione o di piegamento, che è seguito da uno schiocco nel ritornare a posto. È causato da infiammazione della guaina del tendine o dalla formazione di un nodulo nel tendine stesso.

lore nella parte inferiore della schiena è forte. Anche gli Esercizi per la Famiglia di stretching dell'interno delle gambe nella posizione supina e di pressione e assestamento della zona lombare e delle gambe nella posizione prona sono utili per chi ha dolore nella zona lombare. Quando il dolore è un po' allentato si può anche tentare la «torsione lombare». Negli Esercizi per la Famiglia gli esercizi di stretching sul dietro e all'interno delle gambe sono utili per il Kyo dei meridiani di R, MC e IC. Bisogna allungare e fare pressioni lungo questi meridiani, avendo cura di non causare dolore. Ricordarsi di cominciare a lavorare sempre dalla parte meno disagiata e dolorosa. Se si lavora da soli, cominciare sempre col movimento più facile.

Gli esercizi per immagini includono molti movimenti che fanno lavorare la parte bassa del corpo ed è essenziale, durante l'esecuzione, concentrarsi sull'*hara*. Per prevenire i dolori del fondo schiena, è importante praticare la Respirazione per immagini e tenere abitualmente il proprio ki centrato in *hara*. Casi acuti di serio mal di schiena, a volte riferibili a un'«ernia del disco», avvengono per lo più quando la persona fa dei movimenti scoordinati con braccia e gambe senza essere centrata in *hara*. Occorre tenerlo presente durante la pratica di questi esercizi.

Artrite

L'artrite reumatoide è molto difficile da curare quando ha raggiunto lo stato cronico. Se, a causa del dolore, le articolazioni non vengono tenute in movimento, la loro deformazione progredisce più velocemente e la guarigione diventa impossibile. L'artrite, in modo simile al dolore nella bassa schiena, è causata nel maggior numero di casi dal Kyo del meridiano di C o di IT. I sintomi dei dolori nelle giunture si evidenziano con il Jitsu del meridiano di VB. Il punto chiave nel lavoro con l'artrite è il far muovere le articolazioni non danneggiate così da migliorare la circolazione e con tale mezzo purificare il sangue e nutrire i tessuti. È soprattutto importante non perdere la speranza e perseverare senza rinunciare. Quando l'accento viene posto sulla manipolazione delle articolazioni affette l'intero corpo si contrae. L'approccio migliore sta nel fare quegli esercizi per immagini in cui l'intero corpo può rilassarsi e nell'eseguire il movimento prima nella direzione più facile.

Disturbi dell'apparato digerente

Indigestione

Oggigiorno molte persone soffrono di indigestione a causa di abitudini di vita poco sane come lavorare troppo, stare alzati fino a tardi, mangiare e bere smodatamente. Anche se si tenta di salvare la situazione ingerendo dei medicinali specifici, è inevitabile che uno stile di vita malsano porti alla fine a serie malattie gastrointestinali. Tutto quello che il medicinale fa è sopprimere il sintomo temporaneamente, ma non migliora la funzione digestiva in quanto tale. L'uso abituale di medicine come gli antiacidi può perfino essere dannoso per la salute. L'elemento di stress – la causa prevalente della malattia in questa era moderna – ha un impatto tremendo sulla digestione.

Nella condizione di S Kyo - IT Jitsu la funzione dell'intestino è stata danneggiata dallo stress o dal troppo lavoro. In questi casi, più che assumere delle medicine, è molto più d'aiuto fare degli esercizi per stimolare la funzione digestiva. Nel caso di MP Kyo - IT Jitsu, uno scarso assorbimento negli intestini può causare una bramosia innaturale per il cibo. Un tale abnorme appetito molto spesso precede problemi di stomaco, così è bene prestare attenzione a tali segni. Nel caso di IT Kyo - S Jitsu, spesso si trova un'ansia esagerata e la funzione intestinale indebolita. La cosa migliore in questo caso è rilassarsi e riprendersi dalla fatica. La varietà di esercizi per immagini leggeri e riposanti come gli Esercizi a Terra sono ideali per questo.

L'indigestione è causata dalla mancanza di esercizio in condizioni come TR Kyo - IT Jitsu, IC Kyo - IT Jitsu e S Kyo - IC Jitsu. In questi casi gli esercizi, sono una necessità specialmente per le gambe. Se la condizione è S Kyo - V Jitsu, l'indigestione normalmente è di origine nervosa. Nel caso di S Kyo - R Jitsu, normalmente abuso di alcool, mancanza di sonno o troppo lavoro ne sono la causa. La combinazione e l'importanza da dare agli esercizi per l'indigestione varia a seconda di ciascuna condizione. È importante cercare le cause in termini di squilibrio nei meridiani e fare gli esercizi in accordo con le necessità individuali.

Stitichezza

La tendenza a diventare stitici può essere considerata come inevitabile risultato della dieta moderna, che consiste prevalentemente in cibo elaborato facilmente digeribile con basso contenuto di fibre, insieme con la mancanza di movimento fisico. Mangiare cibo leggero e facilmente digeribile porta inoltre all'abitudine di trangugiare il pasto. I lassativi vengono usati assolutamente troppo nei paesi occidentali e questa tendenza sta crescendo anche in Giappone. Mentre l'impegno fisico sul lavoro è normalmente minimo, c'è invece un impegno esagerato a livello mentale. Quel po' di esercizio fisico praticato nel fine settimana non è ovviamente sufficiente per riequilibrare tale squilibrio costante tra l'uso del corpo e quello della mente. La soluzione migliore a questo problema è includere una serie di esercizi nella routine quotidiana e fare quegli esercizi per immagini che abbiano a che fare con la causa principale (squilibrio) della condizione.

La stitichezza nel caso di MP Kyo - IC Jitsu dipende normalmente da un'insufficiente masticazione. Nel caso di IC Kyo - VB Jitsu, dipende dalla mancanza di secrezione biliare. In modo simile IC Kyo - TR Jitsu è associato alla costipazione di origine nervosa o a un'infreddatura. IC Kyo - IT Jitsu è associato sia all'indigestione, sia alla costipazione. Nel caso di IT Kyo - IC Jitsu la stitichezza è connessa a un fattore psicologico o all'incapacità di manifestare i propri sentimenti.

Emorroidi

I casi di stitichezza sono spesso accompagnati da una congestione di sangue attorno all'ano, che provoca emorroidi. Gli esercizi che migliorano il movimento degli intestini spesso sono d'aiuto nei casi di emorroidi. Trattare il meridiano di IC spesso aiuta a portare le emorroidi sotto controllo.

Quando il meridiano di V è Kyo, la causa è probabilmente da ricercarsi in una infreddatura o nella mancanza di esercizio. Altrimenti le emorroidi sono in relazione con lo stress di questa società moderna e possono essere provocate da ansia, associata al Kyo del meridiano di C o dal pensare troppo, che è associato con il Kyo del meridiano di MP. Se si tratta di quest'ultimo, per combattere la tendenza al troppo lavoro cerebrale, possono essere fatti saltuariamente l'Esercizio di Base «B» e l'Esercizio sul Lavoro «O».

Disturbi del sistema circolatorio

Ipertensione

C'è chi si turba eccessivamente quando viene informato che ha la pressione del sangue un po' alta. Qualcuno prende medicine per abbassarla senza che ciò sia realmente necessario, teme complicazioni maggiori e si preoccupa dei risultati ad ogni misurazione di pressione. È difficile che persone con questo tipo di temperamento possano essere curate per la loro ipertensione. In molti casi la psicoterapia è lo strumento migliore per curare questo tipo di tendenze nevrotiche. Anche se è vero che l'infarto ed altre complicazioni capitano più frequentemente a chi è iperteso, in realtà meno del 10% degli ipertesi è colpito da un infarto. L'ipertensione spesso viene notata in coloro che non fanno abbastanza esercizio. Per questo il fare esercizi che attivino il sistema cardiovascolare come un leggero footing (jogging) è una buona idea. Comunque, prima del footing, è bene praticare qualche Esercizio per immagini per rilassare ed equilibrare tutto il corpo.

Per persone con circolazione periferica debole e sudorazione scarsa i più utili sono quegli esercizi per immagini che stimolino i meridiani di MC e di TR. Nel loro caso si raccomanda una base giornaliera di attività fisica sufficiente a provocare una leggera sudorazione. Il miglioramento sarà consistente anche nell'arco di una sola settimana. Mancanza di sonno (R Jitsu) e tensione nervosa (V Jitsu) sono ugualmente legati all'ipertensione. Praticare l'Esercizio «M» per ridurre la tensione attorno al collo e alle spalle è spesso sufficiente per rimuovere vari sintomi associati all'ipertensione. Inoltre lavorare tutte le altre articolazioni del corpo come le caviglie, la cintola e i polsi stimolerà i punti principali di costrizione nella circolazione, mettendo così in grado il cuore di funzionare in modo più tranquillo e riducendo la pressione sanguigna.

Angina pectoris

Nel passato uno dei maggiori killer fra le malattia mortali nel Giappone era l'infarto. Ma anche attualmente il tasso di mortalità dovuto a malattie di cuore è molto alto, come nei paesi occidentali. A volte capita persino che il footing, fatto come esercizio salutare, diventi la causa diretta della morte. Vivendo una vita con relativamente poca attività fisica, non è consigliabile sottoporre il cuore a un carico così brusco. Anche degli esercizi normalmente benefici possono risultare pericolosi, se si esagera senza un'adeguata preparazione.

Se si desidera avere un cuore più forte, non si deve pensare solamente in termini di rafforzamento dell'apparato cardiovascolare centrale. Il dolore cardiaco è un segnale che si è indebolita la funzione del sistema circolatorio dell'intero corpo. Per questo bisogna scoprire le cause nascoste e trattare prima queste. Nell'angina pectoris si avverte un improvviso senso di forte pressione e dolore nell'area del cuore. Insieme a questi «attacchi cardiaci», spesso si sperimenta la paura della morte. In ogni caso nell'angina pectoris normalmente si tratta solo di uno spasmo delle arterie coronarie e raramente conduce alla morte. Le cause dell'angina pectoris molto spesso sono da ricercarsi in traumi emozionali o nel troppo lavoro mentale o fisico. L'angina pectoris si presenta ripetutamente quando c'è uno spostamento delle vertebre e perciò è importante rimettere a posto l'allineamento della spina dorsale. Quando le persone lamentano una respirazione faticosa e la sensazione di costrizione nel torace, frequentemente hanno delle vertebre spostate in aree associate al meridiano di Cuore (4ª- 5ª- 6ª vertebra toracica), o di Maestro del Cuore (7ª- 8ª - 9ª vertebra toracica) o al meridiano di Intestino Tenue (1ª - 2ª vertebra lombare). Riallineare la spina dorsale con gli Esercizi per la Famiglia è un modo molto efficace per correggere questo problema. Attraverso esercizi che tendano all'allineamento spinale eseguiti con sistematicità e l'esecuzione di altri esercizi per immagini che stirino la colonna, è possibile prevenire l'inizio di attacchi cardiaci più seri.

Ipotensione

In Oriente, tradizionalmente, la difficoltà di alzarsi al mattino e la sensazione di intontimento nel pomeriggio, tipico problema delle donne, veniva chiamata «malattia del mattino». Questo problema lo si incontrava spesso nelle signore di corte e probabilmente si trattava di una condizione anemica risultante dalla loro superprotetta vita di corte. In quest'era moderna la pressione bassa spesso diventa un problema in donne che si preoccupano troppo della linea e delle diete, o anche in impiegati che non si prendono abbastanza cura di se stessi. L'ipotensione può dipendere anche da cattiva digestione. Le persone con questi problemi devono soprattutto lavorare per correggere, con gli esercizi per immagini, il Kyo sia del meridiano di S che di TR. Sono altamente raccomandati inoltre gli Esercizi a Terra che migliorano sia l'aspetto esterno che la funzione digestiva.

Disturbi dell'apparato respiratorio

Raffreddore comune

C'è un detto in Estremo Oriente che dice: «il raffreddore è la sorgente di tutte le malattie». Probabilmente si diceva questo perché, quando il corpo perde il suo equilibrio e la sua vitalità, manda le prime avvisaglie sotto forma di un raffreddore; se ascoltiamo questi segnali e ci prendiamo cura del corpo possiamo prevenire ogni complicazione. Forse lo si diceva anche perché l'inizio di parecchie malattie gravi si manifesta con parecchi degli stessi sintomi del raffreddore. Qualunque sia la ragione, non è saggio provare a sbarazzarsi da sé dei soli sintomi prendendo delle medicine contro il raffreddore. L'uso di medicine, per sopprimere i sintomi di un raffreddore, può essere definito come il primo passo verso l'intossicazione da farmaci del corpo.

La condizione di TR Kyo - IC Jitsu è molto comune all'inizio di un raffreddore. In questo caso i sintomi iniziano nel naso e nella gola lungo il corso del meridiano di IC. Schiena e spalle possono diventare tese. Qualche volta c'è anche una sensazione di infreddolimento partendo dal basso addome lungo le gambe. Questo significa che la funzione del meridiano di TR che riguarda la circolazione periferica di pelle e mucose è diminuita, determinando l'incapacità di regolare la temperatura esterna. L'importanza di tenere il meridiano di TR in equilibrio è evidente se si tiene conto che perdita di sonno, ansietà e instabilità mentale (Jitsu del meridiano di R o di V insieme al Kyo di TR) possono aprire la strada a un raffreddore. Anche le compagnie farmaceutiche sottolineano l'importanza di coprirsi bene e prendersi sufficiente riposo.

Il vecchio rimedio di curare il raffreddore «sudandolo fuori» è effettivamente efficace nel primo stadio. Una sequenza intera di esercizi per immagini eseguita in un locale caldo spesso è sufficiente per provocare la sudorazione. Per ottenere l'effetto più efficace è necessario eseguire gli esercizi più intensi. Si spende molta più energia prima di ottenere la sudorazione con altri tipi di esercizi come il footing. Questo perché i movimenti in molti altri esercizi fanno lavorare prevalentemente i muscoli. Gli esercizi per immagini focalizzano il lavoro sul ki e questo stimola il Sistema Nervoso Parasimpatico responsabile nell'adattamento dell'ambiente interno a quello esterno. Ciò serve a migliorare la circolazione periferica e ad aprire i pori facilitando la traspirazione. Una buona circolazione periferica è fondamentale per la salute e gli esercizi che la facilitano sono molto efficaci nella cura dei raffreddori. Si potrebbe anche dire che qualsiasi cura efficace contro il raffreddore è efficace contro «tutti i generi di malattie».

Quando un raffreddore impiega un po' più tempo a colpire i bronchi, la condizione più comune è quella di IC Kyo - TR Jitsu. Quando l'infiammazione del tratto respiratorio peggiora, questa condizione cambia in P Kyo - TR Jitsu. Se il raffreddore si protrae nel tempo, IC o TR diventano Kyo, mentre R o V diventano Jitsu. I vari sintomi del raffreddore possono essere alleviati, ad ogni suo stadio, con esercizi in accordo con la propria tipologia di meridiano. Il raffreddore richiede soprattutto profondo e totale riposo. Invece di riposarsi soltanto, comunque, si può esercitarsi un po' a intervalli appropriati per aiutare il corpo a ristabilirsi: ciò permetterà un recupero più veloce.

Tosse

La tosse, che spesso accompagna un raffreddore, può essere una vera seccatura, ma cercare di sopprimerla può anche peggiorare le cose. Un'infiammazione della mucosa dei bronchi è una tipica condizione di TR Jitsu. In questo caso, i meridiani di IC o di V sono spesso Kyo; deve quindi essere rinforzato il ki del meridiano Kyo. A volte si ha una tosse leggera che non se ne vuole andare. Questo è causato normalmente più dal Kyo del meridiano di S che dal raffreddore in quanto tale. Quando c'è un ingrossamento delle tonsille, ciò può derivare dal Jitsu di IC o di TR insieme con il Kyo di R o di IT. In caso di quantità eccessiva di catarro, il meridiano di VB normalmente è Jitsu. In tutti i casi, comunque, il meridiano Kyo deve essere lavorato per primo.

Problemi di sinusite

Chi ha problemi di sinusite, oltre a dover respirare attraverso la bocca a causa della congestione nasale cronica, spesso avverte una sensazione di pesantezza alla testa. Questo comporta una memoria confusa, un senso di monotonia e la perdita di motivazione nel lavoro o nello studio. Le cure consigliate dagli specialisti di orecchi, naso e gola spesso fanno effetto solo per un breve periodo e spesso si richiede un'operazione che risolva il problema alla radice. Prendere la decisione di fare tale intervento è comunque una questione difficile, perché il disturbo ricompare frequentemente anche dopo un'operazione. Anche uno specialista incontra delle difficoltà nel curare tale condizione in cui il pus accumulato nei seni nasali determina il deterioramento dell'odorato e una maggiore predisposizione al mal di gola per la continua respirazione attraverso la bocca. Ciò può essere un'occasione per migliorare la situazione generale del corpo attraverso la pratica degli esercizi per immagini. Quando il problema della sinusite sarà risolto, facilmente la persona scoprirà che l'intero suo modo di vedere la vita è cambiato.

Fra chi ha problemi di sinusite la condizione più comune è quella di IC Kyo - S Jitsu. Questo tipo di persone tendono a mangiare troppo nonostante una scarsa funzionalità dello stomaco e inoltre fanno poco movimento, soprattutto alle gambe. Chi soffre di sinusite, determinata da una costituzione allergica, normalmente appartiene al tipo IC Kyo - F Jitsu e una dieta povera con eccessivo apporto di carne e uova ne è spesso la causa. Un altro tipo incline a problemi di sinusite è quello MP Kyo - V Jitsu; le persone appartenenti a questo tipo sono nervose e ansiose e hanno l'abitudine di mangiucchiare di continuo. Il fattore comune della maggior parte di problemi di sinusite è una mancanza di esercizi che muovano bene il corpo nel suo insieme. Per la mancanza di moto a causa della difficoltà di respirare, si crea un circolo vizioso. Praticando la Respirazione per immagini, dove si inspira piano e si espira completamente dalla bocca, è più facile fare un'attività fisica che coinvolga l'intero corpo.

Asma

L'asma è una condizione caratterizzata da una respirazione affannosa e affaticata. Nel caso di asma cardiaca la causa è una mancanza di ossigeno dovuta a una scarsa circolazione. Nell'asma bronchiale la causa è una condizione di allergia o di ipersensibilità delle mucose bronchiali. Quando si verificano attacchi d'asma sporadici, un asmatico preferisce stare seduto piuttosto che disteso, perché da seduto il respiro è facilitato. Dopo un periodo di respirazione affannosa e laboriosa, arriva di solito un accesso di tosse secca e insistente e viene espettorato catarro denso. Dopodiché l'attacco decresce e l'asmatico si sente di nuovo bene. Dato che, a parte gli occasionali attacchi d'asma, un asmatico può fare una vita normale, la maggior parte delle cure mediche consiste nel tentare di fermare questi attacchi. Tuttavia, tale sollievo normalmente è temporaneo e gli attacchi spesso ritornano a dispetto delle cure mediche. Inoltre la tossicità delle medicine rappresenta un ulteriore problema. La causa iniziale dell'asma consiste in una dieta che tende a rendere acido il sangue o, in altri casi, un'ambiente eccessivamente stressante. Ecco perché gli esercizi per immagini, che stirano e rilassano l'intero corpo, possono essere davvero efficaci.

La situazione più comune nell'asma è P Kyo - V Jitsu. In questo caso spesso abbiamo una distorsione fra la 1ª e la 3ª vertebra toracica. Per cui anche questa deve essere corretta. Quando c'è grande quantità di catarro, è facile trovare VB Kyo - TR Jitsu. La tipologia di chi ha una costituzione acida spesso è del tipo VB Kyo - R Jitsu. Gli attacchi d'asma in questo tipo sono associati con tensione mentale o troppo lavoro. Gli asmatici che seguono una dieta squilibrata generalmente sono di tipo IT Kyo - VB Jitsu. In tutti i casi, il rimedio migliore è fare regolarmente, fra un attacco e l'altro, gli appropriati esercizi per immagini. Essi sono benefici per chi soffre d'asma anche nei casi in cui altri tipi di esercizi, che consumano troppa energia, non sono raccomandati.

Disturbi del sistema nervoso

Nevralgia

La nevralgia è un attacco di dolore acuto che si irradia lungo uno o più nervi e lo si può distinguere dal reumatismo o dall'artrite perché si verifica sia nel movimento che non. Dal momento che immergersi in una fonte calda e migliorare la circolazione riduce il dolore, in Giappone i pazienti affetti da nevralgia usano tradizionalmente andare in vacanza in un luogo con terme d'acqua calda. L'efficacia di questo rimedio è profondamente legata alla capacità della persona di rilassarsi e di ricaricarsi. La nevralgia spesso si manifesta in coloro che hanno sempre i nervi a fior di pelle, perché continuamente sottoposti ad una grossa tensione nervosa. La causa normalmente è il troppo lavoro, un colpo di freddo o un raffreddore. Le persone affette da nevralgia tendono a vivere nella paura del dolore e, come reazione difensiva, mantengono nel corpo un mucchio di tensioni. Esistono altri metodi per facilitare la circolazione, oltre alle terme d'acqua calda, è molto efficace esercitare tutto il corpo in modo rilassante. Fare gli esercizi per immagini serve ad ammorbidire il corpo divenuto rigido a causa dello stress e della tensione.

La sciatica è un tipo di nevralgia che si avverte nelle gambe e sul dietro delle gambe e spesso è dovuta a un'ernia del disco intervertebrale. In questo caso spesso il meridiano di IT è Kyo e quello di V Jitsu. Quando la sciatica è causata da una distorsione dell'articolazione dell'anca, la tipologia più comune è R Kyo - IC Jitsu. La gamba dolorante è Jitsu da quando manifesta il sintomo, e l'altra, non dolorante, è Kyo. Il trattamento deve essere indirizzato soprattutto nel rinforzare il ki della parte Kyo. Anche l'Esercizio di Base «C» è spesso utile per correggere una deformazione delle vertebre lombari.

Il dolore nelle nevralgie intercostali generalmente si manifesta lungo VB e TR (meridiani Jitsu). In questo caso le vertebre toraciche tendono ad essere fuori allineamento. Una tale distorsione molto spesso è dovuta a ansietà (C Kyo), troppo lavoro (MC Kyo) o infreddature (V Kyo). La nevralgia del trigemino spesso viene associata al Kyo di MP quando c'è grande preoccupazione (VB Jitsu) o quando ci sono problemi con i denti (IC Jitsu). Anche la nevralgia occipitale può dipendere da troppo lavoro ed esposizione al freddo (VB Kyo - V Jitsu). Qualsiasi la ragione, queste condizioni possono essere risolte nel modo migliore praticando gli esercizi per immagini più adatti ad ogni tipologia.

Paralisi

Esistono fondamentalmente due tipi di paralisi: quella causata da disturbi del Sistema Nervoso Centrale, come nei casi di ictus o di poliomielite, e quella che coinvolge solo pochi nervi periferici e i relativi muscoli. Una volta non c'era nessun modo per curare i casi di paralisi a parte il massaggio della parte affetta, ma negli ultimi anni, con lo sviluppo della terapia fisica, il trattamento della paralisi ha raggiunto un notevole livello. Il tentativo di ripristinare l'innervazione nella parte paralizzata con esercizi continui è comunque una perdita di tempo e in molti casi inefficace. Invece che soffermarsi sulla parte paralizzata è più efficace un approccio olistico con esercizi per immagini. La persona paralizzata può concentrarsi sugli esercizi che può fare con facilità, e in questo processo può anche lavorare per rilassare e liberare il ki della parte malata.

Generalmente nei casi di paralisi è coinvolto il meridiano di TR. La paralisi facciale dovuta all'esposizione al freddo spesso è S Kyo - TR Jitsu. La paralisi dovuta al «colpo di frusta» può essere TR Kyo - IT Jitsu. Invece la paralisi del braccio imputabile a uno spostamento delle vertebre cervicali è facile che sia TR Kyo/VB Jitsu. In ogni caso la paralisi è difficile da curare, finché il ki rimane bloccato in una zona in cui ristagna. Facendo degli esercizi sul lato sano viene stimolato anche il lato opposto. L'idea migliore è di cercare di ristabilire l'equilibrio globale e questo dovrebbe facilitare il recupero della parte malata.

Insonnia

È normale, durante la veglia, accumulare squilibri sia mentali che fisici. L'equilibrio può essere ristabilito con un'appropriata quantità di esercizi e con il riposo. L'insonnia si presenta quando la mente diventa iperattiva e la persona è preoccupata per un determinato problema, sia esso fisico o mentale. È inutile continuare a pensare a dei problemi nel momento in cui non si può fare niente per risolverli. Ugualmente preoccuparsi della mancanza di sonno è senza senso, perché ciò non aiuta ad addormentarsi.

Generalmente parlando, chi soffre di insonnia accusa un'eccessiva tensione (Jitsu) del meridiano di R e di V. Normalmente chi ha lavorato troppo con la mente e chi non riesce a calmarla ha V Kyo - MP Jitsu. Chi sogna troppo e ha difficoltà al sonno profondo, spesso presenta S Kyo - V Jitsu. Invece C Kyo - V Jitsu è comune in chi trova difficoltà nell'addormentarsi. Quando è l'ansia la principale causa dell'insonnia abbiamo C Kyo - R Jitsu. D'altra parte quando il problema è un pensare eccessivo S o MP sono fuori equilibrio. C Kyo - S Jitsu spesso si presenta quando il sonno è ostacolato da uno stomaco disturbato o scombussolato. Anche MP Kyo - VB Jitsu si nota normalmente in coloro che hanno problemi ad addormentarsi e a rimanere addormentati.

In tutti i casi la cosa migliore da fare è rilassarsi. Ciò può essere ottenuto attraverso gli esercizi con movimenti lenti e con respirazione profonda. Gli Esercizi a Terra sono ideali a questo scopo, perché permettono un rilassamento graduale. Anche la sola Respirazione per immagini, se eseguita in modo lento e rilassato, è sufficiente per indurre un sonno profondo.

Disturbi del metabolismo e del sistema ormonale

Diabete

Il diabete è una malattia in cui nel sangue e nelle urine si trovano alti livelli di zucchero. È caratterizzato da una gran sete, aumento della quantità di urina e da un'eccessiva immissione di cibo, soprattutto dolci. Altri sintomi sono lassità generale, mancanza della spinta sessuale, prurito, nevralgia e intorpidimento delle estremità. Alla fine può anche comportare una perdita di peso, deterioramento della vista ed altre gravi complicazioni dovute a un generale abbassamento della resistenza. In molti casi alle persone viene detto di avere il diabete nel momento in cui viene trovato dello zucchero nel sangue. Ma la somministrazione di insulina e la brusca limitazione nell'assunzione di zuccheri e di amidi spesso finisce per fiaccare la loro vitalità.

Lo zucchero spesso si manifesta nell'urina quando MP è Kyo; e questo tipo di persone tende al sovrappeso, è ghiotta di dolci o cibo molto ricco e mangia troppo; in altri casi tali soggetti non fanno abbastanza moto e sono facili alle preoccupazioni. Il diabete generalmente viene associato a MP Kyo e, a meno che non si correggano le abitudini di vivere moderandosi, questo problema può diventare una vera minaccia per la vita. La situazione di R o V Jitsu con MP Kyo spesso si presenta in persone con tensione nervosa e acidosi (acidità del sangue). F e VB Jitsu insieme a MP Kyo spesso dipende da una dieta ricca con eccessive calorie. La mancanza di esercizio è di solito il problema per chi ha Jitsu il meridiano di TR, di IT o di IC. Per ottenere i migliori risultati devono essere scelti esercizi adatti per ogni caso.

Gotta

La gotta è caratterizzata da quantità eccessive di acido urico nel sangue e depositi di cristalli di acido urico nelle giunture. La gotta una volta era conosciuta come «la malattia degli imperatori» perché era comune tra la nobiltà, la cui dieta era molto ricca. In tempi più moderni questo disturbo ha cominciato a diffondersi tra le persone più ricche dell'occidente e in Giappone cominciò ad essere più comune dopo la seconda guerra mondiale, con l'occidentalizzazione della dieta. La gotta colpisce molto spesso gli uomini di mezza età. Nel mezzo della notte la persona avverte, del tutto improvvisamente, un acuto dolore nelle articolazioni dell'alluce. È una condizione difficile da trattare, perché il dolore scompare da solo in circa una settimana, ma ricompare prima ancora che ci si accorga che sia scomparso. L'articolazione che connette l'alluce al piede si gonfia e tende al rosso e al porpora. Questo succede anche, e abbastanza frequentemente, alla caviglia e al tendine d'Achille. È una tipica condizione MP Kyo - F Jitsu, ma è comune anche il Jitsu del meridiano di R o di V. Le persone affette da gotta devono porre rimedio alla mancanza di esercizio facendo degli esercizi per immagini adatti alla loro tipologia individuale. Insieme a questi devono correggere la loro dieta e le abitudini alimentari in modo di ristabilire nel loro organismo un equilibrio generale.

Morbo di Basedow

Si tratta di un caso di ipertiroidismo, che molto spesso si manifesta in donne giovani, in cui l'iperattività della ghiandola tiroidea provoca palpitazioni, occhi sporgenti e un ampio rigonfiamento in gola. In aggiunta a questi sintomi principali a volte si manifesta tremore della punta delle dita e delle palpebre, eccitazione nervosa, insonnia e perdita di peso. Questi sintomi assomigliano alle reazioni emozionali di sorpresa e di paura e ciò può essere chiamato l'espressione fisica dell'insicurezza emotiva. Chi ha questa malattia tende ad essere un tipo cupo e serio con un atteggiamento difensivo nella vita, che sopporta costantemente una gran quantità di tensione. Questo disturbo è anche correlato con disallineamenti delle vertebre cervicali e toraciche. Le deformazioni delle vertebre cervicali normalmente dipendono da uno squilibrio del meridiano di VB, di TR o di IT. Le distorsioni delle vertebre toraciche compaiono a livello dei meridiani di C e di MC (dalla 4ª alla 9ª vertebra toracica). La tipologia di meridiani associata in modo caratteristico a questa malattia è MC Kyo - VB Jitsu. È anche comune la condizione opposta di VB Kyo - MC Jitsu in cui la persona è incline a rimuginare sopra le cose. In ogni caso un avambraccio che diventa teso e rigido spesso viene associato al Jitsu di R, V o di TR.

Chi è affetto da morbo di Basedow dovrebbe includere nella dieta le alghe marine dal momento che queste contengono molto iodio, che è un minerale indispensabile per un normale funzionamento della tiroide. Chi è affetto da ipertiroidismo tende a muoversi il meno possibile per evitare l'insorgenza di palpitazioni. La mancanza di attività fisica, comunque, porta solo a preoccuparsi di più e ad aumentare l'ansia. Gli esercizi per immagini sono espressamente adatti in casi come questo, perché non danno un aggravio al cuore e servono a riequilibrare l'intero corpo. È importante che chi li fa tenga conto della propria individuale tipologia dei meridiani.

Malattie del sistema escretore e del sistema riproduttivo

Malattie renali

Problemi di minzione, gonfiori, dolore nella parte bassa della schiena e costituzione debole sono i tipici sintomi che indicano un problema di rene. Nella medicina occidentale le malattie renali vengono classificate in molti modi, ma nessun rimedio medico è particolarmente efficace, e di fatto esse sono molto difficili da curare. Normalmente al paziente viene consigliato di eliminare il sale e di prendersi del riposo per ristabilirsi. Quando le disfunzioni renali raggiungono una certa gravità, la persona deve sottoporsi all'emodialisi per due o tre volte la settimana per purificare il sangue con mezzi artificiali. Una volta che si comincia l'emodialisi si è costretti a mantenere tale trattamento per tutta la vita (anche se chi ha serie malattie renali non vive tanto a lungo).

Nella medicina orientale il concetto di rene include le surrenali. Oltre che responsabili nel mantenere in equilibrio i liquidi nel corpo, i reni sono considerati come regolatori del livello energetico complessivo del corpo. I reni inoltre vengono associati alle reazioni della persona alla fatica e allo stress. I problemi renali non sono tanto difficili da curare quanto si potrebbe credere. I disordini renali in termini di meridiani molto spesso sono una condizione di Jitsu o di Kyo nel meridiano di R. I tipi R Kyo - TR Jitsu sono spesso di costituzione allergica e con cattive funzioni escretorie. Nei casi di R Kyo - VB Jitsu, le mani e i piedi si gonfiano al mattino e spesso compare la nausea. La condizione opposta, cioè VB Kyo / R Jitsu, indica che c'è stato un lavoro troppo prolungato degli occhi. F Kyo - R Jitsu è tipico nelle persone con nefrite cronica.

P Kyo - R Jitsu è in relazione con la mancanza di ossigeno dovuta a una respirazione poco profonda. IC Kyo - R Jitsu viene associato alla fatica, alla mancanza di esercizio e alla scarsa eliminazione, C Kyo - R Jitsu è tipico di problemi renali correlati all'ansia e allo stress.

Nello stadio acuto della malattia renale, riposo e riduzione nell'assunzione di sale sono importanti per alleggerire il carico dei reni. Ma insistere con questo metodo per un lungo periodo, determina un abbassamento di vitalità. Anche lo stare a letto per lunghi periodi è un modo per accrescere lo stress e ciò può essere dannoso per le funzioni renali. Il fare qualche esercizio, e sudare un po', riduce il lavoro dei reni e migliora la condizione del sangue. Naturalmente, se ci si lascia prendere dal troppo entusiasmo e si fanno gli esercizi troppo intensi e spendendo una gran quantità di energia, ciò può avere un effetto negativo. Per equilibrare le condizioni generali del corpo, il fare gli esercizi per immagini appropriati servirà a migliorare le funzioni renali nel modo più adeguato.

Cistite

I sintomi principali della cistite sono una minzione frequente, l'urina che diventa torbida, e un forte dolore (bruciore) durante e dopo la minzione. Spesso inoltre si manifestano dolori e disagio nel basso ventre e insonnia, il che può comportare tutta una serie di disturbi nervosi. La causa della cistite generalmente viene considerata un'infezione batterica, ma il più grosso problema di base, che permette l'insorgenza di tale infezione, è la condizione deficitaria del rivestimento mucoso degli organi escretori. La cosa migliore è trattare per prima cosa la cause a monte della cistite, come estremità congelate, problemi mestruali, ristagno di sangue nel basso addome e l'abitudine a trattenere l'urina per molto tempo.

Nei casi di cistite è comune la situazione di TR Kyo - V Jitsu. Specialmente nelle donne appartenenti a questo tipo spesso c'è un colpo di freddo o un ristagno di sangue nel basso addome. La condizione opposta, di V Kyo - TR Jitsu è comune quando l'infiammazione della vescica è grave. Ci sono comunque molti casi in cui il meridiano di IC o di IT è Jitsu. In qualsiasi caso per alleviare sia la condizione dovuta al freddo che quella di stagnazione di sangue nel basso addome, devono essere praticati gli esercizi per immagini appropriati ai vari tipi.

Dismenorrea

Questo disturbo non riguarda solo irregolarità mestruali e scarso flusso mestruale, ma include anche crampi e vari disagi durante il periodo mestruale. In qualche caso esistono problemi mestruali anche se le stesse donne non ne sono consapevoli. Questo avviene perché il meccanismo che controlla il ciclo mestruale è molto delicato e soggetto a influenze sottili. Nella maggioranza dei casi diversi disturbi accompagnano la dismenorrea, come per esempio avversione per il freddo, mal di testa e instabilità emotiva. Questo tipo di problemi spesso deriva dal ristagno di sangue nel basso addome. Per questo normalmente è coinvolto il meridiano di IT, che è in relazione con la circolazione nel basso ventre e la funzione ovarica.

In altri casi la dismenorrea è causata da uno squilibrio dei seguenti meridiani: MP associato alla frustrazione e C, che controlla le funzioni dell'ipotalamo e della pituitaria; V che è in relazione con l'utero e il Sistema Nervoso Autonomo; R, che controlla la funzione delle surrenali e degli organi sessuali; MC, che è coinvolto da distorsioni della pelvi e del sacro; TR, che è in relazione con le membrane della mucosa e il rivestimento interno dell'utero.

Alcuni tipici squilibri di meridiani osservati nella dismenorrea sono i seguenti: IT Kyo - S Jitsu, in cui c'è una funzione ovarica scarsa e forte tensione su spalle e collo; MP Kyo - IT Jitsu, per livello di resistenza che si abbassa dopo il parto; R Kyo - IT Jitsu, per un ristagno di sangue dovuto a un travaglio di parto difficile; C Kyo - V Jitsu, quando ci sono problemi funzionali relativi all'utero e al deflusso. In qualsiasi caso, il modo migliore per equilibrare la funzione dei meridiani è l'applicazione degli esercizi adatti alle relative tipologie individuali e questo nel tempo allevierà la maggior parte dei sintomi della dismenorrea.

Colpi di freddo e avversione al freddo

Più della metà delle pazienti in Giappone sembra aver avversione al freddo o essere sensibile al freddo dalla cintola in giù. La maggior parte delle persone non si rende nemmeno conto che questa condizione non è normale, e molto spesso chi lo sa la considera una caratteristica fisica innata e non fa niente per correggerla. Le persone dovrebbero rendersi conto che avere il «sangue freddo» è segno di non buona salute e che questa condizione può essere corretta.

La freddolosità o il soffrire il freddo è un disturbo molto diffuso soprattutto nelle donne dal momento che spesso è connesso con uno squilibrio ormonale o con disfunzioni del sistema riproduttivo femminile. Le donne che possono passare l'inverno senza calze di lana grossa o biancheria di lana sono tipicamente sane e libere da problemi ginecologici. Da un punto di vista psicologico, le donne che provano un profondo amore per un uomo hanno più facilmente un buon equilibrio ormonale e il loro calore è sia emozionale che fisico. Naturalmente la mancanza d'amore per il marito non significa necessariamente che una donna sia una persona fredda o non sopporti il freddo. Questo è solamente una tendenza che ho osservato nelle mie pazienti. Il punto focale qui è che i fattori psicologici influenzano grandemente la salute delle persone.

Nelle donne la disfunzione degli organi riproduttivi, soprattutto delle ovaie, è in relazione con il freddo e l'avversione al freddo. Sintomi di malessere generali come forte tensione al collo e alle spalle, tendenza ad avere calore al viso e a non sentirsi mai dei tutto in forma, spesso sono determinati da disfunzioni ovariche e ristagni di sangue nel basso addome, causati da squilibri del meridiano di IT. Nelle donne il meridiano di IT passa tra le ovaie ed è anche legato alla circolazione nel basso addome e nella pelvi. Le donne con tipologia IT Kyo - IC Jitsu soffrono il freddo dalla cintola in giù in associazione con problemi ginecologici. Il tipo IT Kyo - MP Jitsu spesso ha la sensazione di freddo lungo la schiena fino alle anche.

Anche uno squilibrio del meridiano di IC può causare una particolare sensibilità al freddo specialmente quando c'è anche stitichezza. Le persone del tipo IC Kyo - VB Jitsu soffrono di sordi dolori di schiena connessi con una sensazione di freddo. Quelle del tipo IC Kyo - MC Jitsu spesso sentono il viso bollente e una sensazione di freddo generale. Quelle con la condizione di tipo opposto, di MC Kyo - IC Jitsu, sperimentano calore in viso e freddo soprattutto ai piedi.

Uno squilibrio del meridiano di S o di MP può anch'esso causare un'avversione al freddo nei soggetti che soffrono di ptosi gastrica* o di pressione bassa. Le persone del tipo MP Kyo - IC Jitsu normalmente mancano di esercizio e tendono ad avere arti inferiori freddi e pesanti. Quelle del tipo S Kyo - IC Jitsu tendono a bere troppi liquidi freddi.

Uno squilibrio del meridiano di R e di V è un'altra causa della avversione al freddo. Le persone del tipo R Kyo - S Jitsu generalmente soffrono il freddo dappertutto, ma non in faccia che è bollente. Quelle del tipo V Kyo - S Jitsu tendono a raffreddarsi e a sentire stanchezza nelle braccia.

A volte nelle donne con uno scarso funzionamento del meridiano di TR, che è in relazione col metabolismo dei liquidi, c'è gonfiore negli arti inferiori, che può condurre al raffreddamento. Quelle del tipo TR Kyo - V Jitsu soffrono il freddo e tendono ad avere una pelle ipersensibile. In altri casi TR Kyo - C Jitsu è associato con calore in testa e raffreddamento causato da ristagno di sangue.

Ipertrofia prostatica

Questa è condizione osservata in uomini anziani, in cui un ingrossamento della ghiandola prostatica comprime l'uretra causando problemi nell'urinazione. Anche se si può operare per rendere meno grave questa condizione, essa è difficile da curare e un'operazione non sempre è efficace. In ogni caso non c'è bisogno di perdere la speranza solo perché è un disturbo che si manifesta con l'età. Applicando un programma sistematico di esercizi si può effettivamente invertire il processo di invecchiamento. F Kyo - R Jitsu è la condizione usuale associata all'ipertrofia prostatica, ma è altrettanto comune la condizione opposta di R Kyo - F Jitsu. Quest'ultima sembra essere più facile da curare. Inoltre troviamo dei casi di R Kyo - IC Jitsu causati soprattutto dalla

* Nella ptosi gastrica lo stomaco è localizzato in una posizione inferiore rispetto a quella normale nella cavità addominale. Le persone che soffrono di questo disturbo presentano una scarsa funzione intestinale e sono inclini ad avere problemi di digestione.

mancanza di esercizio. Giacché gli esercizi servono a prevenire l'ipertrofia prostatica, gli esercizi per immagini adatti alle varie tipologie individuali sono il modo migliore per ottenere un sollievo duraturo.

Impotenza

Normalmente l'impotenza è il risultato di una combinazione di fattori vari, come squilibri ormonali, disfunzioni del Sistema Nervoso Autonomo ed esaurimento mentale e fisico. Non essere capaci di avere una normale vita sessuale, spesso diventa un fardello psicologico che peggiora il problema. L'impotenza maschile corrisponde alla frigidità femminile. In entrambi i casi si crea un circolo vizioso fra il declino dell'autostima e la perdita di un contatto intimo.

Gli uomini del tipo F Kyo - V Jitsu sono incapaci di avere o di mantenere un'erezione. Quelli del tipo MP Kyo - V Jitsu, così come i diabetici, sperimentano un calo generale della spinta sessuale. Nel caso di Kyo del meridiano di C o di IT, normalmente la causa è da ricercarsi in stress o in problemi emotivi. Il Kyo del meridiano di P o di IC significa che il problema dipende dalla mancanza di esercizio. La soluzione migliore di tutti i casi è quella di praticare degli esercizi per immagini perché hanno un effetto di ringiovanimento. Gli Esercizi per la Famiglia sono un modo ideale per ristabilire un contatto non-sessuale, ma intimo con il partner.

Disturbi della pelle e degli organi sensoriali

Dermatite (orticaria)

La dermatite generalmente è un'infiammazione della pelle, meglio conosciuta come eruzione cutanea. Spesso la pelle prude in modo insopportabile, ma grattarsi aumenta solo la diffusione dell'eruzione. L'area dell'eruzione o infiammazione generalmente varia da un piccolo punto fino a un'area grande quanto una mano. La forma è irregolare e la localizzazione può variare, ma qualche volta c'è una relazione fra tipologie di meridiano simili. Generalmente tale condizione sparisce in pochi giorni o settimane, ma tende a ricomparire, e qualche volta diventa cronica perdurando per anni.

Le cause della dermatite sono varie quanto le sue manifestazioni, ma comunemente cibo, medicine, esposizione al freddo o fattori irritanti la pelle, come anche fattori psicologici ne sono responsabili. Qualche volta l'eruzione scompare semplicemente modificando la dieta e includendo frutta e verdura fresca. Problemi di pelle determinati da vari fattori psicologici sono comunque più tenaci e difficili da curare. Diventa perciò importante lavorare sui problemi personali e le frustrazioni, oltre ad aumentare l'immissione di fluidi e dare regolarità ai movimenti intestinali. La cosa più importante da fare in tutti i casi è di migliorare la funzione disintossicante del fegato e la funzione escretoria di Intestino Crasso.

La dermatite può essere attribuita a una quantità di squilibri energetici, ma i meridiani più coinvolti sono quelli di IC, di C, di IT, di V, di R, di VB e di F. Nei casi di R Kyo - F Jitsu si manifesta un'eruzione cutanea pruriginosa dovuta a un calo della funzione disintossicante del fegato. Con TR Kyo - R Jitsu le eruzioni cutanee si mostrano come un risultato di allergie o di ipersensibilità. VB Kyo - IT Jitsu è associato all'indigestione. C Kyo - VB Jitsu è normalmente un caso di ipersensibilità di pelle correlata a fattori psicologici. Gli esercizi per immagini adatti possono risultare benefici in tutti questi casi, perché servono a migliorare la condizione fisica globale di una persona, che è strettamente riflessa sulla pelle.

Eczema e piede d'atleta

L'eczema e il piede d'atleta tendono a manifestarsi in aree specifiche del corpo che spesso corrispondono al percorso di un meridiano squilibrato. Questi problemi della cute spesso coinvolgono il meridiano di TR che funziona come prima linea di difesa della pelle e delle mucose. L'eczema è anche in relazione a uno squilibrio del meridiano di IC, che è associato sia con la condizione della pelle sia con l'eliminazione. Qualche volta sono fattori contribuenti un'autointossicazione causata da uno scarso funzionamento dell'intestino tenue o da ansia e frustrazione in relazione a uno squilibrio del meridiano di C. D'altra parte i meridiani di F e di VB sono coinvolti quando si manifesta un calo nella funzione disintossicante e quelli di R e di V quando c'è tensione nervosa o un'inadeguata purificazione del sangue.

Nel caso di IC Kyo - IT Jitsu una scarsa eliminazione determina un'autointossicazione, o un graduale avvelenamento, per aumento delle tossine nel corpo. Con IC Kyo - F Jitsu la causa dell'eczema è la stitichezza. Le persone del tipo MP Kyo - F Jitsu spesso si trovano con un eczema per aver mangiato troppi dolci. I tipi TR Kyo - V Jitsu spesso contraggono l'eczema o il piede d'atleta come risultato di allergie.

Così vari meridiani possono essere coinvolti anche in un semplice problema di pelle come un'eczema. La cosa migliore è adottare un approccio olistico anche per questi problemi minori. Anche calli e callosità si manifestano in relazione allo squilibrio dei meridiani. Così applicare la prospettiva dei meridiani per tener conto dell'intera situazione è il modo migliore per curare sintomi anche minori.

Pelle ruvida e macchie

Gli attuali messaggi pubblicitari ingannano le donne convincendole che i loro problemi di bellezza possono essere risolti semplicemente applicando il giusto tipo di trucco. I problemi cutanei come ruvidezza e macchie non possono essere risolti applicando semplicemente creme o lozioni. Pelle ruvida e macchie sulla pelle del viso delle donne normalmente sono il risultato di disfunzioni degli organi viscerali e la cura esterna è una soluzione superficiale e temporanea. Risultati completi e duraturi si ottengono solo migliorando le disfunzioni degli organi che sono la causa di base del problema cutaneo.

Le macchie che appaiono nelle donne dopo la gravidanza sono spesso legate a ristagni di sangue. In donne più giovani le macchie sono soprattutto in relazione con le cattive condizioni del sangue dovute al calo della funzione disintossicante del fegato. La tipica condizione del primo caso è R Kyo - IT Jitsu e del secondo F Kyo - IT Jitsu. Anche la fatica può attaccare la pelle come nel caso TR Kyo - IT Jitsu, dove la mancanza di sonno determina l'aumento di ruvidità della pelle. Nelle persone del tipo VB Kyo - MP Jitsu la pelle tende a rompersi facilmente. Anche anormalità del sistema ormonale vengono riflesse sulla pelle, soprattutto nelle donne. Mantenersi in buone condizioni fisiche è di gran lunga il modo migliore per mantenere la pelle pulita e sana.

Stanchezza degli occhi e miopia

I problemi agli occhi come stanchezza e miopia che spesso iniziano nella fanciullezza sono i prodotti di quest'epoca moderna. In realtà problemi come questi non riguardano solo gli occhi, ma vanno molto più in profondità. Vale la pena far notare che il consumo di ossigeno per un dato peso di tessuto è massimo negli occhi. La quota di consumo è tre volte quella del fegato o del cervello. Quando la quantità complessiva di ossigeno del corpo comincia a diminuire, il corpo riduce il rifornimento di ossigeno nelle parti non del tutto essenziali per la sopravvivenza, inclusi gli occhi, per garantire così il rifornimento agli organi vitali. Questo oggi è un problema soprattutto perché le nostre possibilità di respirare profondamente e di attingere ad un'ampia quantità di ossigeno sono diminuite.

In termini di squilibri di meridiani, il più comune è il Kyo di VB o di TR. Nei casi di VB Kyo - IC Jitsu una vista indebolita è spesso in relazione con calore alla testa. Nei casi di VB Kyo - S Jitsu il problema è la vista offuscata. Nei casi di VB Jitsu - MP Kyo c'è una tendenza a sovraccaricare gli occhi. Nei casi di VB Kyo - V Jitsu, la stanchezza degli occhi è associata ad una eccessiva tensione del corpo. C'è un calo dell'acutezza della vista nei casi di VB Kyo - R Jitsu. La stanchezza oculare è il risultato di una scarsa circolazione agli occhi, specialmente nei casi di VB Kyo - TR Jitsu. Nelle condizioni opposte, cioè TR Kyo - VB Jitsu, spesso si manifestano dolori nel fondo degli occhi. Nei casi di TR Kyo - C Jitsu, inoltre, la stanchezza degli occhi è sentita di più al fondo degli occhi. Invece nei casi di C Kyo - F Jitsu la vista è disturbata da puntini o flash di luce.

Oggigiorno uno dei principali fattori che aggravano l'indebolimento della vista è il consumo di cibo altamente raffinato contenente troppi zuccheri. Questi alimenti sono pieni di calorie, ma privi di vitamine e di sali minerali. La disponibilità di vitamine e minerali nel nostro organismo influenza grandemente la nostra capacità di metabolizzare l'ossigeno. Gli esercizi per immagini adatti a ciascuna tipologia sono l'approccio più efficace, ma la vista può migliorare progressivamente solo applicando regolarmente gli Esercizi di Base.

Disturbi dell'udito

Nella medicina orientale tutti gli organi sensoriali o «aperture» del viso corrispondono a organi Yin specifici. Gli occhi sono legati al fegato, la lingua al cuore, la bocca alla milza, il naso ai polmoni e le orecchie ai reni. Un problema in ognuna di queste «aperture» è associato all'organo corrispondente. Così anche per un problema locale come per esempio per un orecchio, vengono presi in considerazione sempre gli squilibri degli organi e dei meridiani. Rapporti recenti dalla Cina riguardanti la cura dell'otite media e della sordità con l'agopuntura hanno suscitato grande attenzione, ma l'efficacia notevole di questa agopuntura più che essere un risultato dell'uso di nuovi punti di agopuntura scoperti recentemente, è il risultato dell'approccio olistico della medicina orientale che mira a correggere degli squilibri energetici costituzionali.

Anche se i problemi dell'udito, che includono «acufeni» o fischi nelle orecchie, vengono considerati da alcuni come parte inevitabile dell'invecchiamento, non è necessario essere pessimisti riguardo ad un eventuale recupero solo perché si ha una certa età. Migliorando l'equilibrio energetico complessivo dei meridiani, anche le possibilità di recupero aumentano. Nella medicina orientale la sordità normalmente viene considerata essere un caso di deficienza del meridiano di R. Dal momento che l'energia del meridiano di R tende con l'età a diminuire sempre più, le persone più anziane sono più inclini a problemi di udito. Oltre al meridiano di R molto spesso sono associati con i problemi di udito anche i meridiani di TR, di IT e di VB. Il tipo di squilibrio caratteristico negli acufeni è IT Kyo - R Jitsu. Il tipo comune dell'otite media è TR Kyo - R Jitsu. La malattia di Ménière, dove vertigini e nausea accompagnano i problemi di udito a volte viene osservata nei tipi TR Kyo - IT Jitsu.

Molte persone arrivano ad avere disturbi dell'udito come risultato di disallineamento delle vertebre cervicali. Per questo facendo gli Esercizi per la Famiglia per allineare le vertebre cervicali e toraciche si ottengono di solito risultati buoni. Fare gli esercizi per immagini appropriati è naturalmente il modo migliore per apportare miglioramenti progressivi. Dato che la loro pratica regolare ha portato a un recupero di molte condizioni apparentemente incurabili, si può aver fiducia dei risultati positivi ottenibili con questo semplice metodo.

Postfazione

Sono molto felice e grata che l'ultimo libro di mio marito, sugli esercizi dei meridiani, sia stato tradotto, in modo che persone d'altri paesi possano leggere ed apprezzare il suo lavoro. Sarei oltremodo appagata se questo rivoluzionario approccio all'attività fisica contribuisse alla salute e al benessere delle persone non solo in Giappone, ma in tutto il mondo. Sono sinceramente grata al traduttore Stephen Brown e al dottor Yoshinaru Fujioka che è stato un tenace sostenitore di questo sistema di esercizi. Vorrei inoltre esprimere la mia gratitudine a Iwao Yoshizaki, Presidente della Japan Publications. Credo che la cosa migliore sia concludere questo libro con alcune parole che mio marito ha rivolto agli studenti nelle ultime lezioni.

> Ho sentito con forza, dopo aver praticato questi esercizi, di cui non avevo alcuna esperienza prima, che c'era un qualche scopo specifico in ciò che stavo facendo. Quando mi confrontai col compito di creare un sistema di esercizi, avevo audacemente deciso che in esso dovevano essere applicati i concetti di Kyo e Jitsu dello Zen shiatsu. Mentre lavoravo allo sviluppo di forme per vari esercizi e studiavo altri metodi come il Sotai, realizzai che ciò che scoprivo doveva essere valido anche per lo shiatsu.
> Il problema nell'apprendere esercizi del tipo dello Yoga è che ognuno cerca di imitare la forma esteriore che viene data come esempio. Molti cercano di fare cose al di là delle proprie capacità e si fanno del male. La forma esteriore non è così efficace per trasmettere l'essenza di un esercizio come la sua forma globale. Le formalità della cerimonia del thè si imparano osservandone l'andamento globale. Il modo di preparare e servire il the deve essere assimilato come una sequenza che scorre ininterrotta. Nell'imparare lo shiatsu è la stessa cosa. Quando si apprende a lavorare sui meridiani nello shiatsu non si dovrebbe osservare la forma esteriore. Quello che si richiede è la padronanza di una certa forma globale. Quando insegno lo shiatsu dico: «Non guardare l'apparenza esterna della mia tecnica. Guarda la forma nel suo insieme». Questo è esattamente il modo in cui andrebbero imparati gli esercizi per immagini. Non dovete preoccuparvi della forma esteriore di questi esercizi. Osservate la sequenza come un movimento scorrevole che plasma la forma globale. Dovete scoprire lo scorrere del ki durante questo procedi-

mento. Lo scorrere è la cosa più importante. Cercare lo scorrere del ki ci porta alla consapevolezza dei meridiani.
Il primo obiettivo dello Shinsen-Jyutsu (antichi metodi cinesi per lo sviluppo fisico e spirituale), che io ho praticato, è di facilitare lo scorrimento del ki. Questa è una pratica per conservare l'essenza della vita, che è energia vitale. Preservare l'essenza della vita significa conservare pienezza o abbondanza di energia. La pienezza che porta a fissazione non è lo stato ideale di pienezza. Bisogna liberare o trovare una manifestazione verso l'esterno della vita interiore. In altre parole, anziché diventare fissi o presi da qualcosa ,dobbiamo fare in modo che la nostra energia possa muoversi liberamente. Poiché l'energia vitale è sempre in movimento in modo ciclico in una determinata direzione, alla fine, grazie a quel suo continuo movimento ciclico, essa copre tutti gli aspetti. I meridiani possono essere concepiti come questo libero gioco dell'energia vitale.
Lo scopo dello shiatsu è uguale a quello dello Shinsen-Jyutsu. Un tempo pensavo che la liberazione di energia fosse qualcosa di unico dello shiatsu, ma ora ho capito che vi sono altre vie. Liberare l'energia è lo scopo dello shiatsu come nel Do-In. Ho dovuto praticare esercizi Do-In per giungere a una comprensione più completa dei meridiani. Il Do-In e l'Anma (massaggio tradizionale) sono fondamentali per la pratica dello Shinsen-Jyutsu. La mia pratica di shiatsu è ora diventata una con il Shinsen-Jyutsu. L'obiettivo è quello di andare nella direzione dell'energia vitale e di includerne ogni aspetto. Questo riguarda del tutto i meridiani ed è la base per gli esercizi per immagini.

Grazie a questi esercizi oggi ho una visione totalmente nuova dello shiatsu. Fu insegnando a studenti stranieri che arrivai ad elaborare un buon metodo per spiegare il mio approccio. Nello shiatsu cerchiamo generalmente di «fare» qualcosa. In realtà quando pratichiamo lo shiatsu dovremmo essere imparziali e liberi da preconcetti. Non è necessariamente negativo diventare tesi o preoccupati di qualcosa. Per poter vivere dobbiamo tutti diventare (ossessionati) come demoni, in un certo senso. Ma non dobbiamo fissarci in questo stato. Dobbiamo rilassarci e lasciarci andare. Quando rimane della tensione, la soluzione non è «fare» qualcosa. Anche se sappiamo che dovremmo rilassarci e allentarci, la nostra mente cosciente è incapace di farlo. Il punto non è «fare», ma «non fare». Dobbiamo smettere di cercare di controllare o manipolare con la mente. Ciò che è necessario è rilassarci e lasciare che l'energia ci guidi nel riportare i pazienti al loro stato originario di totalità. Questo è come possiamo «non fare». Fino a quando cerchiamo di «fare» qualcosa, il paziente lo percepisce e ad un determinato livello vi sarà resistenza.
Questo significa che, facendo lo shiatsu, dobbiamo affidare tutto al nostro peso e usare meno forza possibile. Pensate al nostro cervello, per esempio: esso non fa nessuno sforzo per sostenersi. Possiede il controllo, ma lascia che tutto il suo peso sia sostenuto dal corpo. Lasciare che il peso si disponga naturalmente è il principio fondamentale dello shiatsu. Con la collaborazione del vostro partner o del paziente, potete assumere una posizione che richieda il minimo sforzo per mantenersi. La pressione più efficace nello shiatsu è quella applicata dall'uso naturale del peso del vostro corpo.

Per utilizzare più efficacemente il nostro corpo nello shiatsu, bisogna allenarlo tramite certi esercizi. Essi devono essere del genere che ci insegni come rilassarci col movimento. La cosa importante da imparare è quale posizione ci permette di muoverci col minimo sforzo. Dobbiamo anche imparare l'attitudine mentale che ci metta in grado di applicare una forza minima e di mantenere una posizione col nostro peso appoggiato naturalmente. Normalmente, appena decidiamo di iniziare qualche movimento, la nostra energia per un momento si raccoglie nell'*hara*. Se l'energia, o ki, andasse al petto o alla punta dei piedi, saremmo fuori equilibrio e non in grado di iniziare correttamente il movimento.

Praticando gli esercizi per immagini impariamo a espirare attraverso la bocca durante il movimento di distensione. Espirando lentamente liberiamo ki e rilassiamo il corpo in modo tale che le parti tese possono allentarsi con grande facilità. Dobbiamo ricordare comunque che anche quando espiriamo dobbiamo lavorare lentamente senza sforzi eccessivi, perché movimenti improvvisi o forzati creano proprio quella tensione che cerchiamo di eliminare.

Nel lavorare con questi esercizi ho fatto l'importante scoperta che l'ordine dei meridiani, che inizia con Polmone e Intestino Crasso e finisce con Vescica Biliare e Fegato è l'ordine dello sviluppo della vita. Nessuno ha mai spiegato perché i meridiani siano nella sequenza in cui sono. Una relazione col principio dei Tre Yin/Tre Yang è implicita nei nomi dei meridiani, ma nessuna spiegazione chiara è data sul perché ciò avesse a che fare con l'ordine dei meridiani. Ma quando ho creato gli esercizi per i meridiani e ho cominciato a metterli in pratica, ho capito che vi era uno speciale significato nel fare gli esercizi in tale ordine. C'è qualcosa di intrinsecamente giusto nell'iniziare con Polmone e Intestino Crasso per finire con Vescica Biliare e Fegato, perché è l'ordine di sviluppo di ogni vita animale, che può essere applicato ad ogni aspetto delle nostre vite. Fu sorprendente realizzare che l'ordine dei meridiani è l'ordine di base della vita.

Nel fare gli Esercizi di Base seguiamo il flusso di energia lungo il suo corso naturale. Anche nel respirare seguiamo quest'ordine di base. Incameriamo il ki dall'ambiente, convertendolo in una forma utilizzabile e lo raccogliamo nell'*hara*, dove è ulteriormente trasformato per raggiungere tutte le parti del corpo. Quest'energia è poi convertita in movimento quando esaliamo e liberiamo il ki. Così un respiro completo contiene ogni aspetto dei meridiani. Per dirla in modo diverso, il nostro respiro è completo solamente dopo che tutti gli aspetti dei dodici meridiani sono rappresentati. Questo vuol dire che tutte le funzioni basilari della vita, rappresentate dalle sei coppie di meridiani Yin-Yang, devono essere interamente integrate in un atto respiratorio.

Ho sperimentato la sequenza dei meridiani in me stesso.

Da Polmone e Intestino Crasso, il ki è andato a Stomaco e Milza Pancreas, a Cuore e Intestino Tenue ed è entrato in *hara* (punto centrale) con Vescica e Rene. Il ki dall'*hara* è circolato in tutto il mio corpo attraverso Maestro del Cuore e Triplice Riscaldatore e infine è stato liberato da Fegato e Vescica Biliare. Così divenne estremamente chiaro che questi esercizi per i meridiani erano identici agli esercizi Do-In, che sono specifici per facilitare la circolazione dei meridiani e per guidare il flusso di energia attraverso di essi. Il Do-In non è nient'altro che esercizi che mettono in evidenza il movimento dell'energia lungo i meridiani. Il Do-In consiste in esercizi eseguiti da se stessi per migliorare la propria circolazione di energia. L'Anma, che era conosciuto come Ankyo nei tempi antichi, è massaggio e manipolazione fatti da qualcun altro per migliorare la circolazione dell'energia. Queste due pratiche costituiscono le parti principali dello Shinsen-Jyutsu come è insegnato nei classici cinesi.

Il mio lavoro con questi esercizi ha reso il mio sistema di shiatsu dei meridiani completo. Era dopotutto impossibile rendere lo shiatsu completo in sé e per sé. Dopo aver cominciato ad imparare lo Shinsen-Jyutsu, mi fu chiaro che era compito mio sistematizzare il Do-In e renderlo più comprensibile ai contemporanei. Quando nel 1975 creai la prima versione di esercizi sui meridiani, non c'era alcun bisogno di dare ad essi nomi o simboli. Tuttavia a mano a mano che essi aumentarono, decisi di attribuire le prime lettere dell'alfabeto agli Esercizi Base. Mi capitò più in là di notare che ognuna di queste lettere poteva rassomigliare alla forma di ogni esercizio sui meridiani. Andai avanti assegnando una lettera dell'alfabeto ad ognuno degli esercizi sui meridiani. Naturalmente creai prima gli esercizi e poi trovai una lettera da abbinare ad ognuno, poiché il punto principale è sperimentare i meridiani. Dopo aver creato l'intero sistema di esercizi per immagini, io stesso ero stupito che tutte le 52 lettere dell'alfabeto potessero essere applicate in modo così preciso a questi esercizi. La cosa più importante è che essi coprono tutti i meridiani singolarmente e a coppie. Non ho nessun motivo per essere orgoglioso di questo risultato. Sebbene il lavoro per creare questo sistema sia mio, sento che questo è qualcosa che ho ricevuto da Dio. Ecco perché ho una fiducia completa in questo sistema. La promozione degli esercizi per immagini è ora la mia nuova missione. Sono sicuro del suo valore per i principianti, perché ho personalmente sperimentato il lento processo di insegnare a un corpo rigido come il mio a diventare più morbido e flessible. Ho lavorato sugli esercizi per immagini con la consapevolezza che questo fosse il mio compito particolare e che la mia esperienza potesse essere utile ad altri. La cosa che va evitata, nel fare gli esercizi per immagini, è di farli con la mente cosciente. È anche errato, durante l'esecuzione, pensare all'anatomia di muscoli e legamenti. Più enfasi è data alle parti specifiche del corpo, più l'esercizio si allontana dall'essenza della vita. In tutto ciò che è vivo, ogni movimento viene fatto dall'intero ed è guidato dal flusso di ki che è inconsapevole. Tutto ciò che va fatto quando un certo movimento è difficile, è di rilassare il ki che è bloccato. Queste sono le regole di base degli esercizi per immagini cui sono arrivato attraverso la mia stessa pratica.

La maggiore differenza fra questi esercizi e altre forme di esercizi è l'applicazione dei meridiani, che è il sistema di circolazione energetica che sostiene la nostra vita tramite le sei funzioni di base. Il punto è di riuscire a eseguire la sequenza completa di questa circolazione energetica dall'inizio alla fine. Fare una sequenza completa di esercizi sui meridiani ci permette di provare la totalità della vita. Sempre stiamo vivendo come un intero, ma di ciò dobbiamo diventarne coscienti. L'interezza nella vita è il nostro obiettivo più importante.

Keiko Masunaga

Bibliografia

Anderson, Bob, *Stretching*, Roma, Edizioni Mediterranee, 2001.

Bertherat, Therese e Carol Bernstein, *The Body Has Its Reasons: Anti Exercise and Self-Awareness*, New York, Avon Books, 1976.

Chang, Edward C., *Knocking at the Gate of Life, and Other Healing Exercises from China*, Emmaus, Pennsylvania, Rodale Press, 1985.

Despeux, Catherine, *Taiji Quan*, Roma, Edizioni Mediterranee, 1987.

Eisenberg, David, M.D., *Encounters with Qi*, New York, W.W. Norton & Company, 1985.

Gach, Michael Reed, e Carolyn Marco, *Acu Yoga*, Roma, Edizioni Mediterranee, 1997.

Hashimoto, Keizo, M.D., *Sotai, Natural Exercise*, tradotto da Herman Aihora, Oroville, California, Macrobiotic Foundation, 1981.

Hashimoto, Keizo, M.D., e Yoshiaki Kawakami, *Sôtai, Balance and Health through Natural Movement*, Tokyo & New York, Japan Publications, Inc., 1983.

Huang Ti, *Testo classico di Medicina Interna dell'Imperatore Giallo*, Roma, Edizioni Mediterranee, 2001.

Kaibara, Ekiken, *Yojokun, Japanese Secret of Good Health*, Tokyo, Japan, Tokuma Shoten Publishing Company, 1974.

Kushi, Michio, *Il libro del Do-In*, Roma, Edizioni Mediterranee, 1979.

Kushi, Michio, e Olivia Oredson, *Pranoterapia macrobiotica*, Roma, Edizioni Mediterranee, 1992.

Lao Tse, *Tao-Tê-Ching*, Roma, Edizioni Mediterranee, 1972.

Larre, Claude, Jean Schatz, M.D., e Elizabeth Rochat de la Vallee, *Survey of Traditional Chinese Medicine*, tradotto da Stang S. Elizabeth, Columbia, Maryland, Traditional Acupuncture Foundation, 1986.

Lee, Hor Ming, e Gregory Whincup, *Chinese Massage Therapy, A Handbook of Therapeutic Massage*, Boulder, Colorado, Shambhala, 1983.

Liu, Da, *Taoist Health Exercise Book*, New York, Quick Fox, 1974.

Lu, Gwei-djen, e Joseph Needham, *Celestial Lancets: A History and Rationale of Acupuncture and Moxa*, Cambridge, England, Cambridge University Press, 1980.

Manaka, Yoshio, M.D., e Ian A. Urquhart, *The Layman's Guide to Acupuncture*, New York, Weatherhill, 1972.

Masunaga, Shizuto, e Wataru Ohashi, *Zen Shiatsu*, Roma, Edizioni Mediterranee, 1980.

Motoyama, Hiroshi, e Rande Brown, *Science and the Evolution of Consciousness, Chakra, Ki, and Psi*, Brookline, Massachusetts, Autumn Press, 1978.

Muradoff, Grant, *Tai Chi Chuan*, 3 voll., Roma, Edizioni Mediterranee, 1985.
Nakamura, Takashi, *Terapia orientale della respirazione*, Roma, Edizioni Mediterranee, 1984.
Namikoshi, Tokujiro, *Shiatsu*, Roma, Edizioni Mediterranee, 1976.
Namikoshi, Toru, *Il libro completo dello shiatsu*, Roma, Edizioni Mediterranee, 1985.
Namikoshi, Toru, *Shiatsu+Stretching*, Roma, Edizioni Mediterranee, 1987.
Namikoshi, Toru, *Terapia shiatsu*, Roma, Edizioni Mediterranee, 1982.
Ohashi, Wataru, *Do-it-yourself Shiatsu, How to Perform the Ancient Japanise Art of «Acupuncture without Needles»*, New York, Dutton, 1976.
Omura, Yoskiaki, *Acupuncutre Medicine: Its Historical and Clinical Background*, Tokyo & New York, Japan Publications, Inc., 1982.
Reed, William, *Ki*, Roma, Edizioni Mediterranee, 1989.
Rofidal, Jean, *Do-In*, Roma, Edizioni Mediterranee, 1982.
Saotome, Mitsugi, *La via del Budo*, Roma, Edizioni Mediterranee, 1995.
Sergel, David, *Zen shiatsu e terapie orientali*, Roma, Edizioni Mediterranee, 1995.
Seriwaza, Katsusuke, M.D., *Tsubo*, Roma, Edizioni Mediterranee, 199.
Shealy, C. Norman, M.D., *90 Days to Self-Health*, New York, Dial Press, 1977.
Slater Wallace, *Hatha Yoga*, Roma, Edizioni Mediterranee, 1970.
Solveborn, Swen, *Questo è lo stretching*, Roma, Hermes Edizioni, 1983.
Takahashi, Masaru, e Stephen Brown, *Qigong*, Roma, Edizioni Mediterranee, 1990.
Taylor, Louise, e Betty Bryant, *Acupressure Yoga and You*, Tokyo & New York, Japan Publications, Inc., 1984.
Teeguarden, Iona Marsaa, *Jin Shin Do®*, Roma, Edizioni Mediterranee, 2002.
Tohei, Koichi, *Book of Ki: Co-ordinating Mind and Body in Daily Life*, Tokyo & New York, Japan Publications, Inc., 1979.
Tulku, Tarthang, *Gesture of Balance, A Guide to Awareness, Self-Healing and Meditation*, Dharma Publishing, 1977.
Ueshiba, Kisshomaru, *Lo spirito dell'Aikido*, Roma, Edizioni Mediterranee, 1987.
Von Durckheim, Karlfried, *Hara*, Roma, Edizioni Mediterranee, 1973.
Watson, Burton, *Chuang Tzur, Basic Writings*, New York, Columbia University Press, 1964.
Yamamoto, Shizuko, *Shiatsu integrale*, Roma, Edizioni Mediterranee, 1970.
Yamamoto, Shizuko, *Kiatsu-Do*, Roma, Edizioni Mediterranee, 1987.
Zhou, Dahong, M.D., *The Chinese Exercise Book, From ancient & modern China-Exercises for Well-being and Treatment fo Illness*, Point Roberts, Washington, Hartley and Marks, 1984.

S. Gray - GUIDA AL METODO ALEXANDER
C. Heidendry - GUIDA PRATICA ALLA MACROBIOTICA
C.H. Hempen - LA MEDICINA CINESE
G. Hirschi - LE FORZE INTERIORI
B.K.S. Iyengar - TEORIA E PRATICA DELLO YOGA
B.K.S. Iyengar - TEORIA E PRATICA DEL PRANAYAMA
B.K.S. Iyengar - COMPENDIO DI TEORIA E PRATICA DELLO YOGA
G.S. Iyengar - YOGA PER LA DONNA
M.M. Junius - ALCHIMIA VERDE
M. Kaur - KUNDALINI YOGA
M. Kaur - LA VIA DEL MAESTRO
D. Krieger - IL CONTATTO TERAPEUTICO
D. Krieger - MANUALE INTERIORE DEL CONTATTO TERAPEUTICO
A. Kushi - PIATTI SCELTI DI CUCINA MACROBIOTICA
A. Kushi - GUIDA COMPLETA ALLA CUCINA MACROBIOTICA
M. Kushi - GUARDARSI DENTRO
M. Kushi - IL LIBRO DEL DO-IN
M. Kushi - IL NUOVO LIBRO DELLA MACROBIOTICA
M. Kushi - MEDICINA MACROBIOTICA
M. Kushi - LA DIETA PER LA PREVENZIONE DEL CANCRO
M. Kushi - LA CUCINA MACROBIOTICA
M. Kushi - LA NUOVA CUCINA MACROBIOTICA
M. Kushi - IL LIBRO DEI RIMEDI MACROBIOTICI
M. Kushi - GRAVIDANZA E MACROBIOTICA
M. Kushi - MACROBIOTICA PER IL BAMBINO E PER LA FAMIGLIA
M. Kushi - PRANOTERAPIA MACROBIOTICA
M. Kushi - DIETA, SALUTE, BELLEZZA
J. Lavier - L'AGOPUNTURA CINESE
E. Lazzarini - A.R. Lonardoni - LE GRAMINACEE
E. Lazzarini - A.R. Lonardoni - LA MANNA
E. Lazzarini - A.R. Lonardoni - MANUALE PRATICO DI FITOTERAPIA
E. Lazzarini - A.R. Lonardoni - IL PANE
E. Lazzarini - A.R. Lonardoni - VINO E OLIO
E. Lazzarini - A.R. Lonardoni - L'UOVO
A. Lodispoto - MEDICINA SOMATOPSICHICA
A. Lodispoto - STORIA DELL'OMEOPATIA IN ITALIA
A. Lodispoto - GUARIRE CON L'OMEOPATIA
A. Lodispoto - 100 DIETE PER 100 SPORT
L. Lorini - LA CUCINA DELLA SALUTE
D. Lo Rito - IRIDOLOGIA
Ma Yoga Shakti - GHERANDA SAMHITA - La Scienza dello Yoga
J. Mann - L. Short - CORPO DI LUCE
R. Mantovani - L'ARGILLA - Rimedio miracoloso
R. Mantovani - IL LIBRO DELLE CURE NATURALI
S. Masunaga - W. Ohashi - ZEN SHIATSU
S. Masunaga - ESERCIZI ZEN PER IMMAGINI
F. Meloni - GINNASTICA DA UFFICIO
F. Meloni - GINNASTICA ENERGETICA
F. Meloni - DORMIRE BENE
F. Meloni - ALIMENTAZIONE ENERGETICA NATURALE
Y.J. Ming - CHI KUNG - L'uso delle energie nella cura del corpo e nelle arti marziali
J. Morisawa - L'ARTE DEL TIRO CON L'ARCO
G. Müller - CURARSI CON IL REIKI
C. Muths - CROMOTERAPIA
T. Nakamura - TERAPIA ORIENTALE DELLA RESPIRAZIONE
T. Namikoshi - SHIATSU - Terapia di pressione digitale

gruppo editoriale Edizioni Mediterranee - Roma - Via Flaminia 109

Tel. 06/32.35.433

ordinipv@edizionimediterranee.net - www.edizionimediterranee.net